Medische consultvoering

Medische consultvoering

Hoofdlijnen en achtergronden

E.P. Veening
R.O.B. Gans
J.B.M. Kuks

© 2009 Bohn Stafleu van Loghum, onderdeel van Springer Uitgeverij, Houten

Alle rechten voorbehouden. Niets uit deze uitgave mag worden verveelvoudigd, opgeslagen in een geautomatiseerd gegevensbestand, of openbaar gemaakt, in enige vorm of op enige wijze, hetzij elektronisch, mechanisch, door fotokopieën of opnamen, hetzij op enige andere manier, zonder voorafgaande schriftelijke toestemming van de uitgever. Voor zover het maken van kopieën uit deze uitgave is toegestaan op grond van artikel 16b Auteurswet 1912 j° het Besluit van 20 juni 1974, Stb. 351, zoals gewijzigd bij het Besluit van 23 augustus 1985, Stb. 471 en artikel 17 Auteurswet 1912, dient men de daarvoor wettelijk verschuldigde vergoedingen te voldoen aan de Stichting Reprorecht (Postbus 3051, 2130 KB Hoofddorp). Voor het overnemen van (een) gedeelte(n) uit deze uitgave in bloemlezingen, readers en andere compilatiewerken (artikel 16 Auteurswet 1912) dient men zich tot de uitgever te wenden.

Samensteller(s) en uitgever zijn zich volledig bewust van hun taak een betrouwbare uitgave te verzorgen. Niettemin kunnen zij geen aansprakelijkheid aanvaarden voor drukfouten en andere onjuistheden die eventueel in deze uitgave voorkomen.

ISBN 978 90 313 6324 7
NUR 870

Ontwerp omslag: Bottenheft, Marijenkampen
Ontwerp binnenwerk: TEFF (www.teff.nl)
Automatische opmaak: Pre Press Media Groep, Zeist

Bohn Stafleu van Loghum
Het Spoor 2
Postbus 246
3990 GA Houten

www.bsl.nl

Inhoud

Woord vooraf		7
Ten geleide		8
Inleiding		9

Deel I Hoofdlijnen van de consultvoering — 13

1   De structuur van het consult — 15
1.1   Twee sporen in het consult — 15
1.2   Twee kerntaken in het consult — 15
1.3   Zeven fasen in een consult — 18

2   Fase I Contact leggen, de hulpvraag — 25
2.1   Communicatie en interactie in fase I — 25
2.2   Medische inhoud in fase I — 26

3   Fase II Vraagverheldering en verkenning van de hoofdklacht — 29
3.1   Communicatie en interactie in fase II — 29
3.2   Medische inhoud in fase II — 31

4   Fase III Uitgebreide anamnese — 35
4.1   Communicatie en interactie bij de speciële en algemene anamnese — 35
4.2   Medische inhouden in de speciële en algemene anamnese — 37
4.3   Afsluiting fase III — 51

5   Fase IV Lichamelijk onderzoek — 53
5.1   Communicatie en interactie bij lichamelijk onderzoek — 53
5.2   Medisch-inhoudelijk: het lichamelijk onderzoek als diagnosticum — 54
5.3   Interpretatie van onderzoeksbevindingen — 60
5.4   Lichamelijk onderzoek in bijzondere situaties — 60

6   Fase V Bevindingen en uitleg — 63
6.1   Medisch-inhoudelijke conclusies — 63
6.2   Communicatie en interactie in deze fase — 66
6.3   Het slechtnieuwsgesprek — 68

7   Fase VI Advies en behandeling — 73
7.1   Communicatie en interactie bij opstellen behandelingsplan — 74
7.2   Medische inhoud bij opstellen behandelingsplan — 76

8   Fase VII Afronding en verslaglegging — 83
8.1   Afronding van het consult — 83
8.2   Het belang van een status en een dossier — 84
8.3   Statusvoering — 85
8.4   Overdrachtsdocumenten — 85

9	**Vervolgconsulten**	89
9.1	Controleconsulten	89
9.2	Communicatief-interactieve en medisch-inhoudelijke aspecten	90
10	**Bijzondere consultsituaties**	93
10.1	De aanwezigheid van anderen	93
10.2	Gevoelige onderwerpen	95
10.3	Consulten bij patiënten uit andere culturen	95
10.4	Heftige emotionele uitingen	97
10.5	De patiënt met honderd-en-één klachten	98
10.6	Uitleg en advies	99
10.7	Gesprekken met jonge patiënten	100
10.8	De stille patiënt	100
11	**Perspectieven en ontwikkelingen**	103
11.1	Ontwikkelingen die consultvoering beïnvloeden	103
11.2	Het e-consult	106
11.3	Second opinion	110
11.4	Groepsconsulten	112
11.5	Voorlichtingsbijeenkomsten	113
11.6	Toekomstige ontwikkelingen	114

Deel II Achtergronden van consultvoering 117

12	**Ziekte in context**	119
12.1	Ziek, ziekte en zieke	119
12.2	Model 1: Integraal Diagnostisch Interventie Schema (IDIS)	121
12.3	Model 2: Subjectieve klachten, Objectieve gegevens, Evaluatie en Planning (SOEP)	124
12.4	Model 3: International Classification of Functioning, disability and health (ICF)	125
13	**Klinisch redeneren**	129
13.1	Diagnostisch denken	129
13.2	De diagnostische waarde van een gegeven	133
13.3	De diagnose	149
13.4	De keuze van een therapie	153
14	Communicatietheorie voor de consultvoering	155
14.1	Medische gespreksvaardigheden binnen de consultvoering	155
14.2	Empathie in de consultvoering	163
14.3	Communicatie en narratieve benadering	166
14.4	Communicatietheorie; de hoofdlijnen voor de consultvoering	168
15	**Competentie in de consultvoering**	177
15.1	Competentie en complexiteit	177
15.2	Competentienormen en gewogen competentie	180
15.3	Gewogen competentie en COP	181
15.4	(Zelf)beoordeling	182
15.5	Ten slotte: consultcompetentie, het geheel en de delen	186

Modelstatus 189
Noten bij de Modelstatus 203
Literatuur 204
Index 207

Woord vooraf

In dit boek wordt op gestructureerde wijze aandacht besteed aan het voeren van consulten en de verschillende vormen van patiëntcontacten die soms gericht zijn op het komen tot een differentiële diagnose, soms tot het vervolgen van beleid.

In elke situatie gaat het om een moeilijk proces waarin van de dokter meer wordt geëist en verwacht dan alleen het verzamelen van gegevens om tot een diagnose te komen. Het gaat daarbij vooral ook om het vinden van een goede balans tussen empathie en professionele distantie, en om het vermogen tot verbeelding.

Dat proces speelt zich af tijdens het consult: de ontmoeting tussen patiënt en arts waarbij de arts in aanraking komt met het ziektebeeld en de verwachtingen van de patiënt, en de patiënt met de arts en diens kennis en vaardigheden.

In de studie geneeskunde wordt het consult door studenten en docenten veelal als een lastig onderdeel beschouwd, om te leren en om te doceren. Het is als een detectivespel; op zoek naar de dader, met soms krachtige, soms vage aanwijzingen en vaak met dwaalsporen. Welke vragen gaat de arts stellen, welke antwoorden zijn van belang; waar zal de arts naar zoeken, welke vondsten zijn belangrijk en welke niet?

Op dat praktijkmoment komt het erop aan om de woorden van de patiënt en de bevindingen bij lichamelijk onderzoek in verband te brengen met de aanwezige kennis van de theorie. Die kennis is niet steeds zo geordend en bruikbaar beschikbaar als de student had gehoopt.

Drie ervaren docenten van het curriculum G2010 te Groningen hebben kans gezien om op dit terrein orde aan te brengen. Zij geven op schematische wijze, in logische volgorde, de stappen aan die bij het afnemen van de anamnese zullen leiden tot een gefundeerde differentiële diagnose. Zij besteden terecht ook veel aandacht aan het lichamelijk onderzoek, een situatie waarbij de student (niet zelden voor het eerst) een patiënt aanraakt. Die aanraking heeft een grotere invloed op het welslagen van het arts-patiëntcontact dan wij ons in eerste instantie realiseren.

Ook de docent is zeer gebaat bij dit boek, als goede hulp bij de oefeningen in het Klinisch Trainingscentrum en in de klinische omgeving. Duidelijk is dat er eerst veel geoefend zal moeten worden, met vallen en opstaan, voordat een goed consult gevoerd zal kunnen worden.

Met dit boek zetten de schrijvers de traditie voort die de opleiding geneeskunde in Groningen siert: de publicatie van leer- en oefenboeken door de docenten.

Ik hoop dat dit boek met enthousiasme gebruikt zal worden.

Prof. dr. R.P. Zwierstra

Ten geleide

Met dit boek hebben we geprobeerd een gedegen, actuele en leerzame handleiding te schrijven voor de medische consultvoering in zijn diverse aspecten. De realiteit van de consultvoering is natuurlijk veel breder, diverser en complexer dan waaraan wij in het bestek van dit boek recht hebben kunnen doen.

In 2003 is in het Universitair Medisch Centrum Groningen het curriculum G2010 van start gegaan. In dit curriculum staat consultvoering centraal vanaf het begin van het eerste jaar tot en met het einde van het zesde jaar. De eerste twee auteurs van dit boek hebben deze lijn geruime tijd gecoördineerd en gestuurd, de laatste auteur is hierbij betrokken geweest als curriculumcoördinator.

Van meet af aan is gewerkt met teksten die ten grondslag hebben gelegen aan dit boek.

Vele personen zijn van groot belang geweest bij het tot stand komen van deze teksten en wij willen hen hier in dit dankwoord noemen. Dr. J.W. Briët (gynaecoloog), prof. dr. P.A. de Graeff (internist-klinisch farmacoloog), mw. drs. F. Hut (klinisch farmacoloog), mw. dr. A.S. Jaarsma (kinderarts), prof. dr. J.P.J. Slaets (klinisch geriater) en prof. dr. J.W. Snoek (neuroloog, coördinator masteropleiding geneeskunde UMCG) hebben vanaf het begin tot aan de eindfase hun waardevolle commentaar gegeven.

Prof. dr. R.P. Zwierstra (kinderchirurg, destijds prodecaan onderwijs UMCG) was de opdrachtgever van het project dat tot het nieuwe curriculum heeft geleid. Hij heeft daarmee de aanzet voor de lijn consultvoering gegeven en is vanaf de zijlijn een belangrijk stimulator gebleven. Hij was bereid de pilottekst voor dit boek van commentaar te voorzien en heeft voor dit boek het voorwoord geschreven.

Mw. N. Jansen heeft als coassistent, en daarmee als gebruiker, haar opmerkingen over de tekst gemaakt tijdens de productiefase van dit boek.

Ten slotte willen wij de vele personen (studenten en docenten) die ons lieten weten dat het belangrijk zou zijn dat dit boek het licht zou zien hartelijk danken voor hun stimulans.

We hopen dat het boek zijn weg zal vinden in met name de diverse opleidingen. De auteurs staan open voor commentaar en suggesties voor verbetering, zowel van studenten en docenten als van clinici.

Dr. E.P. Veening, filosoof
Universitair Centrum Psychiatrie, Universitair Medisch Centrum Groningen
Prof. dr. R.O.B. Gans, internist
Afdeling Interne Geneeskunde, Universitair Medisch Centrum Groningen
Prof. dr. J.B.M. Kuks, neuroloog
Afdeling Neurologie, Universitair Medisch Centrum Groningen

Inleiding

Goed beter worden

Een arts is geen wonderdokter. Niemand in het medische domein is dat. *Genezen* is – hoe spijtig ook – lang niet altijd mogelijk, *beter maken* gelukkig dikwijls wel.

Iedereen met ervaring in de gezondheidszorg en een kritische blik op zichzelf en de omgeving weet dat. Patiënten, en helaas ook nogal wat hulpverleners, beseffen dit echter vaak onvoldoende. Dat leidt tot verkeerde (te hoge, maar soms ook te lage) verwachtingen en dan komen patiënten bedrogen uit. Medische problemen verergeren dan eerder dan dat ze verbeteren.

Mensen komen regelmatig bij de arts met een vooropgezet idee over hun probleem. Dat idee is gevormd door degenen uit hun omgeving of ingegeven door informatie uit de media. De arts doet er goed aan om hierin niet zonder meer mee te gaan. Maar anderzijds schept het ook geen vertrouwen wanneer zo'n idee direct terzijde wordt geschoven.

Het gunstige effect van een interventie is lang niet altijd te garanderen. Dat vraagt om uitleg aan de patiënt. Van vele behandelingen – hoe lang ook al in gebruik of hoe veelbelovend ook – is het nut eigenlijk onvoldoende bewezen. En dan hebben vele therapieën – werkzaam of niet – vaak nog ongunstige bijeffecten ook. Wat voor de een acceptabel en/of werkzaam is, is dat niet altijd voor de ander.

Een arts of andere hulpverlener die zijn rol serieus vervult, treedt daarom vaak niet flitsend, maar bedachtzaam op. Een snel genomen beslissing moet in tweede instantie nogal eens betreurd worden en dan wordt de hulpverlener genadeloos van zijn voetstuk gehaald.

Bezinnen alvorens te beginnen is dus belangrijk. Zorgvuldige aandacht en communicatie zijn altijd geboden. De meeste klachtenprocedures gaan niet over verkeerd gezette messneden of fouten in de receptuur, maar over problemen in de communicatie rondom de behandeling.

Een medische (of psychologische) behandeling moet daarom voorafgegaan worden door een proces van afwegen, nadenken en aftasten: wat verwacht de patiënt? Wat voor persoon is de hulpvrager? Wat is de achtergrond van de vraag om hulp? Wat kan in deze situatie de beste handelswijze zijn? Wat zullen de gevolgen zijn van een ingreep?

Werken als geneeskundige is niet alleen gecompliceerd vanwege bovenstaande zaken, maar ook nog omdat het in de zorg altijd gaat om een wisselwerking tussen mensen. Zo'n interactie is vaak niet te voorspellen en dan moet de arts dus 'handelen naar bevinden' en maatwerk leveren.

Wie deze onzekerheden goed kan hanteren en daarnaast de geneeskunde goed beheerst, die maakt een goede kans om verbetering teweeg te brengen, en misschien zelfs wel om te genezen.

Van klacht en probleem...

Iedereen heeft regelmatig wel ergens pijn of voelt zich van tijd tot tijd niet lekker. Lang niet iedereen ervaart zo'n klacht als een probleem waarvoor medische hulp gezocht moet worden. Of dat wel of niet gebeurt, hangt natuurlijk af van de ernst van de klacht en de mate waarin men erdoor belemmerd wordt. Ook speelt mee hoe iemand de klacht ervaart. Sommige mensen hebben de neiging om klachten weg te wuiven en pas in een laat stadium aandacht te schenken aan (en te vragen voor) een klacht; andere mensen maken zich snel zorgen. Dat heeft onder andere te maken met wat zijzelf en hun omgeving hebben meegemaakt, maar ook de persoonlijkheidsstructuur speelt daarbij een belangrijke rol. Het kan ook zijn dat een bepaalde nieuwe klacht op een gegeven moment de druppel is die de emmer doet overlopen en het allemaal te veel wordt. Daardoor kan een objectief gezien relatief klein ongenoegen een groot probleem worden.

In eerste instantie zal een verklaring voor de klacht gezocht worden. Soms worden andere mensen uit de omgeving hierbij betrokken en om advies gevraagd. Men probeert iets te doen om beter te worden en om te voorkomen dat het in de toekomst nog eens gebeurt.

De manier waarop men omgaat met klachten wordt *ziektegedrag* genoemd. Op een gegeven moment kan het ziektegedrag leiden tot het zoeken van professionele hulp en wordt een afspraak bij een arts (of andere hulpverlener) gemaakt.

Sommige mensen gaan snel naar een dokter, anderen laten zich daar zelden of nooit zien.

...naar diagnose en behandeling...

De arts die geconsulteerd wordt, zal zich een oordeel vormen over het probleem van de hulpvrager. Vervolgens zal hij proberen er iets aan te doen. Zo'n interventie kan simpelweg uitleg geven, begrip tonen of geruststellen inhouden. Het is ook mogelijk dat er een ingrijpender behandeling moet plaatsvinden.

Voordat ingegrepen wordt, moet in ieder geval een diagnose gesteld worden zodat een beleidsplan kan worden opgesteld. Het contact tussen arts en patiënt behelst dus veel meer dan een snelle actie.

...in het consult

Het hele proces van specifiek probleem via diagnose en behandeling naar nazorg heet consult. Een consult is dus een contact (en soms een aantal contacten) waarin een patiënt een arts raadpleegt over een gezondheidsvraag, een zorg of een klacht, waarbij de arts tijd neemt en aandacht schenkt aan deze vraag en de eigen deskundigheid inzet om de patiënt zo goed mogelijk te helpen.

Verreweg de meeste contacten tussen artsen en patiënten vinden plaats in de vorm van consulten. Dit geldt in alle culturen en voor alle tijden. Elk consult heeft een begin en een eind en in de meeste artsenpraktijken is dat eind afhankelijk van het tijdstip van de afspraak met de volgende patiënt in de wachtkamer. Een consult moet dus ook altijd in een beperkte tijd kunnen worden gevoerd en ook dat is iets wat training vereist.

Het voeren van een goed consult is een vaardigheid die gaandeweg wordt geleerd. De goede, competente en professionele arts en hulpverlener beheerst die kunst, maar zal altijd beseffen dat het beter kan en streven naar verbetering van de eigen consultvoering.

Een goed, bekwaam, deskundig en competent uitgevoerd consult verloopt volgens een bepaalde ordening van stappen. Dit boek presenteert een model voor die ordening.

Voor de beginnende arts geldt dat de kans op een adequaat consult met een voor de patiënt bevredigend resultaat het grootst is als dat consult verloopt volgens een 'model'; volgens een vooropgezette route en volgorde van gezamenlijk met de patiënt te zetten stappen.

Wie het thema van dit modelconsult beheerst, kan in de loop der jaren leren om eigen variaties te maken.

Voor deze handleiding is geput uit ruime eigen ervaringen, zowel in onderwijssituaties als in de artsenpraktijk, en uit een reeks van publicaties die op onderdelen en aspecten van de consultvoering dieper ingaan dan dit boek en die meer informatie bieden dan deze handleiding op hoofdlijnen. Dat zijn enerzijds boeken over medische diagnostiek en behandeling en anderzijds boeken over de communicatie tijdens het consult.

De arts zal de inhoud van een consult altijd documenteren. Daarvoor is bij het gepresenteerde consultmodel een modelstatus ontwikkeld waarin alle verworven informatie volgens de systematiek van het consult kan worden vastgelegd.

Het consult is dus een model voor een traject tussen arts en patiënt; de schriftelijke weerslag daarvan kan genoemde modelstatus zijn. In deze status worden de stappen in het redeneerproces van de arts gevolgd; de status is eigenlijk een uitvoerige argumentatie naar een conclusie over behandeling of zorg.

De modelstatus in dit boek is in een aantal opzichten een volledigere status dan op ziekenhuisafdelingen gebruikelijk is. Het is een status die aansluit bij het modelconsult. Deze is tijdens de opleiding te gebruiken om studenten te leren systematisch informatie te verzamelen, te overdenken en te geven.

Doelgroep

Dit boek is in de eerste plaats geschreven voor studenten geneeskunde. In de tekst is daarom net als in het voorgaande steeds sprake van een arts als *actor*.

Maar het boek is nadrukkelijk ook door andere hulpverleners in de medische zorg te gebruiken. Een groot aantal aspecten van de consultvoering die hier worden beschreven is immers net zozeer van toepassing voor andere hulp- en zorgverleners die in hun werk consulten voeren.

Dit boek is geschreven voor iedereen die zich in de consultvoering wil bekwamen, maar ook voor degenen die als docent of opleider anderen willen helpen zich hierin te bekwamen.

De opbouw van dit boek en leeswijzer

In het eerste deel, *Hoofdlijnen van de consultvoering*, komt het modelconsult in zijn geheel en in al zijn onderdelen gestructureerd aan bod. Dit deel is vooral gericht op de praktijk.

In hoofdstuk 1 wordt de structuur van het modelconsult beknopt uiteengezet als een traject bestaande uit zeven fasen en twee sporen.

In de hoofdstukken 2 tot en met 8 krijgt elke fase op beide sporen aparte aandacht, inclusief de bijbehorende verslaglegging en rapportage (verwijzen).

Vervolgens behandelt hoofdstuk 9 vervolgconsulten en bevat hoofdstuk 10 tips voor een aantal bijzondere situaties tijdens consulten. Dit eerste deel van het boek wordt afgesloten met een hoofdstuk over de toekomst en de perspectieven van de medische consultvoering. In de medische zorg zijn ontwikkelingen gaande die voor de consultcompetentie van de arts van straks van groot belang zijn en dus niet in een leerboek mogen ontbreken.

Het tweede deel, *Achtergronden van consultvoering*, bevat achtergrondinformatie voor het modelconsult en is meer theoretisch van aard. In het eerste deel wordt regelmatig naar dit tweede deel verwezen.

De lezer kan bij het begin beginnen en de stappen van het consult een voor een doorwerken, maar hij kan ook eerst kennisnemen van deze achtergronden, om vervolgens de concrete consultvoering in het eerste deel te bestuderen.

In dit tweede deel gaat hoofdstuk 12 over ziektemodellen en hoofdstuk 13 over klinisch redeneren.

Hoofdstuk 14 biedt een overzicht van de diverse gesprekstechnieken tijdens het consult en enige communicatietheorie. De in de hoofdstukken in het eerste deel met een * gemarkeerde gespreksvaardigheden staan in 14.1 beschreven.

Hoofdstuk 15 gaat over de beoogde competentie in de consultvoering en de ontwikkeling daarvan. Daarin gaat het dus om het 'leren' van consultvoering en hoe de student/arts daar werk van kan (blijven) maken.

In de bijlage is de modelstatus opgenomen.

Deel I

Hoofdlijnen van de consultvoering

De structuur van het consult

1.1 Twee sporen in het consult

Voor een patiënt heeft een consult een heel persoonlijke en vaak ook emotionele betekenis. Niet zelden gaan klachten gepaard met angsten en zorgen. Vaak is aan het consult al een zorgelijke periode voorafgegaan. De patiënt heeft gewacht totdat het over zou gaan, of hij herkent problemen die mensen in zijn omgeving hadden (soms met slechte gevolgen). Hij doet pogingen om zelf wat aan de klachten te doen. Ook krijgt hij gevraagde of ongevraagde adviezen van anderen. Dit zijn genoeg aanleidingen tot zorgen.

Bij het consult vraagt de patiënt zich meestal nog steeds af: 'Wat is er met mij aan de hand?' en dikwijls ook: 'Kan er wat aan gedaan worden?' De arts zal daar een antwoord op moeten zoeken. De beste manier om dat te doen is in een goed gestructureerd consult.

In het consult is een verloop volgens twee sporen te herkennen:
1 Een **medisch-inhoudelijk** (MI) spoor van deskundig, gestructureerd nadenken over wat in het consult aan de orde komt en daar deskundig naar handelen. Het gaat hierbij om het proces van klinisch-diagnostisch en klinisch-therapeutisch redeneren; zo komt de arts van klacht via probleemlijsten en differentiële diagnoses tot een werkdiagnose. Ook valt hieronder het uitvoeren van adequaat lichamelijk onderzoek en het maken van een goede keuze voor verder hulponderzoek. Gebleken is dat verreweg de meeste (80%) van de diagnoses wordt gesteld op basis van een goede anamnese en adequaat lichamelijk onderzoek.
2 Een **communicatief-interactief** (CI) spoor van contact houden met de patiënt in de spreekkamer over wie wordt nagedacht en met wie wordt gehandeld (wat beter is dan: 'die wordt behandeld'). Het gaat hier om alles wat met bejegening, gespreksvoering en interactie te maken heeft.

Zoals in het railvervoer haperingen op een van de beide sporen gemakkelijk tot ontsporing kunnen leiden, zo geldt dat zeker ook voor het traject van een medisch consult. Klachten van patiënten over consulten gaan altijd over iets wat misging op een van deze twee (of op beide) sporen.

1.2 Twee kerntaken in het consult

Uit onderzoek is gebleken (Silverman et al. 2004) dat tijdens een consult aan twee voorwaarden moet worden voldaan, die te benoemen zijn als taken van de arts: *structuur bieden* en *relatie opbouwen*. Deze twee taken staan soms op gespannen voet met elkaar. Het is best mogelijk om een consult zeer gestructureerd te verrichten. Naarmate structuur houden echter meer een doel op zichzelf wordt, is de kans groter dat het contact met de patiënt verloren gaat en er zeker geen relatie opgebouwd wordt. Omgekeerd is het ook goed mogelijk om een fantastische relatie met de patiënt op te bouwen, maar intussen het overzicht over het medische werk dat gedaan moet worden te verliezen. De competente arts vindt dus een goede balans tussen enerzijds structuur bieden en anderzijds een relatie opbouwen.

Op het medisch-inhoudelijke spoor wordt de relatie opgebouwd doordat de arts zich bewust is van de betekenis die de klacht of kwaal voor het leven van de patiënt moet hebben. Op het communicatief-interactieve spoor gebeurt dit door de patiënt goede gelegenheid te geven met een verhaal te komen, waarin alle voor de patiënt belangrijke ingrediënten – inclusief beleving – aanwezig zijn, en dat verhaal vervolgens serieus te nemen en daarover in gesprek te gaan.

Wanneer de relatie op beide sporen goed wordt opgebouwd, maar de structuur ontbreekt, dan heeft het consult niet meer waarde dan wanneer de patiënt naar een goedbedoelende maar niet medisch geschoolde vriend zou gaan. Het is immers van wezenlijk belang dat de arts uiteindelijk komt met een deskundige mening over het probleem en daarvoor moet kennis en ervaring worden gebruikt om de feiten en klachten van de patiënt uiteindelijk te kunnen duiden.

Om dat zo goed mogelijk te bereiken, is het goed om tijdens het consult *denkpauzes* in te lassen. Dergelijke denkpauzes zijn mogelijk op verschillende momenten tijdens het consult; tussen het moment dat de patiënt een klacht heeft gepresenteerd en het moment dat de uiteindelijke conclusie wordt geformuleerd. Ze kunnen dus nodig zijn tijdens het eerste vraaggesprek, na het onderzoek of wanneer gegevens van aanvullende diagnostiek binnen zijn.

Tijdens zo'n denkpauze heeft de arts de gelegenheid de feiten nog eens op een rijtje te zetten en eventueel om bij de patiënt te verifiëren of die correct begrepen zijn. Vervolgens kan een poging gedaan worden om aan de hand van de probleemlijst die inmiddels ontstaan is een aantal mogelijke diagnoses op te stellen (differentiële diagnose) en te bedenken welke vragen vervolgens nodig zijn om deze diagnoses meer of minder waarschijnlijk te maken. Het is hierbij van belang om tevens te bedenken hoe bepaalde contextuele factoren in het leven van de patiënt kunnen leiden tot een zekere kwetsbaarheid waarmee ze van invloed kunnen zijn op de vermoedelijke diagnoses en zeker op de daaruit voortvloeiende behandeling. Tijdens deze denkpauze van de arts heeft ook de patiënt de gelegenheid om de gedachten te ordenen; de arts kan vervolgens het verhaal van de patiënt recapituleren en aanvullen met feiten die beslist bekend moeten zijn.

Niet alleen medisch-inhoudelijk maar ook communicatief-interactief moet de arts op een goede structuur toezien. Vaak volgt de arts een andere gedachtegang dan de patiënt waardoor een vraag voor de patiënt uit de lucht kan komen vallen en een verkeerde betekenis kan krijgen. Het is daarom goed om steeds duidelijk uit te leggen waarom een bepaalde vraag op dit moment van belang is of waarom de anamnese een andere wending gaat krijgen. Zo kan het bijvoorbeeld nodig zijn om na een spontaan verhaal van de patiënt de anamnese een draai te geven door een aantal verhelderende vragen te stellen die voor de patiënt niet zonder meer logisch zijn.

> **Denkpauzes tijdens het consult**
>
> *In het gesprek*
> - maak de patiënt duidelijk wat de bedoeling is van het intermezzo
> - vat de tot dan toe verkregen gegevens samen en bespreek die eventueel met de patiënt
> - inventariseer de problemen die naar voren zijn gekomen
>
> *In het denken van de arts*
> - probeer een differentiële diagnose te genereren
> - bedenk welke gegevens verder van belang zijn om de verschillende diagnoses meer of minder waarschijnlijk te maken
> - bedenk welke risicofactoren er in het leven van de patiënt zouden kunnen bestaan die van belang zijn voor de verschillende mogelijke diagnoses
> - bedenk welke factoren in het leven van de patiënt van belang zijn voor het therapieplan en die het resultaat van de behandeling zouden kunnen beïnvloeden

Casus 1.1 Een vermoedelijke hernia

Een 45-jarige man heeft sinds vier weken last van pijn onderin de rug. Sinds tien dagen straalt deze pijn uit langs de achterzijde van zijn linkerbeen tot in de kuit. De grote teen heeft een vreemd doof, soms tintelend, gevoel gekregen. De fysiotherapeute vermoedt een hernia, maar hijzelf moet ook terugdenken aan zijn vader die een longcarcinoom had en ten gevolge van uitzaaiingen heftige rugpijn kreeg en uiteindelijk een dwarslaesie opliep. Op advies van de fysiotherapeute neemt hij opnieuw contact op met de huisarts. Zij laat de patiënt nog eens spontaan zijn verhaal vertellen. Naar aanleiding hiervan denkt ook de huisarts aan prikkeling van een zenuwwortel in de onderrug. Ze wil nagaan of dit veroorzaakt zou kunnen worden door een hernia van een tussenwervelschijf. Het is bekend dat deze verder uit kan puilen en meer pijn kan veroorzaken bij drukverhoging in de buikholte. Drukverhoging in de buikholte ontstaat onder meer door hoesten. Haar eerste vraag is dan ook onmiddellijk: 'Heeft u ook last bij hoesten.' Hoewel gesproken wordt over 'bij hoesten' en niet 'van hoesten' loopt nu bij de patiënt het koude zweet over de rug. Hij stottert dat hij nooit in zijn leven gerookt heeft en ziet de rolstoel al opdoemen.

Commentaar
Een dergelijke situatie – in de medische praktijk heel gewoon – is een weerspiegeling van een overgang van het spontane verhaal van de patiënt naar een gerichte anamnese. De ervaren huisarts heeft niet echt een denkpauze nodig voor de volgende vraag. Zij maakt een gedachtesprong, die echter voor de patiënt niet logisch is, waardoor beiden wat betreft de betekenis van het probleem op een geheel verschillend denkspoor terechtkomen, waardoor verdere vragen andere antwoorden uitlokken dan de bedoeling was.

Wanneer de huisarts na het spontane verhaal van de patiënt had gezegd: 'Bij uw verhaal moet ik sterk denken aan een hernia en daarom wil ik u naar een aantal klachten vragen die bij een hernia vaak voorkomen', dan had het afnemen van de anamnese een ander verloop gekregen.

Uit het voorbeeld in casus 1.1 blijkt onder andere het belang van een goed contact tussen arts en patiënt. Of de patiënt bereid is om ook op intieme vragen een antwoord te geven en om naar adviezen te luisteren, hangt in hoge mate van de kwaliteit van het contact af.

1.3 Zeven fasen in een consult

In een consult zijn zeven achtereenvolgende fasen herkenbaar die op elk van de twee sporen te volgen zijn.

De volgorde van deze fasen is logisch. Eerst moeten de voorwaarden voor een gesprek worden geschapen, vervolgens moet duidelijk zijn wat aan de orde moet komen en voordat een conclusie kan worden getrokken waaruit een advies voortvloeit, moeten de bevindingen van onderzoek bekend zijn.

In de volgende hoofdstukken komt elke fase uitvoerig aan de orde.

Voor ieder van deze zeven fasen zijn specifieke competenties vereist en dat geldt voor beide sporen. De arts moet de voorwaarden kunnen scheppen om de patiënt de klacht te laten vertellen met de lading die voor hem of haar aan de orde is. De arts moet met de juiste vragen een lijn in het verhaal zien te krijgen om de inhoud van de klacht volledig te exploreren. Bij onderzoek is handigheid vereist, maar ook tact en begrip, enzovoorts. De overgangen tussen deze fasen zijn kwetsbare momenten in het consult. De patiënt moet omschakelen op een manier die voor haar of hem niet zomaar vanzelfsprekend is en dat vergt van de arts dus aandacht en soms extra uitleg.

Tabel 1.1 De zeven fasen in een consult.

Medisch-inhoudelijke spoor (MI)	Communicatief-interactieve spoor (CI)
Fase I — Kennismaking, contactlegging en aanleiding	
Eerste indrukken, eerste hypothesevorming, indien beschikbaar: kennisnemen van bestaande gegevens (de voorgeschiedenis is mogelijk relevant voor de hoofdklacht), hoofdklacht	Opening, begroeting, contact leggen, contactreden
Fase II — Vraagverheldering en verkenning hoofdklacht	
Hoofdklacht uitvragen - Eerste probleemlijst en differentiële diagnose opstellen	Exploratie, aandacht voor de hulpvraag en zorgen
Fase III — Anamnese	
Speciële en algemene anamnese afnemen - Tweede probleemlijst en differentiële diagnose opstellen	Voor de patiënt logisch uitvragen speciële en algemene anamnese
Fase IV — Lichamelijk onderzoek	
Lichamelijk onderzoek uitvoeren - Derde probleemlijst en differentiële diagnose opstellen	Uitleg en uitvoeren lichamelijk onderzoek (als interactie)
Fase V — Bevindingen, onderzoeksbeleid	
Eventueel aanvullend onderzoek initiëren/uitvoeren Diagnostische conclusies trekken	Uitleg over de mogelijke diagnosen en eventueel onderzoeksbeleid Bevindingen meedelen en perspectief bespreken
Fase VI — Bevindingen, behandeling	
a. Behandelplan opstellen (6Step en IDIS) b. Behandeling instellen en uitvoeren (idem)	a. Afspraken maken, behandelplan opstellen b. Behandeling instellen en uitleg geven
Fase VII — Afronding	
Rapporteren, verwijzen, afspraken maken over eventueel nieuw consult	Volledig en begrijpelijk contact afronden, perspectief bieden

Fase I

CI   Opening, begroeting, contact leggen, condities scheppen (aandacht geven etc.)

Het eerste contact wordt gelegd. De arts moet ervoor zorgen dat de patiënt zijn verhaal wil vertellen en het vertrouwen krijgt dat hij bij deze arts op de juiste plaats is. Dat is niet altijd vanzelfsprekend en zeker bij eerste contacten vergt dit van de arts aandacht.

MI   Eerste hypotheses

De arts begint in feite al met diagnosticeren zodra de patiënt de spreekkamer binnenkomt: hoe loopt hij? Wat is de huidskleur? Hoe gaat hij zitten? Is er een bewegingsstoornis of zijn er tekenen van pijn? Rode vlekken? Gele kleur? Houding, oogopslag en handdruk kunnen indicaties zijn voor het psychisch welbevinden. Voordat de patiënt over de klachten begint te vertellen, is het diagnostisch redeneren al begonnen.

In sommige gevallen (bij een doorverwijzing) zijn er al gegevens over de voorgeschiedenis of de actuele klacht bekend die de arts intussen heeft bekeken en in zijn gedachtegang verwerkt. Dergelijke gegevens kunnen de start van contact in zekere zin sturen.

Fase II

CI   Exploratie, hulpvraag en klacht (patiënt centraal)

Als de eerste kennismaking is afgerond, kan de patiënt uitgenodigd worden om te vertellen. Dat zal vooral over de klachten gaan en over de reden van de komst bij de arts. Dat kan ook over andere omstandigheden in het leven gaan, waardoor de klachten een extra gewicht krijgen. Hierbij gaat het weer eerst om aandacht en om ruimte voor de patiënt en zijn verhaal. *Actief luisteren** is hierbij van groot belang.

MI   Hoofdklacht exploreren en eerste differentiële diagnose (DD)

Als de patiënt gaat vertellen, stromen de gegevens binnen en dient de arts vooral de patiënt aan het woord te laten. Soms is het nuttig wat bij te sturen met een vraag. Terwijl het verhaal verteld wordt, passeren in het hoofd van de arts al verschillende mogelijke diagnoses de revue.

Deze medisch-inhoudelijk fase wordt afgerond met een denkpauze die leidt tot de eerste probleemlijst in de modelstatus.

Fase III

CI   Speciële en algemene anamnese (arts centraal)

Op een gegeven moment moet het gesprek een wending krijgen: de arts kan vanuit de probleemlijst gerichte vragen gaan stellen. Er is nu minder ruimte voor de klachten en het eigen verhaal van de patiënt; de arts neemt nu het initiatief en vraagt door. De patiënt gaat daarin mee als hij erop kan vertrouwen dat de arts straks genoeg weet om antwoorden te kunnen geven. Deze subfase moet altijd worden afgerond met de vraag aan de patiënt of er nog zaken zijn die onvoldoende aandacht hebben gekregen of niet aan bod zijn geweest.

---

*   De termen die met een asterisk zijn aangegeven worden als gespreksvaardigheden uitvoerig beschreven in hoofdstuk 14.

MI   Speciële anamnese, nagaan differentiële diagnose en opstellen verdere probleemlijsten

De arts verzamelt verdere informatie door de speciële anamnese af te nemen die bij de hoofdklacht past. De hoofdklacht en eventueel begeleidende klachten worden duidelijk in beeld gebracht en afgegrensd. Er groeit iets in de richting van een diagnose. De arts gaat het probleem in een orgaansysteem onderbrengen en zal een aantal verdere vragen stellen die bij dat orgaansysteem passen. Door gebruik te maken van kennis van de anatomie, pathofysiologie, epidemiologie etc. zal hij een poging doen de klachten te ordenen en te duiden.

Vervolgens wordt in een algemene anamnese (ofwel tractusanamnese) een serie standaardvragen gesteld met betrekking tot de overige orgaansystemen (tractus). Een tractusanamnese dient ervoor om een algeheel beeld van de gezondheid van de patiënt te krijgen en om symptomen aan het licht te brengen die mogelijk wel relevant zijn voor de klacht, maar nog niet ter sprake zijn geweest omdat de patiënt ze nog niet in verband ziet met de klacht. Met behulp van het IDIS-schema (zie hoofdstuk 12) wordt een inventaris gemaakt van problemen in verschillende domeinen. Vervolgens kan de tweede probleemlijst met bijbehorende differentiële diagnose worden opgesteld.

Casus 1.2 Een man met etalagebenen

Een 70-jarige man heeft moeilijkheden met lopen. Wanneer hij een minuut of 5 gewandeld heeft, krijgt hij last van pijn in zijn kuiten en dit neemt alleen maar toe als hij verder loopt. Hij moet even rusten 'om weer wat op adem te komen', zoals hij het zelf zegt. Vervolgens kan hij zijn wandeling weer zonder pijnklachten voortzetten, maar na enkele minuten krijgt hij opnieuw last en zo gaat het maar door. De arts stelt na het spontane verhaal een aantal gerichte vragen over de precieze lokalisatie van de pijn, het verloop in de tijd en over factoren die de klachten verergeren en verbeteren. Omdat de klachten verminderen als de patiënt maar even blijft staan, denkt zij aan 'etalagebenen' en dit legt ze ook aan hem uit. Vervolgens geeft ze aan verdere vragen over het hart- en vaatstelsel te willen stellen, die voor de patiënt op het eerste gezicht niet met de loopstoornissen te maken lijken te hebben. Ze vraagt daarbij naar rookgedrag, koude voeten, pijn op de borst bij inspanning, voorkomen van hart- en vaatziekten in de familie, TIA's, enzovoort. Hierdoor krijgt de diagnose claudicatio intermittens op basis van arteriosclerose meer vorm en ontstaat het plan de man door te verwijzen naar de vaatchirurg.

Voordien wordt de algemene anamnese afgenomen waarbij naar voren komt dat er ook sprake is van chronisch hoesten met piepende ademhaling en moeite met het in gang zetten van plassen waarbij overigens ook nadruppelen optreedt.

Commentaar
Wanneer door een zorgvuldige, gerichte anamnese een diagnose waarschijnlijk is geworden en een behandelingsplan gemaakt kan worden, is het van belang om de patiënt beter te leren kennen om de consequenties van een voorgenomen beleid in te schatten. Juist hiervoor is de algemene anamnese (tractusanamnese) belangrijk. Bij deze patiënt betekent het vóórkomen van de longklachten dat er sprake kan zijn van chronisch-obstructief longlijden (COPD). Dat kan ook van invloed zijn op de actieradius van de patiënt, waardoor een eventuele vaatoperatie mogelijk van beperkte invloed op het dagelijks functioneren zal zijn. Ook betekent dit longprobleem een wat verhoogd operatierisico en ook dat is van belang bij het nemen van een beslissing omtrent een ingreep. De klachten bij plassen zijn van een geheel andere orde en duiden op problemen met de prostaat. Ze zijn echter wel belangrijk om op te merken, om niet voor een verrassing komen te staan wanneer de patiënt in een eventuele postoperatieve periode na extra vochttoediening

> een overvulde blaas zou krijgen en na te lang wachten niet meer kan plassen zodat een katheter moet worden gegeven.
> De anamnese had ook een andere structuur kunnen krijgen wanneer in het begin dieper ingegaan was op wát er nu precies gebeurde tijdens het lopen. Mogelijk was dan duidelijker geworden dat er niet alleen sprake was van pijn in de kuiten, maar ook van kortademigheid bij inspanning. In dat geval hadden beide problemen van meet af aan gelijkwaardige aandacht kunnen krijgen, waarbij de speciële anamnese dan zowel op het vaatstelsel als het ademhalingssysteem zou zijn gericht.

Fase IV

CI   Lichamelijk onderzoek (als interactie)

Vaak zal de arts ook lichamelijk onderzoek willen doen om gerezen vermoedens te bevestigen of te ontkrachten. Dat is natuurlijk bij uitstek een medisch-inhoudelijke deskundigheid, maar een lichamelijk onderzoek is ook altijd een vorm van (in zekere zin intiem) contact en interactie. Dat begint al bij het laten uitkleden (uitkleedinstructie: welke kleding moet worden uitgetrokken?) en bij het kiezen van de gewenste houding en positie (gaan liggen, blijven staan of gaan zitten?). Tijdens het onderzoek kan de patiënt verbaal en non-verbaal aanvullende informatie geven ('Dat doet pijn!') en de arts moet daar goed op kunnen reageren. Alles wat de arts doet en laat tijdens het onderzoek is ook een vorm van (non-verbale) communicatie. Bij lichamelijk onderzoek kan het om intieme lichaamsdelen gaan en dat ligt communicatief natuurlijk gevoelig.

MI   Uitvoeren lichamelijk onderzoek (als interventie)

Naast de gegevens die mondeling worden verkregen (en die uit de presentatie van de patiënt kunnen worden afgelezen), is het lichamelijk onderzoek een wezenlijke bron van informatie. Een lichamelijk onderzoek vindt vaak gericht plaats op basis van een differentiële diagnose, hoewel de arts er vaak goed aan doet om meer te onderzoeken dan het orgaan of lichaamsdeel waar de klacht betrekking op heeft. Ook hierbij geldt dat het algemeen lichamelijk onderzoek als vangnet dient om te voorkomen dat iets over het hoofd wordt gezien; naarmate de arts minder ervaren is, is het raadzaam het onderzoek uitgebreider te verrichten.

Hierna kan de derde probleemlijst met differentiële diagnoses worden opgesteld. Vaak is het beeld nu voldoende duidelijk om één van de mogelijke diagnoses als meest waarschijnlijk te herkennen: dat is de werkdiagnose. Afhankelijk van het soort diagnose en de resterende onzekerheid kan besloten worden tot aanvullend onderzoek.

Fase V

CI   Uitleg bevindingen en toelichting eventueel aanvullend onderzoek

Na anamnese en lichamelijk onderzoek moet de patiënt duidelijk worden gemaakt welke indruk de arts van het probleem heeft gekregen en aan welke mogelijke diagnoses hij denkt. In veel gevallen is het noodzakelijk dat technisch hulponderzoek wordt verricht om hypothesen te testen. Aanvullend onderzoek betreft bloedonderzoek, beeldvorming, fysiologische metingen enzovoort. Sommige aanvullende onderzoeken zijn zeer belastend en daarom is het van belang dat de patiënt goed op de hoogte is van de reden waarom het onderzoek moet worden uitgevoerd, maar ook van de risico's die het onderzoek met zich meebrengt.

MI   Aanvullend onderzoek
Het is voor de arts van belang te beseffen wat de diagnostische waarde van het onderzoek is (hoofdstuk 13), of de nadelen tegen de voordelen opwegen en wat de consequenties voor het verdere beleid zijn. Zal een bepaalde uitslag inderdaad leiden tot een interventie in de vorm van inzicht geven aan de patiënt of het instellen van behandeling?

Wanneer besloten wordt tot aanvullend onderzoek dan betekent dat doorgaans dat het eerste consult wordt afgesloten bij fase V en dat vervolgens fase VII aan de orde is. Er worden vervolgafspraken gemaakt omtrent een nieuw consult wanneer er meer gegevens bekend zijn en in dat geval zullen de fasen VI (en wederom VII) bij een volgend consult doorlopen worden. Indien de diagnose echter duidelijk is en geen verder onderzoek op het programma staat, dan volgen aansluitend uitleg en behandelplan (fase VI).

Fase VI

CI a   Uitleg over behandelmogelijkheden en behandelplan bespreken en instellen
Nu is een veelheid van gegevens uit anamnese, lichamelijk onderzoek en eventueel aanvullend onderzoek bekend en op basis daarvan moet duidelijk worden gemaakt wat de meest waarschijnlijke diagnose is. Soms is die zo goed als zeker, in andere gevallen gaat het om een diagnose die van alle mogelijke het meest waarschijnlijk is maar nog met onzekerheid omkleed is, zodat er nog steeds sprake is van een 'werkdiagnose'. Soms is zelfs geen diagnose mogelijk. In alle gevallen moet de patiënt op begrijpelijke wijze en zo volledig mogelijk ingelicht worden, waarbij telkens weer gevraagd wordt of de boodschap goed begrepen is.

Vervolgens overlegt de arts met de patiënt wat de behandelingsmogelijkheden zijn en vraagt hij wat de wensen van de patiënt ten aanzien van de behandeling zijn.

MI a   Behandelplan opstellen
Het behandelplan komt tot stand conform de systematiek van het 6Step-behandelplan (zie hoofdstuk 7). Deze stappen zijn: (1) na vaststellen van de werkdiagnose wordt (2) het doel van de behandeling bepaald en worden (3) de behandelmogelijkheden (niet-medicamenteus en medicamenteus) geïnventariseerd. Daarna (4) wordt een keuze aan de hand van patiëntspecifieke factoren voor de betreffende patiënt beargumenteerd. Bij de definitieve keuze (5) wordt, met het oog op onder andere therapietrouw, patiëntinformatie ten aanzien van de behandeling gegeven en ten slotte worden (6) de controlemogelijkheden en follow-up bepaald.

De diagnostische conclusies zijn nu vertaald naar behandelconclusies.

CI b   Behandelplan bespreken
Eenmaal gekozen voor een behandeling volgt uitleg hoe het behandelplan wordt uitgevoerd. De patiënt moet gemotiveerd worden om zich aan de regels te houden en om bij bepaalde problemen tijdig contact op te nemen. Ook hierbij is een goede vertrouwensrelatie van belang zodat de behandeling op juiste wijze plaatsvindt. Daarnaast is het belangrijk de patiënt te motiveren zich te melden

wanneer hij in tweede instantie besluit het plan niet te volgen. Soms is het van belang dit te noteren zodat er geen misverstanden ontstaan.

MI b Behandeling instellen en uitvoeren

Een plan maken is niet voldoende; het moet ook worden uitgevoerd. Misschien moeten medicijnen worden voorgeschreven (recept!) of een ingreep worden verricht. Daarbij wordt een groot beroep gedaan op de medische-inhoudelijke deskundigheid van de arts.

Fase VII

CI Contact afronden

Als alles voldoende aan de orde is geweest, moet het contact worden afgerond: met een vervolgafspraak of met een toezegging dat de patiënt kan terugkomen als de klachten blijven aanhouden of wanneer hij ergens onzekerheid over heeft. Als hij buiten de deur staat, moet het voor zowel de patiënt als de arts duidelijk zijn wat er is afgesproken.

MI Rapporteren, verwijzen, modelstatus maken

Voor de eigen dossiervorming is het wezenlijk om de gegevens van het afgelopen consult goed bij te houden. Immers: bij een vervolgconsult hoeft niet weer naar alles gevraagd te worden, maar wel naar het verloop van de eerder ingezette behandelingen. Dossiervorming is van groot belang voor het vervolg, maar ook voor de overdracht van informatie naar collega's.

Fase I
Contact leggen, de hulpvraag

2

De eerste indruk is in het algemeen voor beide partijen van groot belang voor het verdere verloop van een contact. Dit geldt zeker voor een arts-patiëntcontact. Voor een goed verloop van de opeenvolgende fasen van een medisch consult is het essentieel dat er snel een goed arts-patiëntcontact ontstaat en dat dit contact ook blijft bestaan. Dat is een primaire verantwoordelijkheid van de arts.

2.1 Communicatie en interactie in fase I

Communicatie en interactie beginnen in feite al in de wachtkamer wanneer de patiënt opgehaald wordt voor het consult. Daar worden over en weer de eerste indrukken verkregen. Ook worden al de eerste condities geschapen voor het vervolg. Hier begint ook het *accommoderen** of aanpassen, bijvoorbeeld door het tempo van lopen aan te passen aan de mogelijkheden van de patiënt.*

Zodra de patiënt heeft plaatsgenomen in de spreekkamer begint het eigenlijke consult.

Natuurlijk stelt de arts (of andere hulpverlener) zich voor en vermeldt daarbij zijn functie, voor het geval dit nog niet duidelijk zou zijn. Vervolgens geeft hij aan wat de patiënt kan verwachten: 'Eerst hoor ik graag van u wat het probleem is waarvoor u komt en dan vraag ik u om aanvullende informatie; daarna volgt een lichamelijk onderzoek en aan het eind zullen we overleggen hoe we het beste iets voor u kunnen doen.'

De arts zal door zijn eigen gedrag en opstelling (attitude) de condities moeten scheppen voor de patiënt om tot een open opstelling te komen en vertrouwen te wekken. Een open, geïnteresseerde en betrokken houding van de kant van de arts geeft de patiënt de ruimte om over zijn of haar klachten en de beleving daarvan te praten.

In termen van non-verbale communicatie (zie 14.4) is het van belang dat de arts oogcontact houdt tijdens deze fase en zo min mogelijk op het scherm van zijn pc kijkt of in papieren bladert om te lezen of te schrijven. Voor patiënten is het ontbreken van oogcontact in deze fase meestal een teken van gebrek aan interesse en dat wordt als zeer storend ervaren.

Soms moet de arts eerst de beschikbare gegevens (personalia, eventuele verwijsbrief) controleren. Dit is vooral van belang om gênante misverstanden te

---

* De termen die met een asterisk zijn aangegeven worden als gespreksvaardigheden uitvoerig beschreven in hoofdstuk 14 voorkomen, bijvoorbeeld in het geval dat een onbekende persoon met een veelvoorkomende naam uit een volle wachtkamer wordt geroepen.

Vervolgens is het goed om de patiënt van wal te laten steken en gewoon te laten vertellen.

Door vanaf het eerste begin in de vraagstelling systematisch te werk te gaan wordt weliswaar structuur geboden, maar het gevaar bestaat dat een afstand wordt geschapen die later weer moet worden overbrugd.

Soms (met name bij een consult voor een 'second opinion') verwacht de patiënt dat de arts de bestaande gegevens geheel heeft doorgewerkt, maar in de meeste gevallen wil hij eerst zelf de regie in handen houden (zie ook hoofdstuk 11). Het komt ook voor dat een patiënt er bezwaar tegen heeft dat gegevens met betrekking tot vorige consulten aan anderen worden overgedragen. Het is goed om ook hieromtrent in deze fase duidelijk te zijn. Zo zou de arts kunnen vertellen dat hij de gegevens vooraf al heeft bestudeerd of juist niet, maar dat hij nu graag het verhaal wil horen dat de patiënt zelf belangrijk vindt.

Voor de meeste patiënten geldt dat ze eerst graag zelf hun zegje willen doen en daarna pas op een gestructureerd spoor gezet willen worden. Vragen naar voorgeschiedenis, medicatie en intoxicaties kunnen belangrijk zijn voor een goed begrip van de hoofdklacht, maar de arts kan hier ook nog in fase III naar vragen.

Voor deze eerste fase van het consult dient de arts een aantal gespreksvaardigheden te beheersen. Eerder is al het *accommoderen** genoemd, waarbij de arts zich aanpast en ervoor zorgt dat de stijl van communiceren past bij de patiënt. De arts moet goed in staat zijn tot *aandacht geven**, *aansluiten**, *concretiseren** en *vragen stellen**. Hij dient aandachtig te reageren op hetgeen de patiënt vertelt, wat voor de patiënt een aanmoediging zal zijn om onbevangen verder te vertellen. Het is van belang om op de zinnen van de patiënt aan te sluiten; uit de reactie van de arts moet blijken dat hij luistert. Als deze aansluiting ontbreekt (bijvoorbeeld door abrupt over een ander onderwerp te beginnen), dan zal de patiënt dat beschouwen als negeren en dat is uiteraard niet goed.

Na (en soms al tijdens) het spontane verhaal stelt de arts de eerste vragen om de zaken concreter te maken. Het kan nodig zijn om de patiënt aan te sporen te vertellen over wat hij zelf voelt of beleeft. Daarmee voorkomt de arts dat de patiënt een verhaal vertelt waarin meningen en adviezen van anderen (met name andere hulpverleners) de boventoon voeren. De vragen in deze fase dienen in de eerste plaats *open vragen** te zijn.

Zodra dit begin gemaakt is, volgt fase II van het consult (hoofdstuk 3). De overgang naar deze fase is meestal een vloeiende en hoeft niet te worden *gemarkeerd**.

2.2 Medische inhoud in fase I

Eerste hypotheses

De arts krijgt vanaf het moment dat hij de patiënt ziet en hoort al relevante informatie te verwerken.

De arts neemt immers al bij het binnenkomen van de patiënt van alles waar: kleding, mate van verzorging, een handdruk, de huidskleur/teint, een 'uitstraling', de stem, het bewegingspatroon bij het lopen en gaan zitten.

Ook heeft de arts vaak op basis van een dossier of een verwijsbrief al de nodige informatie over een patiënt; deze zal hij bij de start bij de hand moeten hebben.

Het diagnostisch redeneren van de arts begint dus in feite al voordat nog maar een woord gesproken is in het consult. Die eerste indrukken moeten later bevestigd, gecorrigeerd en/of aangevuld worden.

In fase I van het consult moet duidelijk worden waarvoor de patiënt contact zoekt (hulpvraag) en het is goed dit expliciet te verifiëren; ook als er een verwijsbrief voorhanden is. Niet zelden komt het voor dat de reden van de verwijzing zoals het door de patiënt wordt beleefd of begrepen anders is dan in de verwijsbrief staat vermeld.

Behalve de omschrijving van de hoofdklacht is het belangrijk te vernemen of er nog andere problemen (nevenklachten) zijn. Wanneer deze gerelateerd zijn aan de hoofdklacht, dan moeten deze worden meegenomen in het vraaggesprek in fase II.

Als het om andere problemen gaat die los van de hoofdklacht staan, dan verdienen deze aandacht in fase III om de afhandeling van de hoofdklacht op de juiste manier te laten verlopen (zie bijvoorbeeld casus 1.2).

In sommige gevallen is er sprake van meerdere klachten die los van elkaar lijken te staan, maar wel bij de betreffende hulpverlener thuishoren. Bijvoorbeeld bij de internist: 'nachtelijke benauwdheid sinds drie weken' én 'al jaren wisselende obstipatieklachten', die het leven evenzeer verzwaren. In dat geval is het verstandig om het consult een meervoudig verloop te laten nemen en als er tijd voor is de verschillende fasen meermalen te doorlopen; voor iedere onafhankelijke klacht afzonderlijk. Om praktische redenen zal niet altijd op bijkomende niet-gerelateerde klachten kunnen worden ingegaan. Dat is echter ook niet altijd wenselijk. Wanneer een patiënt door een huisarts naar een specialist wordt verwezen vanwege nachtelijke benauwdheid met het oog op mogelijk falen van de linker harthelft, dan kan de internist zijn aandacht beter daarop richten. Wel is het altijd goed om in tweede instantie na te gaan of een nevenklacht nieuw is en of deze onder de aandacht van de huisarts is gebracht.

Ook moet duidelijk worden waarom de patiënt *op dit tijdstip in haar of zijn leven* een consult vraagt en wat de patiënt precies van de arts verwacht (geruststelling, een diagnose, een behandeling?).

Dit laatste hoeft niet nu al, in fase I, aan bod te komen. Dit soort vragen kan ook aan het einde van de anamnese worden gesteld.

Casus 2.1 Man met rugklachten eist scan

Een 35-jarige man heeft al meer dan vier weken last van pijn in de rug. Gaandeweg is de pijn gaan uitstralen langs de achterkant van het linker bovenbeen tot juist boven de knieholte.

Hij is doorverwezen naar de fysiotherapeut, maar helaas helpt haar behandeling niet. Zij vraagt zich af of er dan toch niet sprake is van een hernia. De man zelf had hier ook al aan gedacht en hij herinnert zich dat zijn broer ook tijden met dezelfde klachten heeft rondgelopen totdat uiteindelijk op een MRI-scan een uitpuilende tussenwervelschijf werd gevonden. Overigens heeft een operatie bij zijn broer uiteindelijk niet geholpen. De fysiotherapeut dringt bij de huisarts aan op verwijzing naar het ziekenhuis.

De huisarts is van mening dat de man geen hernia heeft en verwijst hem zonder veel uitleg naar de revalidatiearts.

De man komt daar op het spreekuur, nadat het voorgaande consult was uitgelopen. Na 30 minuten wachten op een harde polikliniekstoel wordt hij uit de wachtkamer opgehaald. De arts stelt zich snel voor met haar naam en probeert tijd in te halen. Zij loopt haastig vooruit naar de spreekkamer en leest nog snel even de verwijsbrief door. De man is inmiddels moeizaam, kreunend en met een van pijn vertrokken gezicht opgestaan. Na enige meters strompelen gaat het lopen wat beter en komt hij in de spreekkamer aan. Op de vraag van de arts wat ze voor hem kan doen, is het antwoord dat hij verwacht dat er onmiddellijk een scan wordt gemaakt. De arts maakt hem zonder omhaal duidelijk dat dit niet de bedoeling van deze afspraak is, dat hij niet op een afdeling Radiodiagnostiek is en dat zij wel zal nagaan of een scan überhaupt wel aan de orde is. Ook dit consult loopt uiteindelijk uit en de man dient een klacht in.

Commentaar
Vanuit de patiënt gezien is het begrijpelijk dat hij nu na enkele weken klachten zonder verbetering spijkers met koppen wil slaan. Het feit dat de fysiotherapeut aan een hernia ging denken, herinnert hem aan zijn broer bij wie in zijn beleving een diagnose is gemist waardoor de operatie geen effect meer heeft gesorteerd (hetgeen overigens maar zeer de vraag is). Naast zijn ongerustheid komt de ergernis van het lange wachten in een ongelukkige houding daar nog eens bovenop. De arts maakt slechts vluchtig contact. Als dan ook nog blijkt dat geen scan wordt gemaakt, is de toon gezet.

De revalidatiearts heeft het erg druk die ochtend. Het is haar ervaring dat er bij uitblijven van succes bij fysiotherapie snel wordt gedacht aan een hernia, maar ze weet heel goed dat bij een aspecifiek klinisch beeld een scan weinig diagnostische waarde heeft. Ze raakt geërgerd door de vooropgezette mening van de man die ook nog eens dwingend overkomt.

Een rustiger kennismaking in de wachtkamer en een gezamenlijke gang naar de spreekkamer met observatie van het bewegingspatroon had waarschijnlijk meer informatie opgeleverd dan het nog snel even lezen van de korte verwijsbrief. Mogelijk had de situatie gunstiger uitgepakt wanneer vervolgens de opmerking over de gewenste scan niet was gepareerd, maar even op een voor de patiënt aannemelijke manier in de wacht was gezet totdat het verhaal uit de doeken was gedaan. Waarschijnlijk was er dan bij de patiënt meer oor geweest voor uitleg omtrent de diagnostische waarde van een scan in zijn specifieke geval.

Fase II
Vraagverheldering en verkenning van de hoofdklacht

Deze fase in het consult vloeit voort uit fase I en overlapt meestal fase I; met name wat betreft het medisch-inhoudelijke spoor. De arts probeert een duidelijk beeld te krijgen van de omvang en de kenmerken van de klacht, maar ook over de beleving ervan. De afbakening met fase III (speciële en algemene anamnese) is technisch gezien duidelijker, maar er zijn zeker vragen die zowel in fase II als in fase III gesteld worden. De arts kan bijvoorbeeld aan de patiënt met obstructieve longklachten in fase II vragen naar allergieklachten in de jeugd of naar het gebruik van prostaglandinesyntheseremmers (en het effect daarvan) bij het exploreren van de aard van de klachten, maar beide vragen kunnen ook later in de anamnese worden gesteld.

3.1 Communicatie en interactie in fase II

Exploratie, hulpvraag en klacht

In deze fase staat het referentiekader van de patiënt centraal. In gesprekstechnische zin worden vooral *open vragen** gesteld en *kleine aanmoedigingen** gegeven: wat zijn de klachten die de patiënt ertoe brachten naar één arts te gaan? Voor zover de patiënt dit niet zelf vertelt, vraagt de arts systematisch naar dimensies van de klacht (zie 3.2) om de contouren daarvan zo duidelijk mogelijk te krijgen.

De hulpverlener moet beseffen dat bij vragen naar de dimensies (bijvoorbeeld naar verloop in de tijd of naar de opvatting van de patiënt) persoonlijke en emotionele aspecten een grote rol kunnen spelen. Zo kan de patiënt zich bijvoorbeeld schuldig voelen over de klachten. Of ernstige zorgen en angsten hebben over de toekomst. De arts zal daar dan op empathische wijze aandacht aan moeten besteden (zie de tekst over empathie in 14.2). De arts moet zorgen dat de patiënt weet dat de arts de eventuele emoties heeft 'gehoord' en deze ook serieus neemt (*gevoelsreflecties**). Vaak is het benoemen van emoties voldoende; verdere bespreking of discussie kan in deze fase beter worden vermeden.

Ook moet nu antwoord komen op de vraag: 'Waarom komt deze patiënt op dit moment en met deze klacht bij mij als arts?' Deze vraag heeft meerdere dimensies. Ten eerste gaat het om de ziektebeleving ('illness'), met andere woorden: wat denkt de patiënt zelf over de klacht? Ten tweede om het ziektegedrag ('sickness'): wat betekent de klacht in het dagelijks leven van de patiënt, hoe gaat hij ermee om en hoe reageert de omgeving erop? Dit zijn andere grootheden dan de ziekte in medische zin ('disease') (zie hoofdstuk 12).

De arts moet de patiënt in deze fase alle gelegenheid geven om te vertellen waar zij of hij zorgen en/of vragen over heeft en niet slechts afstevenen op een medisch-biologische duiding van de klacht.

In deze fase is het *accommoderen** opnieuw van groot belang. Daarnaast moet de arts nu kunnen *uitvragen**. Voor deze fase is het belangrijk dat de arts de gespreksvaardigheden *aandacht geven**, *aansluiten**, *concretiseren**, *gevoel reflecteren**, *parafraseren**, *samenvatten**, *vragen stellen** en tot slot *markeren** beheerst.

De arts vat aan het eind van deze exploratie het door de patiënt gepresenteerde verhaal samen en toetst of zij de hulpvraag goed heeft begrepen. Daarmee wordt de overgang naar fase III gemaakt.

De overgang naar fase III moet meestal wel expliciet worden *gemarkeerd** omdat die fase een andere interactiepatroon heeft en de patiënt dat moet begrijpen. In fase II zullen de vragen nog vrij direct betrekking hebben op de hoofdklacht zoals de patiënt die beleeft en voor hem dus vrij logisch zijn, terwijl in fase III de arts vanuit zijn referentiekader de klacht dieper verkent en vervolgens vanuit dit medisch-technische referentiekader de verschillende lichaamssystemen nagaat (zie ook casus 2.2).

Heteroanamnese

Wanneer een patiënt niet in staat is om het eigen verhaal te doen (bijvoorbeeld omdat hij te ziek, verward of te jong is), moet zo veel mogelijk informatie worden verkregen van begeleider(s) en/of verzorger(s).

De arts moet dan goed beseffen (weer een kwestie van empathie) wat de betekenis daarvan is voor de patiënt zelf en daarmee voor de relatie tussen de arts en de patiënt. Dat geldt helemaal als er tegenstrijdigheden zijn tussen eventuele anamnestische en heteroanamnestische gegevens. Het is dan de kunst de verschillende gegevens op een voor alle partijen aannemelijke wijze in een kader te plaatsen en tegen elkaar af te wegen. Dit is van belang om spanningen te vermijden die uit deze verschillen van inzicht kunnen voortvloeien.

Casus 3.1 Een man met vergeetachtigheid

Een 74-jarige man is de laatste tijd steeds vergeetachtiger geworden. Hoewel hij altijd in de accountancy heeft gewerkt, moet zijn vrouw nu de administratie doen; hij maakt fouten bij het betalen in de winkel. Het lukt maar niet om het nieuwe dvd-apparaat te leren gebruiken en niet lang geleden kon hij zelfs niet meer op de naam van zijn 10-jarige kleinzoon komen toen die op bezoek kwam.

Zijn vrouw herkent hierin het gedrag van wijlen haar schoonvader die op oudere leeftijd gedementeerd raakte.

Op het spreekuur geeft de man aan dat het allemaal wel klopt wat zijn vrouw zegt, maar tegelijkertijd wuift hij het wat weg. Tenslotte is hij nu met pensioen en mag hij geldzaken eindelijk wel eens aan een ander overlaten. Verder is hij nooit erg technisch geweest terwijl die nieuwerwetse apparaten hem eigenlijk niet interesseren. Inderdaad was het stom dat hij de naam van zijn kleinzoon niet meer wist, maar vroeger was hij ook wel eens 'verstrooid'. Verder gaat het prima met hem. De huisarts wil echter meer weten en voelt zich verplicht de echtgenote te vragen naar bijvoorbeeld nachtelijke onrust en naar andere dingen die overdag fout lopen. Ook zou de huisarts willen weten of de man overdag vaker dan voorheen in slaap valt, want dat komt voor bij de ziekte van Alzheimer.

Commentaar
Het kan in dit soort situaties pijnlijk zijn om de patiënt in kwestie, die het allemaal nog wel mee vindt vallen, te passeren. Aan de andere kant ligt er wel een duidelijke hulp-

vraag waarop een degelijk antwoord vereist is. De huisarts kan dit expliciet naar voren brengen door de man duidelijk te maken dat het bezoek op het spreekuur toch wel wat te betekenen heeft en dat het ook belangrijk is dat nagegaan wordt welke problemen zijn vrouw ervaart. De huisarts kan verder duidelijk maken dat het om een goed beeld te krijgen van wat er werkelijk aan de hand is soms onvermijdelijk is ook aan een ander die de situatie goed kent om een mening te vragen.
In het algemeen levert dit geen enkel probleem op wanneer men dit expliciet benoemt.

Denkpauze 1 op het communicatief-interactieve spoor
Wat heeft deze patiënt in dit consult op dit spoor waarschijnlijk van de arts nodig? Is het contact gelegd? Of vergt dit nadere aandacht?

3.2 Medische inhoud in fase II

Hoofdklacht uitvragen en eerste differentiële diagnose

Voor de diagnostiek is het van groot belang dat de door de patiënt gepresenteerde hoofdklacht volledig wordt uitgevraagd. Dat betekent dat de arts informatie verzamelt over de zeven aspecten van de hoofdklacht: aard, lokalisatie, ernst, chronologie, ontstaan, beïnvloeding, en opvatting/beleving van de patiënt, die samen het acroniem of ezelsbruggetje ALECOBO vormen.

Deze informatie leidt tot een 'probleemlijst'; een lijst van medische verklaringen voor de klachten.

De zeven aspecten van de hoofdklacht (ALECOBO)

1 Aard
Om wat voor soort klacht gaat het? Gaat het om pijn? Of om iets anders? Een 'dof gevoel' bijvoorbeeld? Als het om pijn gaat, wat voor soort pijn dan? Stekend of zeurend of brandend of krampend? Zijn er begeleidende verschijnselen die gezien hun aard en verloop in de tijd zeer waarschijnlijk met de klacht samenhangen?

2 Lokalisatie
Waar zit het probleem precies? Is de klacht te lokaliseren? Is de pijn of het gevoel aan te wijzen? Zit de pijn of het abnormale gevoel diep of aan de oppervlakte? Zit de sensatie ook op andere plaatsen? Straalt het uit? Trekt het ook wel eens naar andere lichaamsdelen? Hoe vaak dan?

3 Ernst
Hoe erg is het probleem (zo mogelijk laten kwantificeren, bijvoorbeeld bij pijn op een schaal van 1 tot 10)? Beïnvloedt de klacht het dagelijks leven? Moet de patiënt er dingen door laten die hij gewoonlijk wel deed? Hoe zit het met het werk? En met de nachtrust? Lijdt de omgeving eronder?

4 Chronologie
Het gaat hierbij om twee verschillende dingen: enerzijds om informatie over perioden waarin klachten optreden (bijvoorbeeld het verloop van een 'aanval')

en anderzijds om informatie over het algehele verloop in de tijd (bijvoorbeeld bij aanvallen: nemen ze toe of af in het verloop van de tijd?).
Is er sprake van één episode of van terugkerende episoden? En sinds wanneer dan? Hoe vaak?
Ten aanzien van de huidige (of laatst opgetreden) episode: wanneer is het begonnen, hoe snel is het begonnen, hoe veel tijd verliep er tussen het begin en het hoogtepunt van de klachten, hoelang was de klacht op zijn ergst, hoe is een en ander verder verlopen en hoe gaat het nu?
Ten aanzien van voorafgaande episoden: heeft de patiënt dit al eerder gehad? Wanneer voor de eerste keer? Hoe is het toen gegaan? Hoe vaak zijn de klachten in de loop der tijd opgetreden? Zit daar een regelmaat in? Waren de voorgaande episoden anders of gelijk aan de huidige episode?
Zowel bij voortdurende als aanvalsgewijze klachten is het van belang te weten of er al met al een afname of juist een toename van de klachten is in de loop van de tijd.

5 Ontstaan
Hoe was de situatie bij het ontstaan? Was er eventueel een duidelijke aanleiding? Of achteraf een mogelijke verklaring? Is het probleem acuut of sluipend begonnen?

6 Beïnvloeding
Hangen de klachten samen met de hartslag, met de maaltijd, met een bepaalde lichaamshouding, met omgevingstemperatuur, met de tijd van de dag? Waardoor verminderen of verergeren de klachten: bij inspanning, bij het eten of drinken of het toiletbezoek? Of bijvoorbeeld door warmte of kou, een lichaamshouding, rust, slaap? Wat heeft de patiënt zelf aan de klachten gedaan en met welk resultaat? Bij een eerdere therapie voor dit probleem: door wie is die klacht behandeld, hoe lang, welke effecten had dat, waren er bijwerkingen, hoe was de therapietrouw?

7 Opvatting en beleving van de patiënt
'Wat denkt u er zelf van?' De arts moet natuurlijk vermijden om een vraag zodanig te formuleren dat de patiënt zegt: 'Daarvoor kom ik juist bij u, dokter.' De arts kan een dergelijke vraag bijvoorbeeld als volgt inkleden: 'Als ik uw klachten zo hoor, dan gaan mijn eerste gedachten erg uit naar kramp in de slokdarm, maar u hebt al lang last van uw klachten en hebt mogelijk ook andere opvattingen over uw pijn op de borst. Het is voor mij belangrijk om ook te weten wat u er zelf over denkt.' Voor de arts ligt het belang in het kennen van de eigen ideeën van de patiënt en het krijgen van duidelijkheid over eventuele angsten en verwachtingen van de patiënt over de klacht. In dit kader is het ook belangrijk om na te gaan of de patiënt in zijn of haar omgeving iemand met soortgelijke klachten heeft meegemaakt en te vragen hoe dat verlopen is (vermijd het woord: 'afgelopen'!). Wanneer dat nog niet aan de orde is gekomen, kan de arts de hulpvraag van de patiënt ook nog verder expliciteren: wat verwacht de patiënt van de arts en de eventuele behandeling?

Het is niet altijd goed mogelijk om tijdens een eerste consult alle dimensies van een hoofdklacht goed omschreven te krijgen. Als het gaat om een ingewikkeld probleem met meerdere klachten, over een zeer lang tijdsverloop of aanvalsgewijze klachten, dan kan het voor de patiënt lastig zijn om een betrouwbare beschrijving te leveren. In geval van aanvallen kan de arts de patiënt voorstellen een dagboek met relevante informatie bij te gaan houden. Bij een gecompliceerd verhaal kan de arts de patiënt vragen alles thuis nog eens op te schrijven. Ook kan de arts zijn opgeschreven relaas aanbieden aan de patiënt ter controle en correctie.

Denkpauze 1 op het medisch-inhoudelijke spoor
Kom tot een eerste probleemlijst[2] en een voorlopige differentiële diagnose.

Casus 3.2 Vrouw met medicatieafhankelijke hoofdpijn

Een vrouw van 37 jaar heeft al sinds haar 15de hoofdpijnklachten. Aanvankelijk had ze die vooral rond de menstruatie, maar de laatste jaren is het vrijwel dagelijks een probleem. Pijnstillers helpen niet meer. Haar moeder heeft ook haar hele leven hoofdpijn gehad, totdat zij op 60-jarige leeftijd overleed aan een 'hersenbloeding'. Mevrouw is verder wel goed gezond, maar haar hele leven wordt vergald door de pijn. Haar echtgenoot die haar begeleidt onderstreept dit met nadruk en vindt dat er nu maar eens iets moet gebeuren.

De neuroloog meent na zorgvuldige anamnese, waarin de dimensies 'aard' en 'chronologie' met name veel aandacht kregen, dat er sprake is van migraine die is ontaard in een medicatieafhankelijke hoofdpijn. Hij vindt bij onderzoek geen afwijkingen. Besloten wordt tot saneren van de medicatie. Omdat een periode van ongeveer twee maanden in acht moet worden genomen voordat hiervan het effect merkbaar wordt, wordt een nieuwe afspraak voor na die tijd gemaakt.

Een week na het genoemde consult komt hij de vrouw toevallig weer in het ziekenhuis tegen met een aanvraag voor een MRI-scan van de hersenen, geschreven door een collega.

Commentaar
De betrokken neuroloog is waarschijnlijk zeer competent geweest bij het afnemen van een anamnese en het verrichten van onderzoek. Ook het voorgestelde beleid is adequaat. Toch is de patiënte kennelijk voor een tweede mening bij collega geweest en deze heeft (al dan niet op de hoogte van het eerste consult) besloten tot een ander beleid. Wat is er fout gegaan? Een eerdere controleafspraak om de patiënt te coachen tijdens de afkickperiode was op zijn plaats geweest, maar belangrijker is het te weten of de vragen 'Wat denkt u zelf over uw klachten?' en 'Wat voor invloed heeft de hoofdpijn op uw omgeving?' daadwerkelijk gesteld zijn.

Vanuit het kader van de neuroloog is het niet denkbaar dat hier sprake is van een aandoening die tot een 'hersenbloeding' (of herseninfarct; beide termen worden in de volksmond ten onrechte door elkaar gebruikt) zal leiden, maar voor de patiënte is dit lang niet logisch. Zij heeft het angstwekkende voorbeeld van haar moeder voor ogen. Wanneer dit niet duidelijk ter sprake is gekomen en uitgelegd, staat de patiënt ontevreden weer op straat. Ze had uiteraard zelf haar zorg ter sprake kunnen brengen, maar was mogelijk niet assertief genoeg tijdens het consult. De angst voor een hersenbloeding, zoals haar moeder die heeft gehad, sprak zij niet uit, maar is wel degelijk aanwezig.

Bij de man is de maat overigens zo langzamerhand vol, want er is geen normaal leven meer mogelijk met een echtgenote die altijd maar ziek is. Er moet maar eens een scan gemaakt worden, want als die normaal is, moet het maar eens afgelopen zijn met dat gezeur. Ook dit had mogelijk meer aan de orde moeten komen; wie op het goede communicatief-interactieve spoor zat, zou dit uit de lichaamstaal van de man hebben kunnen opmaken.

2   Dit betreft een opsomming van de gebrachte klachten en gevonden afwijkingen die op dat moment aan bod zijn geweest.

Fase III
Uitgebreide anamnese

4.1 Communicatie en interactie bij de speciële en algemene anamnese

De patiënt heeft zijn verhaal uit de doeken gedaan. De eerste denkpauze werd genomen en het verhaal is nog eens samengevat, waarbij de patiënt de gelegenheid kreeg te corrigeren of aan te vullen. Hiermee is de arts nagegaan of de overgang naar fase III mogelijk is. Als dat eigenlijk nog niet kan (dus als dit voor de patiënt in het contact te vroeg is), dan merkt de arts dat later aan de zijsporen die de patiënt wil bewandelen of aan de herhalingen van eerdere boodschappen.

De arts zal de patiënt nu meestal expliciet informeren over de overgang van 'vraagverheldering' naar 'speciële anamnese'. Bijvoorbeeld door te zeggen: 'Ik heb nu begrepen wat uw klachten zijn en hoe ze verlopen, ik wil nu een aantal vragen stellen om meer duidelijkheid over deze klachten te krijgen.'

Het primaire doel van fase III is de klacht van de patiënt in een medisch kader te plaatsen en zo mogelijk tot een waarschijnlijkheidsdiagnose te komen. De arts stelt vragen vanuit het medische referentiekader en zo wordt de overgang van klacht naar probleem gemaakt. In feite is fase II dus een 'patiëntgecentreerde' en fase III een 'artsgecentreerde' fase in het consult. Dat maakt voor de aard van de vragen verschil en daarbij is het onderscheid tussen *open* en *gesloten vragen** in deze fase zeker belangrijk.

Het secundaire doel hiervan is te zorgen dat de patiënt weet dat hij of zij serieus genomen wordt en dat de arts vertrouwen wint. De arts dient zich daarbij te realiseren dat de vragen die hij stelt ook voor de patiënt een informatieve waarde hebben: de patiënt hoort waar de arts naar vraagt en die vragen zetten hem of haar ook aan het denken. Om de patiënt adequaat mee te laten denken, is het van belang tussen de vragen door goed uit te leggen waarom ze gesteld worden. Eventuele angsten kunnen door vragen worden vergroot en de arts moet hier daarom alert op zijn en er eventueel kort op ingaan (zie bijvoorbeeld casus 1.1).

> **Casus 4.1 Een jonge vrouw met hyperthyreoïdie**
>
> Een 38-jarige vrouw wordt naar de cardioloog verwezen vanwege algehele moeheid en een onregelmatige hartslag. Tijdens de anamnese werd duidelijk dat vermoeidheidsklachten haar probleem waren en dat de huisarts vooral haar onregelmatige pols had opgemerkt. Bij navraag bleek ze wel eens hartkloppingen te hebben, maar geen andere begeleidende verschijnselen zoals duizeligheid (in de ruimste zin van

het woord) of wegrakingen. Na volledige exploratie van de hoofdklachten denkt de cardioloog aan de mogelijkheid van boezemfibrilleren. Hij vermoedt dat deze jonge patiënte die tevens vermoeidheidsklachten heeft mogelijk aan hyperthyreoïdie lijdt.

'Nu u uw klachten op deze manier duidelijk hebt gemaakt, vraag ik mij af of er bij u ook sprake zou kunnen zijn van een te snelle werking van de schildklier en daarom wil ik u daarover wat verdere vragen stellen. Heeft u ook vaak last van dunne ontlasting?' De vrouw gaat hier op in en vertelt dat dit inderdaad het geval is. 'Nu u dat zo noemt, bedenk ik me opeens dat mijn zus ook een te snel werkende schildklier heeft gehad. Zij was destijds nogal afgevallen en dat is bij mij de afgelopen tijd ook gebeurd.'

Commentaar
Door hier duidelijk aan te geven waar het bij de volgende medisch-inhoudelijke vragen om gaat, komt de vrouw in een andere setting en wordt ze van passieve patiënte met een voor haar mysterieuze klacht tot een actief meedenkende patiënte die ongevraagd nuttige informatie levert.

Bij het stellen en beantwoorden van vragen kan in de communicatie en het contact veel misgaan. Vragen zijn communicatief zeer complexe berichten omdat ze niet zelden voor meer dan één uitleg vatbaar zijn. Zo kan de patiënt met geheel andere informatie komen dan wat de arts wilde weten.

Op inhoudelijk niveau kan een begrip meerdere betekenissen hebben. Het begrip 'benauwd' kan bijvoorbeeld gebruikt worden voor 'kortademigheid', 'angst' en ook 'een beklemmend gevoel op de borst'. Een begrip als 'kramp' wordt in medische kringen gehanteerd als een plotseling optredende pijnlijke verstijving van een spier gedurende een korte periode. Verschillende mensen gebruiken de term ook voor een continu spierpijngevoel waarvoor een geheel andere therapeutische benadering bestaat. Verder heeft 'buikkramp' of 'kramp in de borst' een geheel andere oorzakelijke betekenis dan 'kramp in een spier'. Ook 'duizeligheid' wordt zeer verschillend gebruikt en het begrip 'moeheid' is voor nog meer verschillende interpretaties vatbaar.

Op betrekkingsniveau kunnen de zaken nog gecompliceerder liggen. Wanneer de longarts aan iemand vraagt: 'Rookt u?', dan is dat zelden of nooit om een sigaar aan te bieden. Bij vragen omtrent seksuele gewoonten kunnen vrij zakelijk bedoelde vragen voor de patiënt een geheel andere emotionele lading krijgen, waardoor het antwoord gekleurd wordt.

Als het gaat om de vraag of ziekten in de familie voorkomen, kan ongerustheid worden gewekt. Het is goed om daarop te letten. Wanneer het gaat om ziekten die slecht aflopen, is de kans op angst en verdringing waarschijnlijk. Het is goed om hiervan bewust te zijn en dat zo nodig kort te benoemen. De arts kan duidelijk maken dat de eventuele angst goed te begrijpen is en dat hij er alles aan zal doen om hier zo snel mogelijk duidelijkheid over te krijgen. Als het er inderdaad op lijkt dat de patiënt klachten heeft die wijzen op eenzelfde diagnose als al eerder in de familie is gesteld, dan is dit ook een moment om als arts enige bezorgdheid te laten blijken.

In 14.4 wordt verder ingegaan op de communicatietheorie, waarbij onderscheid wordt gemaakt tussen een inhouds- en een betrekkingsaspect.

Casus 4.2 Een man met doof gevoel in de voeten

Een 55-jarige man heeft de laatste maanden in toenemende mate last van een doof gevoel in zijn voeten. Hij moet meer steunen om zijn evenwicht te behouden als hij 's nachts in het donker naar het toilet loopt. Zijn voeten zijn wat zweterig geworden en voelen soms branderig aan. De huisarts vermoedt dat er sprake is van een polyneuropathie en gaat door gerichte anamnese op zoek naar risicofactoren. Zo komt de vraag 'Hoeveel alcohol drinkt u per dag?' aan de orde. De patiënt antwoordt hierop met: 'Niet veel.'

Commentaar
De vraag naar alcoholgebruik is hier mogelijk door de patiënt als 'controlerend' opgevat. Dat is bijvoorbeeld het geval wanneer de patiënt bemerkt dat de arts zich naar zijn idee ergens mee bemoeit waar deze volgens hem eigenlijk niets mee te maken heeft. Daardoor kan zijn antwoord gekleurd worden en de kwalitatieve mededeling 'niet veel' opleveren.

Anderzijds kan de vraag als een uitnodiging worden opgevat en opening bieden voor de meegekomen echtgenote om eindelijk eens over het drankgebruik van haar man te praten.

Termen als 'niet veel' en 'wel eens' et cetera moeten hoe dan ook verder uitgevraagd worden. De arts had in dit geval bijvoorbeeld kunnen zeggen: 'Uw klachten doen mij denken aan een vertraagde werking van uw zenuwen. Daarvoor zijn verschillende oorzaken denkbaar en het is belangrijk om daar duidelijkheid over te krijgen. Een van die oorzaken is alcoholgebruik. Kunt u aangeven hoeveel alcohol u per dag gebruikt?' Het antwoord zou dan waarschijnlijk geweest zijn: 'Drie glazen wijn per dag.'

Ook aan het einde van fase III, het slot van de anamnese, geeft de arts normaliter een samenvatting van het gesprek met de vraag of het allemaal een correcte weergave is van de vragen waarvoor de patiënt kwam. De arts kan nog even terugkomen op iets wat eerder aan de orde is geweest en geeft de patiënt ruimte om aan te vullen. Daarbij laat hij de patiënt merken dat er aandacht voor hem is en dat er goed is geluisterd (zie 4.4).

4.2 Medische inhouden in de speciële en algemene anamnese

4.2.1 SPECIËLE ANAMNESE

Wanneer de klacht in fase II is geëxploreerd en afgebakend, heeft de arts (afhankelijk van zijn ervaring) vaak wel een idee in welke orgaansysteem (tractus[4]) het probleem zich afspeelt. Deze gedachte kan zich gevormd hebben op basis van anatomische en fysiologische kennis, maar ook op grond van de epidemiologie van aandoeningen. Met het toenemen van de ervaring zal de 'patroonherkenning' (de 'klinische blik') steeds belangrijker worden.

Daarom zal de arts aansluitend aan fase II – na een verklaring aan de patiënt (zie casus 4.1) – vaak verdergaan met de anamnese behorend bij die specifieke tractus. Dit wordt de 'speciële anamnese'[5] genoemd.

---

4 In de medische terminologie wordt voor een orgaansysteem ook het woord tractus (Latijn: stroming, uitgestrekte ligging, 'iets dat getrokken is'; meervoud: tractus) gebruikt.
5 Andere auteurs hanteren ook de term speciële anamnese voor de vragen die bedoeld zijn om de klacht te exploreren (fase II).

In het kader van die speciële anamnese kan verder gevraagd worden naar klachten die nogal eens met de hoofdklacht samengaan. Wanneer een patiënt bijvoorbeeld last heeft van pijn in de zij bij ademhalen, dan kan gedacht worden aan pleuritis en is het zinvol om verder naar virusgerelateerde klachten als moeheid, hoesten en koorts te vragen.

Voor de beginnende coassistent is dit een van de moeilijkste aspecten van de anamnese. Door de nog beperkte kennis zal deze in het begin vaak alle tractus systematisch moeten uitvragen (complete tractusanamnese, zie 4.3) om geen andere symptomen te missen die mogelijkerwijs met de klacht samenhangen. Ook de internist zal meestal een volledige tractusanamnese afnemen omdat die meer dan andere orgaanspecialisten in staat is de gezondheidstoestand van de mens als geheel te overzien.

Casus 4.3 Een jonge man met heesheid en allergie

Een 30-jarige man heeft in wisselende mate last van heesheid. Als duidelijk spreken nodig is, moet hij zijn keel vaak bij herhaling schrapen. De klacht bestaat nu al enkele jaren en treedt vooral in het najaar op. Hij voelt zich dan verder niet ziek. Wanneer deze klacht goed omschreven is, is de volgende logische stap om de KNO-tractus te exploreren. Hierbij wordt gevraagd naar roken, de wijze waarop de stem gebruikt wordt, recidiverende ontstekingen van de bovenste of onderste luchtwegen, allergieën etc. Het blijkt dat de man vaak last heeft van een voorhoofdsholteontsteking en ook buiten die perioden voelt hij vaak zoetig slijm vanuit de neusholte de keel in 'lekken' ('post-nasal drip'). Hij moet dan vaak hoesten en zijn keel schrapen. Zijn oren zitten vaak dicht en vroeger heeft hij buisjes in zijn trommelvlies gehad. Hij is allergisch voor huisstof en pollen en in het verleden heeft een KNO-arts hem al eens willen opereren vanwege neuspoliepen.

Commentaar
De huisarts weet dat heesheid kan berusten op een onjuiste stemtechniek, ontsteking of maligniteit in de larynxregio, neurologische functiestoornissen, hormonale problemen of psychogene problematiek. Gezien de seizoensafhankelijke fluctuatie denkt hij aan recidiverende ontstekingen en komen andere mogelijke oorzaken op de achtergrond te staan. De KNO-tractus krijgt aandacht in de speciële anamnese en dit levert genoeg op voor een doorverwijzing naar de KNO-arts met de vraag of recidiverende sinusitiden de oorzaak voor de stemfunctiestoornis kunnen zijn. De gemelde allergieklachten en neuspoliepen kunnen een sinusitis in de hand werken.

Na de speciële anamnese is het tijd om de algemene medische situatie van de patiënt in te schatten in een algemene anamnese.

Elementen van de algemene anamnese

- Medische voorgeschiedenis (somatisch en psychisch)
- Medicatie/zelfmedicatie
- Allergieën
- Voeding en dieet
- Intoxicaties
- Biografische gegevens
- Familieanamnese
- Gezondheidszorgsysteem
- Algemene tractusanamnese (compleet)
- Actuele context

4.2.2 ALGEMENE ANAMNESE

In de algemene anamnese wordt uitgebreider kennisgemaakt met de patiënt. Hoe staat hij of zij in het leven, wat is daarin allemaal voorgevallen? Zijn er factoren waarmee bij de interpretatie van het probleem of bij het opstellen van een beleidsplan rekening moet worden gehouden? Spelen er ook andere (medische) factoren of andere zaken die de persoon in kwestie in deze levensfase extra kwetsbaar maken?

4.2.2.1 Medische voorgeschiedenis

Het is meestal niet mogelijk om een klacht van een patiënt goed op waarde te schatten wanneer de voorgeschiedenis niet bekend is. Door voorgaande ziekten kan een symptoom ineens een geheel andere betekenis krijgen.

> Wanneer bijvoorbeeld een patiënt in het verleden een vorm van kanker heeft gehad, kan een doorgaans onschuldig symptoom een eerste uiting zijn van terugkeer van de tumor op de oorspronkelijke plaats of in de vorm van een uitzaaiing. Voorbeelden zijn hoofdpijn of rugpijn bij een patiënte die in het verleden een borstamputatie heeft ondergaan vanwege een mammacarcinoom. Van belang is dan te weten of er ook positieve okselklieren waren en of er aanvullende radio- en chemotherapie is gegeven om in te schatten hoe groot de kans op een recidief is. Ook is van belang om te weten hoe de nacontroles uitvielen. Bijna altijd zal bij personen met een oncologische voorgeschiedenis beeldvormend onderzoek worden verricht, terwijl bij klachten als rugpijn en hoofdpijn bij een voorheen gezonde persoon meestal een afwachtend beleid al dan niet met pijnstillers of fysiotherapie wordt gevoerd.

Ook is het van belang om te weten of de patiënt in kwestie bekend is met een chronische aandoening die nog steeds aan de orde is.

> Indien een patiënt met sarcoïdose (de ziekte van Besnier-Boeck) wazig gaat zien, dan moet direct gedacht worden aan de mogelijkheid van een ontsteking van de iris (regenboogvlies) in het oog en moet therapie met corticosteroïden overwogen worden. Hetzelfde geldt voor behandelingen die op het moment van de klacht worden gegeven. De patiënt die vanwege een auto-immuunaandoening chronisch met prednison wordt behandeld, zal bij koorts of bij buikklachten meer aandacht moeten krijgen dan een tevoren gezonde persoon.

Ook klachten die in het verleden hebben gespeeld en onvoldoende verklaard zijn, moeten aan de orde komen. Sommige chronische systeemziekten kunnen jarenlang sluimeren en voorbijgaande symptomen hebben veroorzaakt zonder dat op basis daarvan destijds een diagnose gesteld kon worden.

> Een voorbeeld is het syndroom van Sjögren (sicca-syndroom), waarbij een patiënt gewrichtsklachten presenteert terwijl zij al jaren kampt met klachten van droge ogen en een droge mond en er in het verleden voorbijgaande klachten van hersenzenuwuitval (dubbelzien, aangezichtsverlamming) zijn geweest.

Ten slotte is het nuttig om te weten of de persoon in kwestie in de tropen is geweest omdat daarvandaan ook chronische ziekten kunnen zijn meegenomen.

Het is natuurlijk van belang om serieuze zaken te scheiden van minder belangrijke feiten.

Het is bijvoorbeeld niet relevant dat een 81-jarige dame, die zich meldt omdat ze steeds weer valt, op haar 18de een appendixoperatie onderging, maar wel dat zij chronisch hartfalen heeft, diabetes mellitus type 2 en seniele maculadegeneratie, waardoor zij nu slecht ziet. Valaanvallen kunnen immers berusten op hypotensie, verminderd gevoel of slecht zien.

Het is voor de patiënt in de spreekkamersituatie vaak moeilijk om onmiddellijk alle aspecten van de voorgeschiedenis in de herinnering te halen. De arts kan met vragen als: 'Bent u wel eens geopereerd?' en: 'Heeft u langdurig bepaalde medicijnen gebruikt?' vaak nog extra dingen aan de weet komen die niet spontaan zijn gemeld.

De psychische voorgeschiedenis is niet minder belangrijk. Vaak is de patiënt daarover wat minder openhartig, uit angst dat de huidige klachten dan direct op de psychische problemen in het verleden zullen worden geschoven.

Ook met de psychische voorgeschiedenis wordt de kwetsbaarheid in beeld gebracht. Zijn er aanwijzingen voor een sterk of zwak psychisch aanpassingsvermogen ('coping': hoe heeft iemand gereageerd op stressvolle gebeurtenissen in zijn verleden?)?

'Wat voor persoon bent u? Bent u snel gespannen, neigt u tot depressie of bent u juist heel optimistisch van aard en laat u zich niet snel uit het veld slaan?' Was er in het verleden een episode met verminderd psychisch functioneren, zoals een depressie, een psychotische episode of verwardheid? Is er een verslavingsprobleem (geneesmiddelen, drank, drugs) of was dit er in het verleden?

Medische voorgeschiedenis

Somatisch
- doorgemaakte ziekten (ziekenhuisopnamen, operaties, ongevallen en fracturen, door huisarts, specialist, paramedici behandeld)
- chronische ziekten
- huidige ziekten (door huisarts, paramedici of specialist behandeld)
- problemen waarvoor nooit een goede diagnose is gesteld?
- vaccinaties
- werk- of schoolverzuim?

Psychisch
- doorgemaakte ziekten (overspannenheid, depressie, angst, burn-out)
- behandelingen (huisarts, psycholoog, psychiater, psychotherapie, medicamenten, opname)

Vermeld steeds jaar, eventuele therapie en gegevens over controle nadien

Casus 4.4 Een jonge vrouw met onverklaarbare epileptische aanvallen

Een 22-jarige vrouw heeft vanaf haar 11de epileptische aanvallen. Het gaat om verschillende typen aanvallen door elkaar. Soms zijn er grote aanvallen waarbij ze bewusteloos raakt en trekkingen vertoont, soms kleinere aanvallen waarbij ze vreemd reageert, vreemde handelingen verricht en er niets tot haar door lijkt te dringen. Ook zijn er aanvallen die niet zo goed te classificeren zijn. Het EEG toont een beeld dat wijst op een afwijking diep in de rechter hersenhelft en bij beeldvormend onderzoek wordt gevonden dat de rechter hippocampus minder volumineus is dan de linker. Geconcludeerd wordt dat het gaat om lokalisatiegebonden epilepsie met partieel complexe aanvallen die tot secundaire generalisatie kunnen leiden. Medicatie helpt, de grote aanvallen en ook een groot deel van de kleinere aanvallen worden onderdrukt, maar er blijven aanvallen over die slecht te omschrijven zijn en meerdere kenmerken hebben. Omdat deze niet op medicatie reageren en een grote invloed op het dagelijks leven hebben, wordt een operatieve ingreep overwogen. Dit wordt uiteindelijk niet gedaan omdat de patiënte van behandelaar wisselt vanwege een 'incompatibilité des humeurs'. De nieuwe neuroloog neemt de gegevens nog eens met haar door en vraagt haar of ze wel eens vervelende dingen heeft meegemaakt aangezien die ook aanleiding kunnen zijn voor aanvallen. De vrouw vertelt dat ze op 9-jarige leeftijd seksueel misbruikt is door haar vader. Er volgen psychotherapeutische sessies waardoor de aanvallen sterk worden gereduceerd. Ze kan vervolgens goed met haar medicamenteuze therapie door het leven.

Commentaar
Dit is een voorbeeld van hoe een ingrijpende behandeling voorkomen kan worden door het afnemen van een complete anamnese. Pseudo-epileptische aanvallen komen nog al eens voor na ongewilde seksuele ervaringen en hierover dient duidelijkheid te komen bij onbegrepen wegrakingen. De combinatie van epilepsie en niet-organische aanvallen bij één patiënt is niet ongebruikelijk.

4.2.2.2 Medicatie/zelfmedicatie

Elke vorm van therapie heeft meestal bijwerkingen. 'Baat het niet, dan schaadt het niet' is namelijk zelden waar. Het middel kan erger zijn dan de kwaal of men kan door een medicamenteuze behandeling van de wal in de sloot terechtkomen. Het is van belang te weten wanneer het middel gestart is, hoeveel er gebruikt wordt en wanneer er veranderingen in de dosis zijn aangebracht. Sommige middelen leiden snel tot bijwerkingen, andere pas na 1 à 2 weken (zoals allergische reacties in de vorm van exantheem). Soms wordt een medicijn al langer gebruikt en treden nu pas ongewenste gevolgen op.

> *Voorbeelden zijn maagklachten door chronisch gebruik van pijnstillers, polyneuropathie door amiodaron, pyridoxine, allopurinol en andere middelen. Anticholinerge middelen kunnen tot vermeende dementie en zelfs een delier leiden en bloeddrukverlagende middelen tot valaanvallen. Van deze laatste categorie kunnen met name bètablokkers voorts moeheid, impotentie, duizeligheid en koude handen en voeten veroorzaken.*

Verder is het ook nog eens zo dat niet alleen gebruik van medicatie maar ook het staken ervan tot klachten kan leiden.

> Stoppen na langdurig gebruik van benzodiazepinen leidt bijvoorbeeld vaak tot een reboundfenomeen met nervositeit, slapeloosheid en soms zelfs epileptische insulten. Diverse middelen die in de psychiatrie worden gebruikt, moeten langzaam worden afgebouwd om dit soort fenomenen te voorkomen. Plotseling stoppen met corticosteroïdengebruik kan het syndroom van Addison veroorzaken en stoppen met antihypertensiva tot bloeddrukstijging enzovoort.

Artsen maar vooral patiënten zijn soms te snel geneigd om klachten aan gebruik van medicatie toe te schrijven. Het is natuurlijk altijd van belang om na te gaan of de relatie wel een logische is, gezien het verloop in de tijd en wat er werkelijk als bijwerking geregistreerd is.

Bij de vraag of medicijnen worden gebruikt, zal de patiënt in kwestie vaak alleen de medicatie op voorschrift van de arts noemen. Het is echter van belang om een compleet overzicht te krijgen, omdat nogal wat medicamenten op eigen initiatief bij de drogist of apotheek worden gehaald en omdat het ook voorkomt dat het arsenaal van de partner wordt aangesproken (met name bij slaapmedicatie). Ook medicatie uit de alternatieve geneeskunde is in dit verband van belang: Chinese kruiden kunnen nierinsufficiëntie tot gevolg hebben en sint-janskruid kan aanleiding geven tot bloedingen en stemmingsstoornissen.

Niet alleen bijwerkingen zijn van belang, ook de kans op interacties met een voorgenomen nieuwe therapie moet uiteraard goed ingeschat worden.

> Beruchte voorbeelden zijn: sommige anti-epileptica kunnen orale anticonceptie onveilig maken; de combinatie bètablokkers en calciumantagonisten kan ernstige bradycardie veroorzaken; antibiotica kunnen de antistollende werking van coumarinederivaten versterken of verminderen en verschillende invasieve onderzoeksmethoden kunnen geen doorgang vinden zolang de patiënt anticoagulantia gebruikt. Vele therapieën en onderzoeksprocedures zijn gecontra-indiceerd tijdens zwangerschap.

Medicatiegebruik

- op voorschrift van arts
- zelfmedicatie van apotheek of drogist
- gebruik van alternatieve geneeswijzen en -middelen
- anticonceptiepil
- trombosedienst

4.2.2.3 Allergieën

Het is van belang te weten of iemand in het verleden allergisch was voor een bepaald middel. Wanneer dat middel opnieuw gebruikt gaat worden, zijn dezelfde problemen te verwachten, soms zelfs in een ergere vorm (anafylactische reacties). Een ongeluk komt zelden alleen; kruisallergieën zijn niet zeldzaam en een gewaarschuwde dokter telt voor twee zodat hij niet wordt verrast door een allergische reactie op een ander middel dan voorheen voorgeschreven.

De arts dient te vragen naar allergieën voor medicijnen, jodium, antibiotica, etc. Ook moet bekend zijn waaruit die allergische reacties bestaan. Traden huidafwijkingen vrij kort na het starten van de medicatie (urticaria) op of juist na een tot twee weken?

Verder is belangrijk te weten dat wat de patiënt als allergie benoemt, lang niet altijd een allergie in medische zin is. Vaak interpreteert de patiënt een bijwerking als allergie; dit moet dus goed worden uitgevraagd.

Voorts is het goed te weten of er een allergie voor pleisters bestaat, omdat een dergelijke contactallergie bij nieuwe expositie opnieuw zal optreden. Bij patiënten met astmatische klachten is het van belang te weten of zij een allergie voor huisdieren, stof of pollen hebben. Verder kan voedselintolerantie de oorzaak zijn van diarree.

Ten slotte is het nuttig om te vragen of de patiënt wel eens een bloedtransfusie heeft gehad, en zo ja, of dat goed verlopen is.

4.2.2.4 Voeding en dieet

Sommige diëten kunnen leiden tot voedingsdeficiënties en daardoor tot ziekten. In Nederland is dat zelden het geval bij overigens gezonde personen; bij ouderen of bij patiënten met problemen met de voedselopname echter wel.

Door bepaalde voedingsgewoonten kan het gebeuren dat er secundair een tekort aan voedingsstoffen optreedt. Een bekend voorbeeld is een tekort aan thiamine (vitamine B1) bij alcoholici, waarbij sprake is van onvoldoende opname, maar ook van een gestoord thiaminemetabolisme door de alcohol zelf. Vitamine B12-tekorten kunnen optreden bij gebruik van een vegetarisch dieet en in verpleegtehuizen komt veelvuldig een tekort aan vitamine D voor.

Het is daarom van belang te vragen in hoeverre diëten worden nageleefd met het oog op cholesterolbeperking, zoutbeperking, vegetarische diëten of het gebruik van bepaalde margarines. De arts moet vragen of het menu gevarieerd is, of er regelmatig maaltijden worden gebruikt, of er dieetvoorschriften worden nageleefd en of er mogelijk niet-reguliere diëten in acht worden genomen. Daar staat tegenover dat overmatig gebruik van sommige voedingsproducten, zoals drop, verzadigde vetzuren et cetera, eveneens tot problemen kan leiden. Ook kan gebruik van middelen waarvan patiënten denken dat ze gezond zijn aanleiding geven tot klachten, zoals te veel vitamine A (verhoogde hersendruk) of vitamine B6 (polyneuropathie).

4.2.2.5 Intoxicaties

Vragen naar intoxicaties kan in het gesprek gecompliceerd zijn en dat hangt samen met het betrekkingsniveau in de communicatie (zie 14.4). Veel patiënten zijn geneigd enige nuance in hun gewoonten aan te brengen, waardoor de dingen niet zo erg lijken als ze op het eerste gezicht opgevat zouden kunnen worden. Het is bij alcoholgebruik nuttig om te vragen naar de spreiding (hoeveel dagen in de week wordt er niet gebruikt en hoeveel wordt gebruikt wanneer er eens goed gefeest wordt?) en naar het gemiddelde (hoeveel eenheden per dag, vóór het avondeten, bij de lunch of bij het avondeten?).

Het actuele rookgedrag wordt vaak uitgedrukt in sigaretten per dag of pakjes per week, de totale belasting in pakjaren.

De vraag 'Rookt u?' kan een misleidend antwoord opleveren wanneer de patiënt dit interpreteert als 'Rookt u tegenwoordig?' of 'Rookt u sigaretten?' Diverse mensen zullen de vraag eerlijk met "ja" beantwoorden wanneer ze net drie maanden gestopt zijn na een carrière van dertig jaar sigaretten roken en soms wordt per abuis ontkend wanneer er wel sigaren maar geen sigaretten gebruikt worden (dat lijkt immers minder ongezond te zijn).

Evenals bij medicatie is het niet alleen van belang te vragen naar het gebruik van genotmiddelen maar ook naar het staken hiervan omdat onthoudingsverschijnselen ook een rol kunnen spelen.

Een bekend voorbeeld is de zaterdagochtendhoofdpijn wanneer men later dan normaal een dosis cafeïne tot zich neemt.

De arts moet expliciet vragen naar gebruik van tabak, alcohol, drugs, maar als het relevant is ook naar consumptie van koffie, thee, drop, pruimtabak of salmiak. Tevens is een indruk over duur en hoeveelheid van belang.

4.2.2.6 Biografische gegevens

De manier waarop iemand in het leven staat, wordt sterk bepaald door hoe de omgeving op hem reageert. Wordt er voldoende waardering gegeven? Zijn idealen voldoende uit de verf gekomen? Is dat via een moeizame weg of van een leien dakje gegaan? Hoe is de basis van zijn leven geweest, uit wat voor gezin komt hij? Heeft hij een levensinstelling of godsdienstige gezindheid waardoor bepaalde dingen moeten of juist niet kunnen? Een deel van deze dingen is mogelijk ook al bij de psychische voorgeschiedenis aan de orde gekomen (zie ook casus 4.4).

> **Biografische anamnese**
>
> - opleiding en werk
> - gezinssituatie en relaties (partner, familie, vrienden)
> - vrijetijdsbesteding
> - socioculturele situatie
> - economische situatie
> - ouderlijk gezin
> - levensgebeurtenissen
> - godsdienst
> - nationaliteit

Belangrijk in dit domein zijn ook de familierelaties. Is de patiënt in staat om goede contacten met zijn of haar familie te onderhouden? Zijn er beëindigde (verbroken) relaties door overlijden, ruzie of geografische omstandigheden? Verder is het belangrijk om te kijken naar het bestaan van een sociaal netwerk met vrienden, collega's en bekenden; hoewel de relevantie daarvan per klachtenpatroon sterk kan verschillen.

4.2.2.7 Familieanamnese

In het algemeen is het nuttig om te weten of de ouders van een patiënt nog leven, en zo niet, waaraan ze overleden zijn. Ook is het goed te informeren naar de gezondheid van broers en zussen en van eventuele kinderen.

Bij het vermoeden op erfelijke aandoeningen is het natuurlijk van belang om te vragen naar het voorkomen van aandoeningen in de familie.

Veel aandoeningen (bijvoorbeeld neuromusculaire ziekten) vertonen een Mendeliaans overervingspatroon. Bij autosomaal dominante ziekten waarbij één ouder is aangedaan, is het statistisch waarschijnlijk dat de helft van de kinderen de aandoening ook krijgt. Bij autosomaal recessieve aandoeningen brengen beide ouders één afwijkend gen bij elkaar bij 25% van de kinderen (die vervolgens ook aangedaan zijn) 50% van de kinderen is waarschijnlijk asymptomatische drager en bij 25% wordt het afwijkende gen niet teruggevonden. Bij een recessieve aandoening die gekoppeld is aan het X-chromosoom zijn de vrouwen alleen maar drager (soms met lichte symptomen), maar hun mannelijke kinderen hebben 50% kans op de ziekte. Wanneer een ziekte wordt overgedragen via het mitochondriële DNA vindt alleen overerving via de vrouwelijke lijn plaats. Bij sommige ziekten is het ook goed om te vragen naar doodgeboren kinderen of miskramen in de familie.

Bij multifactoriële erfelijkheid is er een verhoogd voorkomen in de familie, maar de overerving is minder duidelijk dan bij Mendeliaanse overerving.

Het is daarom steeds nuttig om na te vragen of bepaalde klachten in de familie voorkomen en, zo ja, bij welke familieleden. Nemen de klachten van generatie op generatie toe (anticipatie)? Op welke leeftijd ontstonden de eerste klachten en hoe (snel) ontwikkelden ze zich?

Op het somatische vlak is het goed om routinematig te vragen naar hart- en vaatziekten (myocardinfarct, CVA, perifeer vaatlijden), hypertensie, astma/COPD, diabetes mellitus, maligniteiten, dementie, stemmingsstoornissen en ziekten met klachten die overeenkomen met het hoofdprobleem. Op indicatie kan bijvoorbeeld gevraagd worden naar reumatische ziekten, vetstofwisselingsstoornissen, erfelijke stofwisselingsziekten, stollingsziekten, nierstenen, migraine, epilepsie, multiple sclerose, dementie en psychose.

Op dit punt van de anamnese is het van belang om ook het betrekkingsniveau (zie het begin van dit hoofdstuk) in het oog te houden omdat het benoemen van ernstige familiaire aandoeningen bedreigend kan zijn.

4.2.2.8 Gezondheidszorgsysteem; algemene medische situatie

Reeds bij de voorgeschiedenis is al aan de orde gekomen in hoeverre de patiënt eerder medische contacten heeft gehad, maar daarbij ging het vooral om aandoeningen of gebeurtenissen die een naam (diagnose) hebben gekregen. Daarenboven kunnen er ook consulten zijn geweest die uiteindelijk geen concrete afloop hebben gekregen. Ook is het mogelijk dat voor een bepaald probleem een diagnose pas gesteld is nadat verschillende (soorten) hulpverleners zijn ingeschakeld. Deze gegevens zijn van belang om het actuele probleem in een juist kader te plaatsen. Sommige problemen hebben hun wortels in het verleden liggen en zijn een uiting van iets dat al lang bekend was. Het kan ook zijn dat het actuele probleem als ongewenst effect voortvloeit uit een voorgaand contact met een hulpverlener; bijvoorbeeld wanneer een prognose is gesteld die niet reëel was, maar die wel veel angst teweeg heeft gebracht. Ten slotte is het mogelijk dat het huidige probleem gekleurd wordt door ervaringen met het gezondheidszorgsysteem in het verleden. Dit kan bijvoorbeeld veroorzaakt zijn door een gebeurtenis waardoor het vertrouwen in de medische stand is geschaad.

> **Gezondheidszorgsysteem**
>
> - contact huisarts
> - contacten medisch specialisten
> - contacten paramedici
> - contacten alternatieve zorgverleners
> - professionele hulp, mantelzorg
> - conflicten met hulpverleners?
> - therapietrouw?

Het moet dus duidelijk worden of er eerder een medische behandeling nodig was. En zo ja, hoe intensief was die? Waren er contacten met huisarts, specialisten of andere hulpverleners? Ook doet de arts er goed aan om expliciet te vragen naar contacten met *alternatieve* zorgverleners en naar *conflicten* met hulpverleners. Zijn er ziekenhuisopnames geweest? Was de patiënt tevreden over de medische hulp? Was er hulp nodig in verband met beperkingen of handicaps? Hoe intensief was deze hulp? Ook kunnen ervaringen van andere mensen uit de omgeving een rol spelen bij de beleving van het actuele consult. Dit laatste kan ook bij de exploratie van de hoofdklacht (fase II) aan de orde zijn gekomen.

> **Casus 4.5 Pijn op de borst maar niet uit het hart**
>
> Een 55-jarige man komt bij de huisarts vanwege pijn op de borst. Hij wil doorverwezen worden naar de cardioloog. Het probleem komt in aanvallen opzetten en deze staan steeds in verband met (haastig) eten en het gebruik van koude dranken. De klachten bestaan nu ongeveer een half jaar maar ze bedrukken hem hoe langer hoe meer. Inspanning is niet uitlokkend en de anamnese gericht op het cardiovasculaire systeem levert niets op. Ook zijn er geen risicofactoren. Het slikken gaat soms moeilijk, maar er komt nooit voedsel terug en evenmin is er sprake van zuurbranden. De man is verder goed gezond maar kampt al wel twintig jaar met lagerugklachten die tot arbeidsongeschiktheid hebben geleid.
>
> Op grond van de naar voren gebrachte gegevens is de huisarts van mening dat het hier gaat om onschuldige slokdarmspasmen. Wanneer hij aangeeft dat doorverwijzing naar een cardioloog niet zinvol is, wordt de man erg ontevreden en eist hij min of meer verwijzing.
>
> **Commentaar**
> *Het is zeer waarschijnlijk dat de huisarts het hier bij het rechte eind heeft en dat de man zich 'gelukkig' geen zorgen hoeft te maken. Toch verloopt het consult niet naar tevredenheid van de patiënt. Het is nu van belang na te gaan waarom de man niet gerustgesteld wil worden door de huisarts. Wanneer nog eens in het dossier wordt gekeken, blijkt dat de man vroeger meerdere keren bij de vorige huisarts is geweest vanwege de rugklachten. Er bleek sprake te zijn van een anterolisthesis L4-L5 waardoor hij uiteindelijk naar een orthopedisch chirurg werd doorverwezen. Deze zou – zoals de patiënt onthouden heeft – gesteld hebben dat hij te laat doorverwezen was en dat er nu geen interventie meer mogelijk was omdat hij in deze situatie door een ingreep wel eens in een rolstoel zou kunnen belanden. Of dit wel of niet de waarheid weerspiegelt, is nu niet meer belangrijk, maar de toon is wel gezet. Daar komt nog bij dat een goede vriend van de man verleden week plotseling door onbekende oorzaak is overleden. Hij was de laatste tijd al niet lekker en had vaak pijn in de linkerarm. Een injectie om een vermeende bursitis te bestrijden, heeft niet geholpen. Voor de patiënt is nu de maat vol. Er moet wat gebeuren.*

Wanneer tijdens de anamnese systematisch aandacht was besteed aan de gegevens uit de voorgeschiedenis, de ongelukkige gebeurtenis die zijn vriend is overkomen en de eigen beleving van de klachten, dan was de situatie mogelijk niet zo uit de hand gelopen.

4.2.2.9 Uitvragen tractusanamnese compleet

In de speciële anamnese is doorgaans al begonnen met de tractus die qua klachten het meest voor de hand ligt; mogelijk ging het om meer dan één tractus.

De overige tractus worden nu uitgevraagd als een vangnet voor het klinisch redeneren, om niets over het hoofd te zien. In tabel 4.1 staat een overzicht van vragen die – indien men besluit tot het afnemen van een complete tractusanamnese – altijd gevraagd moeten worden en vragen die meer optioneel zijn. De onderverdeling 'altijd vragen' en het optionele 'op indicatie vragen' is uiteraard onderhevig aan een zekere willekeur, maar zou op grond van klinisch redeneren een duidelijke moeten zijn. Bij iedere tractus kan men verder besluiten nog eens uitdrukkelijk naar de voorgeschiedenis met betrekking tot het betreffende orgaansysteem te informeren.

Tabel 4.1 Overzicht van te stellen vragen in de tractusanamnese.

Altijd vragen	Op indicatie vragen
1. Algemeen • algemeen welbevinden • moeheid • gewicht(sverandering) (hoeveel in hoeveel tijd?) • eetlust • koorts, nachtzweten, koude rillingen • jeuk • lichaamsbeweging • inspanningstolerantie	• verlies van kracht of uithoudingsvermogen • invloed op activiteiten van het dagelijks leven
2. Tractus circulatorius • hartkloppingen (overslaan, hartbonzen, hartjagen) • pijn/beklemming op de borst met uitstraling (uitlokkende factoren, bij inspanning of in rust) • kortademigheid bij rust en inspanning, orthopneu (kortademig bij platliggen) • nycturie (frequentie, verandering) • enkeloedeem, claudicatio (pijn in de benen/bil bij lopen), koude extremiteiten • fenomeen van Raynaud • duizeligheid, wegrakingen	• myocardinfarct gehad • hart-/klepafwijkingen (acuut reuma) • trombosebeen, spataderen, open been • winterhanden, -voeten
3. Tractus respiratorius • hoesten • opgeven sputum (hoeveelheid, consistentie, reuk, kleur bloed) • kortademigheid • hoorbare ademhaling (piepen, brommen) • pijn bij ademhaling (plaats van de pijn, hoe ontstaan?)	• recidiverende sinusitiden, post-nasal drip • heesheid • blootstelling aan asbest, oplosmiddelen • vogels, huisdieren • relatie werk • bekend met atopie • contact met tbc gehad

Altijd vragen	Op indicatie vragen
4. Tractus digestivus • slikklachten • passageklachten • regurgitatie • zuurbranden (+ relatie met lichaamshouding) • misselijkheid, braken (relatie met maaltijd of tijd van de dag) • buikpijn • ontlasting: frequentie, consistentie, kleur (ontkleurd, zwart), bloed, slijm, wormen • geelzucht (ontkleurde ontlasting, donkere urine)	• mondproblemen (gebit, slijmvlies, tandvlees, tong) • aften, stinkende adem • verslikken • relatie met de maaltijd, houding, aspect • plotselinge speekselvloed • vol gevoel, voedselintolerantie, verandering in buikomvang, rommelingen, flatulentie, opboeren, krampen, bewegingsdrang • perioden van diarree, perioden van obstipatie, incontinentie, loze aandrang, pijn voor of bij ontlasting, aambeien • jeuk, tropenbezoek, drugs en medicatiegebruik, bloedtransfusies
5. Tractus urinarius • mictie: pollakisurie (frequentie), dysurie (pijn), strangurie (moeite) • nadruppelen • kleur van de urine: hematurie, colakleuring • schuimende urine • urine-incontinentie • koliekpijnen, nierstenen • urineweginfecties	• 'prostatisme': straal (sterkte, 'sproeien'), op gang komen, nadruppelen, volledig uitplassen ('pis a deux'?), loze aandrang • koorts • oedeem (benen, armen, gelaat) • imperatieve mictiedrang, urge-incontinentie • stressincontinentie
6. Tractus genitalis/sexualis vrouw • laatste menstruatie • afwijkend menstruatiepatroon • fluor • libido • anticonceptie, sterilisatie • zwangerschappen, verloop • menopauze • postmenopauzaal bloedverlies	• menarche • menstruatiepatroon (duur, verloop, hoeveelheid, aspect, pijn, paracyclische verschijnselen, tussentijds bloedverlies, premenstrueel syndroom) • fluor (kleur, geur, hoeveelheid, aspect, jeuk, relatie met cyclus) • seksueel gedragspatroon: libido, orgasme, dyspareunie (pijn bij het vrijen), contactbloedingen • geslachtsziekten • mammae: zwellingen, intrekkingen, tepeluitvloed, wondjes, eczeem tepel • deelname bevolkingsonderzoeken • fertiliteitsproblemen
7. Tractus genitalis/sexualis man • (etterige) afscheiding • afwijkingen penis • potentie • libido • afwijkingen aan de teelballen	• indaling zaadballen, zwellingen in scrotum en liezen • ulcus aan de penis, abnormale kromming • huid- of slijmvliesafwijking aan de penis • seksueel gedragspatroon (erectie, impotentie, libido, orgasme, ejaculatie, aspect semen) • anticonceptie, sterilisatie • fertiliteitsproblemen • geslachtsziekten

Altijd vragen	Op indicatie vragen
8. Tractus locomotorius • gewrichtsklachten: ochtendstijfheid, startstijfheid, artritis, bewegingsbeperking, pijn • spierklachten: pijn, krachtsverlies, kramp, volumeafname, onwillekeurige bewegingen • zenuwproblemen: doof gevoel, branderige pijn, tintelingen • rusteloze benen	• loopstoornissen, klachten toenemend bij lopen, afnemend bij zitten (neurogene claudicatio) • bij voorkomen van spierzwakte: vragen naar verdeling van de zwakte: proximaal, distaal, aan één kant? • uitstralende pijn vanuit de rug naar het been, nu of in het verleden?
9. Centraal zenuwstelsel en zintuigen • geheugen, concentratie • verminderd zien, bril nodig • dubbelzien • defecten in gezichtsveld • gehoor (doofheid, oorsuizen) • krachtsverlies, onhandigheid • duizeligheid, evenwicht • dove gevoelens • hoofdpijn, migraine • aanvallen van bewustzijnsverlies	• slaapstoornissen • verwardheid • onwillekeurige bewegingen • karakterveranderingen • problemen met smaak of reuk • passagère spraakstoornissen, passagère scheefstand gelaat, passagère blindheid
10. Endocriene organen • veel drinken, dorst • veel plassen • koude- of warmte-intolerantie • gejaagdheid, transpiratie, tremors, diarree • traagheid, obstipatie	• veel eten • stemverandering • beharing (uitval, toename, patroon) • verandering schoenmaat • zwellingen in hals en aangezicht • spierkrampen • pigmentatie • zouthonger
11. Huid/slijmvliezen • huiduitslag • veranderingen huidskleur (pigmentatie, bleekheid, geelzucht, blauw, rood of zwart zien) • afwijkingen aan nagels en vingers	• jeuk, schilfering • blaasjes, galbulten • transpiratie • verandering van haar(structuur), haaruitval • contact met chemische stoffen • afwijkingen aan nagels
12. Hematologisch • bloedingsneiging • klierzwelling • verhoogde infectieneiging	• spontane bloedingen (neus, tandvlees), snel blauwe plekken, nabloeden na operaties of tandextracties, verheviging menstruatie • klierzwellingen, nachtzweten • antibioticagebruik nu en in het verleden • frequentie eventuele koortsepisoden • lokalisatie eventuele infecties

4.2.2.10 Actuele context

In wat voor situatie is het probleem opgetreden? Gaat het hier in feite om een constellatie van problemen, waarbij dit de druppel is die de emmer deed overlopen? Wat is de betekenis van het ziek worden op dit moment in het leven van de patiënt? Komen belangrijke gebeurtenissen in gevaar (bijvoorbeeld de op handen zijnde bevalling van de echtgenote, een evenement op het werk, een examen)? Of is het een geluk bij een ongeluk dat de patiënt nu noodgedwongen bepaalde dingen niet meer kan doen of bepaalde dingen kan vermijden (bijvoorbeeld een dreigend ontslag, confrontatie met een bedreigende hoger geplaatste op het werk)? Hebben de omstandigheden mogelijk een negatieve invloed op het probleem gehad (bijvoorbeeld recent overlijden van partner, vertrek van de kinderen uit huis)?

Wat moet er nu veranderen in het leven van de patiënt. Kan de omgeving voldoende hulp bieden? Moet de woonsituatie door een opgetreden handicap (tijdelijk) worden aangepast?

Actuele context

Somatisch
- Ernst van het somatische aspect
- In welke mate zijn er functionele beperkingen

Psychisch
- Is er sprake van angst, spanning, depressie, denk- en waarnemingsstoornissen
- Zijn er cognitieve stoornissen?
- Is er sprake van verslaving?
- Levensfaseaspecten (ambities, teleurstellingen, verwerking)?
- Bestaat er weerstand tegen behandeling en/of onderzoek?

Sociaal
- Hoe is de situatie ten aanzien van woonvorm en netwerk (heeft de patiënt iemand om op terug te vallen)?
- Is de patiënt getrouwd of heeft hij/zij een (vaste) relatie?
- Is er in het verleden sprake geweest van verbroken relaties (partner, familie)?
- Zijn er overlijdensgevallen in de nabije familie of omgeving geweest (partner, gezinslid)?
- Zijn er levensfaseaspecten van belang (werk- of gezinsveranderingen, 'lege nest'-thematiek)?

Zorg
- Moeten er maatregelen op het gebied van zorg genomen worden?
- Hoe is de situatie met betrekking tot algemene dagelijkse levensverrichtingen (ADL)?

4.3 Afsluiting fase III

Het is nu tijd om na te denken over de volledigheid en consistentie van de verkregen informatie: kloppen de verhalen en de bevindingen? Is het mogelijk om bij eventuele discrepanties nog verder door te vragen? Is het invoelbaar dat de patiënt bijvoorbeeld minder angstig lijkt dan hij zou moeten zijn? Of juist andersom? Het gaat niet alleen om een opsomming van gegevens, maar om een 'klinisch beeld'.

....

Denkpauze 2 op het medisch-inhoudelijke spoor
Probleemlijst en differentiële diagnose checken en zonodig aanvullen.
In de modelstatus: samenvatten van relevante context (somatisch, psychisch, sociaal, zorgsysteem).

....

Nu kan de arts proberen om een differentiële diagnose op te stellen en zo mogelijk een werkdiagnose te kiezen.

Na dit gedaan te hebben, kan gekozen worden voor ofwel een beperkt en gericht ofwel voor een uitgebreid lichamelijk onderzoek. Dat is afhankelijk van de differentiële diagnose of de zekerheid omtrent een werkdiagnose. Dat is allemaal onderdeel van het klinisch-diagnostisch redeneren van de arts (zie hoofdstuk 13).

Fase IV
Lichamelijk onderzoek

5.1 Communicatie en interactie bij lichamelijk onderzoek

De anamnese is afgesloten, nu volgt het lichamelijk onderzoek. Dit is de tweede grote overgang in het consult en ook dit is een kwetsbaar moment in het contact.

Lichamelijk onderzoek is hoe dan ook intiem en kan een extra lading hebben wanneer er sprake is van verschillen in sekse, leeftijd of cultuur tussen onderzoeker en patiënt. Een witte jas kan dit soort ongewenste effecten voorkomen en de nodige afstand scheppen, maar lang niet iedere arts gebruikt die. Sommige patiënten stellen het niet op prijs wanneer een familielid bij het lichamelijk onderzoek aanwezig is, anderen juist wel; dat moet voor het begin van het onderzoek duidelijk zijn.

Alvorens te beginnen met lichamelijk onderzoek moeten de condities waaronder dat plaatsvindt in orde zijn. De privacy van de patiënt dient gewaarborgd te zijn en het is niet gewenst dat anderen mee kunnen kijken in de ruimte waar het onderzoek zich afspeelt. Dat houdt in dat op een meerpersoonskamer een gordijn rondom het bed wordt getrokken of dat in een onderzoekskamer geen blikken van buiten naar binnen kunnen worden geworpen. Ook wordt de toegang van buitenaf ontmoedigd door een rode lamp of ander waarschuwingssignaal. De temperatuur in de ruimte moet voldoende aangenaam zijn. De onderzoeker zelf dient goed verzorgd van uiterlijk te zijn en zijn handen gewassen te hebben. De handen mogen niet koud aanvoelen en dat geldt ook voor eventuele instrumenten als een stethoscoop. De patiënt moet – zover het onderzoek dat toelaat – een houding kunnen aannemen die zo prettig mogelijk voor hem is, zodat hij zo min mogelijk pijn ervaart.

De arts moet op heldere wijze duidelijk maken welke kleding de patiënt uit moet trekken. Hij kan ervoor kiezen het onderzoek in fasen te verrichten, waarbij de patiënt dan steeds een deel van zijn kleding mag aanhouden. Het is in ieder geval ongewenst een patiënt meer en langer dan nodig bloot te laten liggen. De arts moet goed opletten of de patiënt zich mogelijk onaangenaam voelt en zo mogelijk maatregelen nemen.

De arts legt aan het begin van het lichamelijk onderzoek uit *wat* hij gaat doen en bij voorkeur ook *waarom* hij bepaalde vormen van lichamelijk onderzoek wil doen.

Lichamelijk onderzoek is ook een manier van communiceren. De arts moet zorgen dat hij tijdens het onderzoek contact met de patiënt houdt, eventueel door tijdens het onderzoek vragen te stellen of uitleg te geven. Hij moet tijdens het lichamelijk onderzoek op reacties van de patiënt letten en vragen naar de betekenis daarvan ('deed ik u pijn?'), dan wel duidelijk maken dat hij een reactie begrijpt ('dit is inderdaad even vervelend'). Ook is het goed om zo mogelijk tijdens het onderzoek aan te geven wat normaal bevonden wordt en wat niet in de haak is.

5.2 Medisch-inhoudelijk: het lichamelijk onderzoek als diagnosticum

Het lichamelijk onderzoek is na de anamnese het tweede 'diagnosticum' dat bijdraagt tot de differentiële diagnose. Met de toename van technisch-diagnostische mogelijkheden lijkt het erop dat lichamelijk onderzoek in de spreekkamer of aan het bed van de patiënt veel minder belangrijk is geworden. Functiemetingen en beeldvorming hebben zeker een belangrijke verbetering in de diagnostiek gebracht, maar de arts mag niet vergeten dat de waarde van deze technische onderzoeken sterk afhangt van wat er aan de aanvraag vooraf is gegaan. Zowel anamnese als lichamelijk onderzoek heeft in belangrijke mate de richting bepaald van de aanvullende diagnostiek waarvoor wordt gekozen.

Er wordt onderscheid gemaakt tussen algemeen en specieel lichamelijk onderzoek. Specieel onderzoek is direct gericht op de klacht van de patiënt waarbij de arts kiest voor onderzoekstechnieken die de hypothese omtrent de oorzaak kunnen versterken. Bij algemeen lichamelijk onderzoek probeert de arts een indruk te krijgen over de algehele toestand van de patiënt hetgeen van belang is om de betekenis van de klacht op de rest van het functioneren te begrijpen en ook om een gepast beleidsvoorstel te doen.

Het algemeen lichamelijk onderzoek begint in feite op het moment dat de patiënt uit de wachtkamer wordt geroepen. Dan al is te zien hoe hij erbij zit en uit de stoel opstaat. Bij de begroeting kunnen oogcontact en de handdruk opvallen. Daarna volgt de loop naar de spreekkamer waarbij eventuele afwijkingen al aan het licht kunnen komen. Tijdens de anamnese ontstaat een indruk over spreken en taalgebruik. Een abnormale functie van de aangezichtsspieren en eventuele oog(stand)afwijkingen vallen tijdens de eerste fasen van het consult al op. Ook wordt duidelijk of de patiënt zich al dan niet op zijn gemak voelt.

Hoe uitgebreid en op welke manier het lichamelijk onderzoek wordt verricht, hangt af van de discipline waarin de arts werkt, zijn ervaring en het soort probleem dat de patiënt heeft.

Zoals het veiliger is voor een arts die nog niet veel ervaring heeft om een uitgebreide anamnese af te nemen om maar niets te missen, zo kan hij ook maar beter uitgebreid te werk gaan bij lichamelijk onderzoek. Daar staat tegenover dat het erg veel tijd kan kosten en dat hij door de veelheid van onderzoek juist details over het hoofd ziet die wel bepalend kunnen zijn. Verder moet de arts er rekening mee houden dat uitgebreid lichamelijk onderzoek ook informatie oplevert die waarschijnlijk niet relevant is.

De ervaren arts kan efficiënt te werk gaan en zeer gericht onderzoek verrichten. Hij zal weinig betekenisloze symptomen tegenkomen, maar loopt het risico toch de essentie te missen. Want door de beperkingen van dat gerichte onderzoek zullen afwijkingen die niet verwacht werden ook niet aan het licht komen.

Algemene principes onderzoeksstrategie

Alhoewel onderzoeksstrategieën bij de diverse beroepsbeoefenaren in het medische vak verschillend zijn, gelden er wel enkele algemene principes.
Het onderzoek begint altijd met inspectie, vervolgens wordt verdergegaan met auscultatie, percussie, palpatie en functieonderzoek. De volgorde van deze laatste drie onderdelen kan overigens wisselen. Ten slotte wordt pijnonderzoek uitgevoerd.

Inspectie
Inspectie gebeurt in eerste instantie zonder de handen te gebruiken. Hierbij wordt gelet op spontane afwijkingen in rust of bij ongedwongen bewegingen. Voor het beoordelen van zichtbare afwijkingen kan het nodig zijn dat de patiënt een geschikte houding aanneemt, bijvoorbeeld liggen (buik, borst) op de rug of op de zij, zitten (zenuwstelsel, borst, ogen) of staan (liezen, buikwand, zenuwstelsel).

Auscultatie
Bij auscultatie wordt een stethoscoop gebruikt voor harttonen, longen, darmactiviteit, vaatgeruisen, activiteit van het ongeboren kind. Bij het onderzoek van de buik kan de arts door over de huid boven de lever en milt te strijken, met de stethoscoop op de buikwand, de grootte van deze organen 'horen'. Ook kan hij vocht in de maag horen 'klotsen' (clapotage).

Palpatie
Bij palpatie wordt gezocht naar spierverzet, vaatpulsaties, organen en abnormale zwellingen. Bij zwellingen worden de vorm, beweeglijkheid ten opzichte van de omgeving en consistentie bepaald. Ook wordt bij sommige zwellingen auscultatie verricht (darmgeruisen bij een liesbreuk). Het is aanbevolen in deze fase nog geen pijn te provoceren. Het bepalen van gewrichtsstijfheid of spierspanning kan ook als een vorm van palpatie worden beschouwd.

Percussie
Bij percussie wordt nagegaan hoe groot een orgaan (lever, milt, hart) is. Voorts kan onderzocht worden of er zich lucht, vocht of verdichting (een zwelling of ontstekingsinfiltraat in de longen) bevindt onder de plaats waar geklopt wordt.

Functieonderzoek
Bij functieonderzoek wordt gekeken naar kracht, gevoel en bewegingen op verzoek. Ook het uitvoeren van opdrachten in het kader van (neuro)psychologisch onderzoek valt hieronder.

Pijnonderzoek
Pijnonderzoek kan meestal het beste aan het eind worden gedaan om geen gegevens te missen die door de pijn niet meer door de patiënt worden opgemerkt (bijvoorbeeld gevoelskwaliteiten). Onder pijnonderzoek vallen: pijn bij palpatie, (as)druk op gewrichten, spieren, zenuwen, pezen en skelet en rekken (hersenvliezen, spieren en zenuwen).

> **Casus 5.1 Een 74-jarige vrouw met doofheid in de handen**
>
> Een 74-jarige vrouw komt op het spreekuur van de neuroloog vanwege doofheid in haar handen. Ze heeft links wat meer last dan rechts. De klachten bestaan ongeveer drie maanden en ze heeft er in toenemende mate hinder van. Dat is vooral het geval wanneer ze fijne voorwerpjes moet hanteren (knoopjes dichtmaken) en bij activiteiten als handwerken. Ze heeft geen pijnklachten en haar kracht lijkt ook goed te zijn. Wel laat ze nu en dan dingen uit haar handen vallen. Dat komt waarschijnlijk omdat het gevoel verminderd is. De neuroloog loopt wat achter op zijn tijdschema en gaat uit van de meest voor de hand liggende diagnose: het carpaletunnelsyndroom. Bij lichamelijk onderzoek gericht op deze diagnose worden geen afwijkingen gevonden maar dat is wel vaker het geval bij die aandoening. Op aanvraag wordt een elektromyografie verricht, waarbij geen aanwijzingen worden gevonden voor een blokkade van de geleiding in de nervus medianus ter hoogte van het polsgewricht.
> Wanneer de vrouw weer terugkomt op het spreekuur blijken de klachten eerder verergerd dan verbeterd. De neuroloog verricht nu uitgebreider onderzoek. Objectiveerbare sensibiliteitsafwijkingen aan de handen worden niet gevonden. De kracht is goed. Bij reflexonderzoek is de bicepspeesreflex beiderzijds afwezig en de tricepspeesreflex juist vrij hoog. Aan de onderbenen wordt een verminderde vibratiezin bij normale reflexen en kracht gevonden.
> MRI-onderzoek van de cervicale wervelkolom brengt een kanaalstenose ter hoogte van C5-C6 aan het licht.
>
> **Commentaar**
> *Bij deze patiënte is dus in feite op grond van te weinig gegevens besloten tot aanvullend onderzoek, dat geen afwijkingen opleverde. Afgezien van het feit dat de patiënte hierdoor wat onnodig belast is en de uiteindelijke diagnose later dan nodig gesteld werd, heeft dit niet tot een ernstig probleem geleid. Wanneer het elektromyogram wél enige aanwijzingen voor een geleidingsblokkade in de carpale tunnel had opgeleverd (dus fout-positief was geweest, zie hoofdstuk 13) en daarop zonder verdere analyse een interventie had plaatsgevonden, dan was de situatie hachelijker geworden.*

In tabel 5.1 is een breed (met name internistisch en algemeen chirurgisch) onderzoek beschreven. Het betreft louter een opsomming die nooit volledig kan zijn en voor vele situaties juist te uitgebreid zal zijn. De indeling is volgens orgaansystemen en volgens de in de eerder weergegeven onderzoeksstrategie beschreven gewenste volgorde; van inspectie tot en met pijnonderzoek.

Zie voor achtergronden en verdere details specifieke literatuur over dit onderwerp.

Tabel 5.1 Overzicht lichamelijk onderzoek.

Altijd nagaan	*Alleen op indicatie nagaan*
1. Algemeen	
• algemene indruk, gedrag, coöperatie	• meningeale prikkeling
• mentale status	• temperatuur
• lichaamsbouw, asymmetrieën	• beweging spontaan en op verzoek
• houding	• orthostatische hypotensie (RR liggend en na 1 minuut staan)
• beweging, beweeglijkheid	• pulsus paradoxus
• voedingstoestand	
• ademhaling (frequentie)	
• kleur (bleek, icterisch, cyanotisch, grauw?)	
• hydratietoestand	
• lengte en gewicht	
• bloeddruk	
• pols (frequentie, ritme, amplitudo)	
2. Hoofd	
Algemene inspectie	
• symmetrie gelaat	• palpatie a. temporalis
• zwellingen	• functie kaakgewricht
• scheefstand hoofd	• drukpijnpunten
• beharing	
Inspectie ogen	
• bril, contactlenzen	• visus en gezichtsvelden
• oogstand	• oogbewegingen
• pupillen (vorm, symmetrie)	• pupilreacties
• cornea, iris	• fundoscopie
• sclera (kleur)	• beoordelen functie van de overige hersenzenuwen
• conjunctivae (mate van vaatinjectie)	
Inspectie mond-keelholte	
• gebit (toestand, prothese)	• foetor ex ore
• tong en slijmvliezen (kleur, vochtigheid)	• symmetrie farynxbogen
• tonsillen (ontstekingsverschijnselen)	• inspectie en palpatie speekselklieren
• achterste farynxwand (ontstekingsverschijnselen)	• 'post-nasal drip'
Neus	
• vorm	• doorgankelijkheid
• stand van septum	• kloppijn sinussen
	• uitvloed
Oren	
	• inspectie oorschelp, mastoïd, gehoorgang
	• otoscopie
	• gehoor
Palpatie lymfeklieren	
• voor en achter de oren, langs de kaakranden	
3. Hals	
• inspectie en palpatie schildklier	• auscultatie schildklier
• palpatie lymfeklieren	• palpatie trachea (stand)
• centraalveneuze druk	• auscultatie carotiden
	• palpatie carotiden (ter beoordeling 'upstroke' bij verdenking aortastenose)

Altijd nagaan	Alleen op indicatie nagaan
4. Thorax: longen *Inspectie* • vorm (symmetrie links/rechts, voor-achterwaartse diameter, overige vormafwijkingen) • beweging (type ademhaling, ademhalingsfrequentie, regelmaat, gebruik hulpademhalingsspieren) *Palpatie*	• palpatie thoraxskelet • stemfremitus
Percussie • longvelden (links en rechts vergelijken; longtoppen, voor-, achterzijde, flanken) • longgrenzen (hoogte, symmetrie, verschuifbaarheid) *Auscultatie (alle longvelden)* • ademgeruis (type, luidheid, symmetrie) • verhouding inspirium-expirium • bijgeluiden (plaats, fase, continu/discontinu, hoog-/laagfrequent)	• bronchofonie
5. Thorax: hart *Inspectie* • zichtbare ictus, pulsaties elders precordiaal *Palpatie* • ictus cordis: duur, omvang, plaats (in rugligging en in linker zijligging) • intrekkingen, precordiale pulsaties *Percussie* • hartgrenzen *Auscultatie (vier plaatsen, klok/membraan)* • ritme (frequentie, regelmaat) • eerste en tweede harttonen (luidheid, splijting tweede toon, extra tonen?) • extra tonen (fase, punctum maximum [PM], hoog- of laagfrequent) • souffles (fase, PM, uitstraling, luidheidsgraad, hoog-, midden-, laagfrequent, vorm, relatie tot tonen)	• in linker zijligging (mitralisklepafwijkingen) • in zittende houding (aorta-insufficiëntie)
6. Mammae/okselklieren *Inspectie (verschillende houdingen)* • vorm, symmetrie, huidverkleuring, littekens, gaafheid huid, intrekkingen, 'peau d'orange', tepelhof, tepeluitvloed *Palpatie* • zwellingen in vier kwadranten en staart, tepelhof + uitvloed, okselklieren, pijn	

Altijd nagaan	Alleen op indicatie nagaan

7. Abdomen
Inspectie
- vorm
- beweging (ademhaling, peristaltiek, pulsaties)
- littekens
- laat patiënt persen

Ausculatie
- peristaltiek
- vaatgeruisen (a. renalis, aorta abdominalis, a. femoralis)

Percussie
- oriënterend (wisselende tympanie)
- lever, milt, flanken, ruimte van Traube, blaasregio

Palpatie
- oppervlakkig (buikwand)
- diep (oriënterend)
- organen (milt, lever, nieren, colon)
- liezen (lymfeklieren, a. femoralis)

- onderzoek breukpoorten (in staande houding)

- clapotage
- wrijfgeruisen

- 'shifting dullness', undulatie

- loslaatpijn
- slagpijn nierloges
- pulsaties aorta

- rectaal toucher
- vaginaal toucher

8. Uitwendige genitalia
Inspectie

Palpatie
- doorlichting zwelling scrotum

9. Huid
Inspectie
- pigmentatie
- oedeem, varices
- beharing, littekens, nagels
- petechiae, hematomen
- erythema palmare, spider naevi
- hemangiomen
- naevi
- efflorescenties
- trofische stoornissen

10. Extremiteiten
Inspectie
- oedeem
- zwellingen
- trofische stoornissen (spieren, huid, nagels)
- gewrichten (ontstekingsverschijnselen, afwijkende stand)
- trommelstokvingers

Palpatie
- arteriële pulsaties
- temperatuur

- gericht varicesonderzoek

- capillaire 'refill', capillairpols
- gericht gewrichtsonderzoek

Altijd nagaan	Alleen op indicatie nagaan
11. Neurologisch onderzoek	
	• hogere cerebrale functies
	• hersenzenuwen
	• kracht
	• reflexen
	• sensibiliteit
	• coördinatie
	• tonus
	• observatie looppatroon
	• onderzoek meningisme
	• onderzoek radiculaire of zenuwprikkeling

5.3 Interpretatie van onderzoeksbevindingen

Voor de meeste gegevens die bij lichamelijk onderzoek worden verkregen, geldt dat er een breed gebied bestaat waarbinnen bevindingen nog als normaal moeten worden beschouwd. De grenzen tussen normaal en abnormaal hangen nogal eens samen met de leeftijd van de patiënt.

> *Vooral bij oudere patiënten zal men bijzonderheden vinden die op die leeftijd niet afwijkend hoeven te zijn, zoals een systolisch uitdrijfgeruis over het hart of een beperkte verticale blikbeweging. Bij jonge kinderen kunnen onder normale omstandigheden reflexen worden gevonden of bewegingspatronen geobserveerd die op oudere leeftijd absoluut niet als normaal beschouwd kunnen worden. Ook zijn de normale grenzen van pupilgrootte (bij ouderen nauw), bloeddruk (bij ouderen hoger) en hartfrequentie (bij kinderen hoog) afhankelijk van de leeftijd.*

Wat normaal is en wat niet, leert men vooral uit ervaring. Het kan voorkomen dat een bepaalde bevinding op zich abnormaal is, maar volledig op zichzelf staat; dus zonder dat er andere afwijkingen worden gevonden die duiden op een aandoening waarop het gevonden symptoom zou kunnen wijzen. Vaak worden uit een dergelijke solitaire afwijking geen consequenties getrokken, maar wel is het zo dat het vinden van iedere nieuwe afwijking moet leiden tot uitbreiding van het gerichte lichamelijke onderzoek voordat besloten wordt dat de afwijking op zichzelf staat.

Voor alle bevindingen bij lichamelijk onderzoek geldt dat ze fout-positief of fout-negatief kunnen zijn met betrekking tot de vermeende diagnose (zie meer hierover in hoofdstuk 13).

5.4 Lichamelijk onderzoek in bijzondere situaties

Bij kleine kinderen die zich in een ongewone situatie geplaatst voelen en aan wie het onderzoek niet eenvoudig is uit te leggen, zal men vaak anders te werk moeten gaan. Vaak helpt het om het kind op de schoot van een van de ouders te onderzoeken en door speelse handelingen informatie in te winnen.

Bij ouderen of zieke patiënten die minder goed kunnen communiceren, is ook een speciale benadering vereist. Soms zal de arts er genoegen mee moeten nemen dat hij bepaalde gegevens niet boven water krijgt.

Bij allochtonen kan er door een taalbarrière al een aanzienlijk probleem bestaan tijdens de anamnese. Ook hierdoor kan het onderzoek zijn beperkingen hebben. Daarnaast dient de arts bij bepaalde culturen een aantal gewoonten te respecteren. Zo is inwendig onderzoek tijdens de ramadan niet toegestaan. In sommige culturen is het niet geoorloofd dat een vrouwelijke patiënt door een mannelijke arts wordt onderzocht. Los van cultuur komt het ook voor dat patiënten liever niet door een arts van een andere sekse benaderd worden. Dit dient men te respecteren, alhoewel het niet altijd mogelijk zal zijn om aan deze wensen te voldoen (bijvoorbeeld in spoedsituaties of bij diensten buiten kantooruren).

Denkpauze 3 op het medisch-inhoudelijke spoor
In de modelstatus de derde probleemlijst of differentiële diagnose checken en indien nodig bijstellen (eventuele nieuwe problemen toevoegen); zo mogelijk werkdiagnose opstellen.

Fase V
Bevindingen en uitleg

In deze fase zijn er enkele alternatieve opties en de keuze is afhankelijk van de uitkomsten van de medische inhoud in fase III en IV.

Optie 1
Op basis van de anamnese en het lichamelijk onderzoek is voldoende duidelijk wat de werkdiagnose is. Op grond van die diagnose kan besloten worden of een vorm van behandeling al dan niet nodig is. Die werkdiagnose kan ook leiden tot een doorverwijzing naar een collega. Deze optie is het uitgangspunt in dit hoofdstuk.

Optie 2
Op basis van de anamnese en het lichamelijk onderzoek is nog *niet* mogelijk om een werkdiagnose te stellen zodat er nog geen besluit over vervolg en behandeling genomen kan worden.

Dat betekent in de praktijk vaak dat er aanvullend (diagnostisch) onderzoek gedaan moet worden (laboratoriumonderzoek, beeldvorming, functieonderzoek). Voor dit moment wordt daarom een pauze ingelast. De patiënt krijgt uitleg over de stand van zaken en de gedachten die bij de arts leven. Deze uitleg is belangrijk vanwege het feit dat de patiënt nu in het overleg omtrent verdere diagnostiek moet worden betrokken: waarom dit moet gebeuren, wat de consequenties en wat de risico's zijn. Wanneer de arts een omineuze diagnose vermoedt, is dit ook het moment om hierover al iets te laten blijken.

Er wordt een voorschot genomen op fase VII (hoofdstuk 8) in de vorm van een voorlopige afronding en het consult wordt later in deze fase (V) voortgezet.

6.1 Medisch-inhoudelijke conclusies

6.1.1 SAMENVATTING IN DE STATUS

In de lijn van denkpauze 3 is het moment voor een samenvatting aangebroken. Deze samenvatting heeft een scharnierfunctie ten opzichte van anamnese en onderzoek (fase III en IV) aan de ene kant en conclusies en beleid (fase V en VI) aan de andere kant. In de samenvatting dienen alleen de relevante positieve en negatieve punten uit anamnese en onderzoek te worden vermeld die de werkdiagnose ondersteunen. Ieder element van de samenvatting moet in de anamnese en bij lichamelijk onderzoek boven tafel zijn gekomen.

Uit de samenvatting moet(en) de probleemstelling(en) duidelijk worden. Iedere conclusie die uiteindelijk getrokken zal worden, moet een basis hebben in deze samenvatting.

De samenvatting eindigt in een probleemlijst met daarnaast een lijst van mogelijke diagnosen waaruit idealiter één werkdiagnose naar voren komt. De problemen worden in de context van de patiënt geplaatst opdat een adequaat beleid geformuleerd kan worden.

6.1.2 PROBLEEMLIJST EN MOGELIJKE DIAGNOSEN IN DE STATUS

De arts vermeldt de actuele problemen waarmee hij geconfronteerd is tijdens de anamnese en het lichamelijk onderzoek op een lijst. Belangrijk hierbij is dat bevindingen, waaraan mogelijk een en dezelfde oorzaak ten grondslag ligt, als probleem bij elkaar zijn gezet.

Bijvoorbeeld: wanneer een patiënt last heeft van 'benauwdheid bij plat liggen' en 'pijn op de borst bij inspanning', dan zal het voor iedere arts duidelijk zijn dat deze beide klachten te maken zullen hebben met het hart. Deze zullen daarom als cardiovasculaire problemen bij elkaar worden gezet.

- Beschrijf per item in de probleemlijst de diagnosen die bij het probleem kunnen horen (differentiële diagnose).
- Benoem ieder probleem als hoofd- of nevenprobleem en ga per probleem na of dit op dit moment actief dan wel inactief een rol speelt bij het bepalen van het beleid.
- Selecteer uit iedere genoemde differentiële diagnose zo mogelijk de werkdiagnose die de meest waarschijnlijke is dan wel absoluut niet gemist mag worden. Het kan voorkomen dat uit een uitgebreide differentiële diagnose eerst enkele werkdiagnosen moeten worden aangehouden.

6.1.3 RELEVANTE CONTEXT

De kwetsbaarheidsfactoren binnen het somatisch/biologisch, psychisch, sociaal en gezondheidszorgdomein zoals die in de anamnese naar voren zijn gekomen (4.2.2.10), bepalen de context waaraan binnen het beleidsplan vorm kan worden gegeven.

6.1.3.1 Somatisch/biologisch
- Wat moet er nu gebeuren op somatisch gebied?
- Is er sprake van een naar verwachting voorbijgaande of chronische aandoening?
- Is verdere progressie te verwachten?
- Wat is het risico in termen van levensverwachting en complicaties?
- Wat is de verwachte invloed op de zelfredzaamheid?
- Hoe verhouden de nieuw gestelde diagnosen zich tot elkaar en tot eventueel bestaande aandoeningen?
- Welke klachten en symptomen kunnen aan welke ziekte worden toegeschreven?
- Is er nog diagnostische onzekerheid?

6.1.3.2 Psychisch
- Zijn de nieuwe problemen het gevolg van een psychisch probleem?
- Is er een bedreiging voor de geestelijke gezondheid?
- Is er een bijkomende chronische of recidiverende psychische stoornis (schizofrenie, depressie, verslaving)?
- Is psychiatrische of psychologische behandeling nodig?
- Is de patiënt coöperatief ten aanzien van onderzoek en behandeling?
- Is er weerstand tegen of angst voor een adequate medische interventie (diagnostiek zoals endoscopie, bloedprikken en behandeling, zoals medicatie of dieet)?

6.1.3.3 Sociaal
- Is er nog contact nodig met personen uit het sociaal netwerk van de patiënt?
- Is er een bedreiging van het sociaal functioneren te verwachten?
- Verlies van werk?
- Noodzakelijke verandering van woonvorm, institutionalisering (ziekenhuis, verpleeghuis, revalidatiecentrum)?
- Bedreiging van het sociaal netwerk: dementerende partner, scheiding, verhuizing?
- Wijzigingen in de gezinssamenstelling (kinderen uit huis)?

6.1.3.4 Zorg
- Is nu een interventie nodig om de zelfredzaamheid te verbeteren of om te voorkomen dat het verder achteruitgaat?
- Welke medische zorg zal in de toekomst nodig zijn?
- Wie zal deze zorg leveren: de huisarts, een of meer specialisten?
- Is zorgcoördinatie nodig en aanwezig? Moet de coördinatie tussen verschillende behandelaars worden afgestemd?
- Is er naast somatische zorg ook psychische zorg nodig?
- Is paramedische zorg nodig: fysiotherapie, ergotherapie, verpleegkundige zorg, diëtetiek?
- Is er hulp bij ADL-functies nodig? Wie zal dat leveren?
- Is er eventueel (en hier komen de somatische, de psychische en de sociale dimensie samen) sprake van 'ziektewinst'?

Casus 6.1 Een jonge vrouw die erg moe is en slingerend loopt

Een 30-jarige vrouw zoekt hulp omdat ze de laatste maanden erg moe is en sinds een paar weken slingerend gaat lopen. Ze moet vaak plassen en kan het toilet ternauwernood bereiken zonder urine te verliezen. De klachten zijn momenteel stabiel, maar zeer hinderlijk. Ze is werkzaam als sportlerares, maar is een maand geleden in de ziektewet gegaan. Omdat ze een tijdelijke aanstelling heeft, maakt ze zich zorgen over ontslag nu het einde van het jaar in zicht is en zij niet kan functioneren.
   In het verleden had ze vaker last van onverklaarde moeheid waarvoor maar geen oorzaak werd gevonden. Ze heeft zich daar altijd overheen gezet om het gezinsleven niet te verstoren. Twee jaar geleden had ze een oogontsteking waardoor ze enkele maanden zeer slecht kon zien met het linkeroog. De oogarts heeft haar toen met

prednison behandeld onder de diagnose neuritis retrobulbaris. Vervolgens had ze tijdelijk verhoogde bloedsuikers en ook had ze veel last van zuurbranden.

Een jaar geleden heeft haar man haar verlaten voor een jongere vriendin; sindsdien heeft ze alleen de zorg voor haar zoons van 5 en 7 jaar. Het huis is verkocht en ze woont nu op een bovenwoning zonder lift.

Bij lichamelijk onderzoek wordt een sterk gestoorde vibratiezin aan de onderbenen gevonden. Er zijn hoge reflexen maar normale voetzoolreflexen; het lopen geschiedt wat slingerend. De oogbewegingen zijn schokkerig en bij de top-topproef wordt aan de armen een intentionele tremor vastgesteld.

De huisarts is dermate zeker van zijn vermoeden dat er sprake is van multiple sclerose dat hij zijn zorg daaromtrent uitspreekt. De vrouw geeft aan dat dit geen verrassing voor haar is en ervaart het eerder als een opluchting dat ze haar zorg met de huisarts kan delen.

Er wordt een doorverwijzing naar de neuroloog geregeld. Deze deelt de mening van de huisarts en maakt dit ook duidelijk. De neuroloog vraagt hulponderzoek aan en maakt afspraken over een vervolgconsult.

Bij MRI-onderzoek worden gebieden met signaalafwijkingen in de witte stof gevonden, onder meer in het corpus callosum. Daarop wordt de diagnose multiple sclerose gesteld.

Commentaar

Met het vaststellen van multiple sclerose is er weliswaar een concrete diagnose, maar voor een adequaat beleid dient de betekenis van de aandoening in de context nog verder vorm te krijgen.

Op het somatisch/biologische vlak is de neuritis retrobulbaris nu duidelijk in het kader van de multiple sclerose te plaatsen. Nu doet zich een tweede medisch probleem voor; namelijk de bijwerkingen van de corticosteroïdenbehandeling in het verleden, zodat bij een eventuele nieuwe behandeling met prednison of dexamethason voorzorgen genomen zullen moeten worden. Op het psychische vlak beperken de problemen zich tot onzekerheidsgevoelens vanwege de diagnose, verwerkingsproblematiek na de echtscheiding en zorg omtrent haar eigen toekomst en die van haar kinderen. Ook in het sociale domein ziet de toekomst er slecht uit. De kans dat ze haar oude werkzaamheden zonder problemen zal kunnen hervatten, is zeer gering. Wanneer ze haar baan zou verliezen, betekent dat niet alleen bedreiging van het sociale netwerk, maar ook een financiële achteruitgang, wat zorgelijk is voor haar jonge gezin. Ten slotte moet er aandacht zijn voor het zorgdomein. Gezien het wisselende beloop dat multiple sclerose kan hebben, is het nog te vroeg om de vlag halfstok te hangen, maar het is al wel te voorspellen dat de bovenwoning zonder lift op korte termijn ongeschikt zal zijn. Hulp bij het zoeken naar een geschiktere woning en financiële steun bij een verhuizing zijn nu aan de orde.

6.2 Communicatie en interactie in deze fase

Denkpauze 2 op het communicatief-interactieve spoor

Aan het begin van deze fase heeft de arts een idee welke kant het in dit consult opgaat voor deze patiënt: het kan mee- of tegenvallen; het kan relatief simpel blijven of heel complex worden. Welke gespreksvaardigheden worden belangrijk? Welke tijd moet beschikbaar zijn? Moet eventueel contact met anderen worden opgenomen?

Zowel het meedelen van de bevindingen als het overleg over beleidsvoorstellen is in communicatief opzicht complex. Er zijn diverse rapporten geschreven (onder andere door de Geneeskundige Hoofdinspectie) over hoe het in de gezondheidszorg juist in deze fase vaak misgaat. Verreweg de meeste conflicten in en over consulten hebben betrekking op deze fase, waarbij veel van de communicatieve competenties van de arts wordt gevraagd. Het is niet goed mogelijk om in een beknopt handboek als dit aan alle complicaties en valkuilen recht te doen; zie daarvoor de bijlage Literatuur.

In deze fase moeten dus een aantal medische aspecten van de diagnose en het beleid helder worden gemaakt voor de patiënt. Ondertussen moet de arts goed kunnen inschatten hoe deze informatie bij de patiënt overkomt, of de informatie begrepen is en hoe die emotioneel verwerkt wordt. Ook moet er alvast op worden ingespeeld hoe de patiënt in tweede instantie emotioneel zal reageren op de gebrachte boodschap.

Er zijn verschillende reacties van de patiënt denkbaar: opgeluchtheid omdat er geen afwijkingen gevonden zijn, teleurstelling omdat er geen verklaring voor de klachten is gekomen, boosheid omdat de hulpverlener geen uitzicht kan bieden of niet kan dan wel wil ingaan op de eisen van de patiënt, schrik vanwege een niet verwachte diagnose of paniek omdat een gevreesde aandoening nu inderdaad aangetoond is. Soms zijn vanuit de omgeving of via de media verwachtingen geschapen die binnen het referentiekader van de hulpverlener niet reëel zijn; daar moet dan op ingegaan worden.

Patiënten kunnen dus in deze fase behoorlijk uit het veld geslagen worden en daarop reageren met boosheid of verbijsterd stilzwijgen.

Het kan daarom nodig zijn om voor deze fase van het consult een extra afspraak te maken. Dat geldt met name wanneer de onderzoeksresultaten tegenvallen voor de patiënt en er in feite een slechtnieuwsgesprek gevoerd moet worden.

Casus 6.2 Een man van 41 met slepende voeten en kramp in de kuiten

Een man van 41 jaar krijgt in enkele maanden last van slepende voeten, eerst links, vervolgens rechts. Hij heeft geen pijn behalve zo nu en dan een flinke kramp in de kuiten, hetgeen de laatste tijd steeds vaker gebeurt. De huisarts onderzoekt hem en merkt fasciculaties in de kuiten en de schouderspieren op. Ook zijn de spieren van de linkerhand in volume afgenomen. Op grond van de onderzoeksbevindingen vermoedt zij de diagnose amyotrofe laterale sclerose (ALS), maar twijfelt aan haar diagnose vanwege de leeftijd van de patiënt. Een doorverwijzing naar de neuroloog volgt. De neuroloog vindt naast de afwijkingen die bij de huisarts aan het licht zijn gekomen een ontremde masseterreflex en beginnende atrofie met fasciculaties in de tong. Ook is ze van mening dat de man cognitief achteruit moet zijn gegaan en lichte frontale ontremming vertoont. Wanneer ze dit benoemt, beaamt de echtgenote dat zij ook vindt dat haar man geestelijk achteruitgaat, maar zij heeft dit nooit hardop durven te zeggen. Nu het hoge woord eruit is, ervaart ze dat enigszins als een opluchting hoewel ze beseft dat de toekomst er niet goed uitziet.

Voor de neuroloog staat de diagnose vrijwel vast en het is niet de eerste keer dat ze dit op deze leeftijd ziet beginnen. Omdat het stellen van deze omineuze diagnose nogal wat consequenties heeft, behoort elektromyografie (EMG) tot de noodzakelijke diagnostiek. Zij legt uit dat ze denkt aan een ziekte van de zenuwen en benadrukt dat deze zijn oorsprong vindt in het ruggenmerg en de hersenstam. Zij spreekt haar zorg hierover uit, want ze kan nu al vertellen dat het moeilijk zal zijn een goede behandeling te bieden. Het echtpaar stelt geen verdere vragen en het is onzeker of de boodschap goed is overgekomen bij de man; bij de vrouw mogelijk wel.

Bij het tweede consult is de EMG-uitslag bekend. Er zijn inderdaad recente neurogene afwijkingen in de spieren van extremiteiten. Bij lichamelijk onderzoek verloopt nu de linker voetzoolreflex ook volgens Babinski, hetgeen duidt op een aandoening van de piramidebaan. De diagnose ALS staat nu vast. De neuroloog legt een en ander uit aan de patiënt, zijn echtgenote en hun 18-jarige zoon. De laatste is dit keer meegekomen omdat hij op internet deze diagnose ook al had gevonden. Het wordt nu duidelijk wat er aan de hand is. Ook is bekend dat er een medicijn beschikbaar is dat het ziektebeloop wat kan afremmen maar dat een werkelijk oorzakelijke behandeling niet mogelijk is. De patiënt wordt een consult voorgesteld bij een gespecialiseerd ALS-centrum alwaar hij deel kan nemen aan een therapeutische trial. Geen van de familieleden informeert op dat moment naar de verdere vooruitzichten. Ook komt de (geringe) mogelijkheid van een erfelijke aandoening nog niet aan de orde. Bij het gesprek is de nurse practitioner aanwezig, die een coördinerende rol in het vervolgtraject zal spelen. Voor de korte termijn wordt een vervolgafspraak gemaakt en ook krijgt de familie gelegenheid om contact te houden via e-mail.

Commentaar

De diagnose ALS was van meet af aan duidelijk. Het was verstandig dat de huisarts in haar onzekerheid nog geen verder uitsluitsel gaf, maar een snelle doorverwijzing regelde. Voor de neuroloog was er geen onzekerheid en omwille van een open, eerlijke houding was het niet meer dan normaal dat zij blijk gaf van haar ongerustheid. De man leek het allemaal maar matig te raken (en dat is niet vreemd voor een frontale dementie zoals die in het kader van ALS voor kan komen), de vrouw voelde zich begrepen door de opmerkingen van de neuroloog, maar had nog niet de moed om meer informatie te vragen. De neuroloog respecteerde dat en besloot eerst het consult af te ronden zonder verder een naam van de vermoedelijke aandoening uit te spreken. Voordat die gelegenheid zich voordeed, was de zoon des huizes haar al voor. In feite is het een beetje pijnlijk dat de familie zelf de diagnose stelde, maar in deze situatie was dat niet te vermijden. Na het slechtnieuwsgesprek werd een goed vooruitzicht geboden door inschakeling van de nurse practitioner. Ook werd verder contact op korte termijn mogelijk gemaakt, zodat de familie niet aan zichzelf werd overgelaten.

6.3 Het slechtnieuwsgesprek

In hoofdstuk 9 komen verschillende moeilijke situaties bij gespreksvoering aan de orde. Diverse adviezen die daar voorbij komen, kunnen van nut zijn bij het zogenaamde slechtnieuwsgesprek. Omdat dit met name in deze fase (V) aan de orde komt, bespreken wij hier het slechtnieuwsgesprek in extenso.

Voor de student en de beginnend arts zal het vaak nog om een indirecte confrontatie gaan, maar artsen kunnen er in de loop van hun loopbaan niet omheen: medische aandoeningen kunnen voor patiënten zeer dramatisch uitpakken en daarover zullen ze met de patiënt moeten kunnen praten.

De consulten waarin de klacht helder kan worden uitgevraagd en waar vervolgens een diagnose en een eenvoudig behandelplan (een recept) voor worden uitgedacht, zijn weliswaar het model, maar in de praktijk misschien eerder uitzondering dan regel.

Ook als de diagnose slecht uitpakt, behandelmogelijkheden gering zijn (dan wel ontbreken), of juist zeer ingrijpend zijn, moet de arts een adequaat consult kunnen voeren.

Van het slechtnieuwsgesprek bestaan er de 'kleine' en de 'grote' varianten. Bij het 'kleine' slechte nieuws gaat het om bijvoorbeeld de duur van de behandeling, uitstel van een opname of onderzoek en dergelijke. Bij het 'grote' slechte nieuws gaat het om situaties waarin een diagnose is gesteld met een perspectief dat voor de patiënt levensbedreigend en soms ook schokkend zal zijn.

Een goed hulpmiddel bij het voeren van een slechtnieuwsgesprek is een protocol dat onder de naam SPIKES bekend staat. SPIKES is een acroniem voor de zes stappen waaruit dit protocol bestaat, namelijk: Setting up, Perception, Invitation, Knowledge, Emotion en Strategy and summary.

Het gaat om een protocol van zes fasen die echter geen keurslijf vormen. Er kunnen goede redenen zijn om ervan af te wijken, maar als die er niet zijn, dan is het SPIKES-protocol een goede volgorde voor zowel 'groot' als 'klein' slecht nieuws. Omdat het hier om een gesprekprotocol gaat, speelt het zich dus geheel op het communicatief-interactieve spoor af.

Het SPIKES-protocol

Stap 1: Condities scheppen (setting up)

Het is voor de arts belangrijk om vooraf kort te overdenken wat hij gaat zeggen, hoe hij de boodschap gaat brengen en welke reacties en emoties te verwachten zijn. Het is dan ook goed om te beseffen dat ook de arts zelf stress en frustratie zal ervaren. Daarbij moet men echter bedenken dat het 'slechte nieuws' weliswaar hard aankomt, maar dat dit de patiënt ook in staat stelt de toekomst uit te stippelen. Paradoxaal genoeg ervaren sommige patiënten het zelfs als een opluchting wanneer het slechte nieuws, waarvoor al lang gevreesd werd, onder woorden wordt gebracht.

Zorg vóór het gesprek voor een passende setting:
- Regel *privacy*: een kamer zonder andere patiënten; tissues klaarleggen.
- Betrek eventueel significante *anderen* erbij: de meeste patiënten wensen er iemand bij; laat de patiënt er één of twee kiezen. Ook kan het goed zijn als een hulpverlener die belangrijk is voor het vervolgcontact aanwezig is; in de klinische setting kan dat bijvoorbeeld een verpleegkundige zijn.
- Ga *zitten*: dat maakt de patiënt rustiger en toont dat er voldoende tijd is.
- Maak *contact*: oogcontact - al is dat soms niet gemakkelijk - en eventueel hand- of armcontact.
- Vermijd *tijdsbeperkingen* of mogelijke onderbrekingen. Zet piepers en telefoon uit. Laat een collega eventuele storingen opvangen.

Stap 2: Beeldvorming van patiënt nagaan (perception)

'Eerst vragen voordat men vertelt': onderzoek met open vragen wat de patiënt denkt dat er met hem aan de hand is en hoe hij de situatie inschat. 'Wat is u tot dusver verteld over uw toestand?' 'Wat denkt u er zelf over?' Meestal is het verstandig om dit even toe te lichten: 'Ik wil dit graag van u horen voordat we er verder op ingaan.' Het gaat er dan om eventuele misvattingen te kunnen horen en te corrigeren en vervolgens verdere informatie op maat te kunnen geven. De arts merkt zo ook eventuele ontkenning op, zoals: wishful thinking, omissie van belangrijke 'details' en onrealistische verwachtingen over de behandeling of toekomst.

Pas op: het is niet de bedoeling dat de patiënt zelf al gaat formuleren dat het wel helemaal mis zal zijn. Deze zogenaamde hang yourself-methode is niet wenselijk.

Stap 3: Uitnodiging verwerven (invitation)

Als een patiënt expliciet zegt alles te willen horen, dan kan dat de stress bij de arts reduceren. Maar niet alle patiënten willen alles weten. De arts kan dat vaak opmaken uit de houding en de reacties van de patiënt (empathie).

In de regel moet voorkomen worden dat een patiënt nietsvermoedend in een slechtnieuwssituatie terechtkomt. Wanneer tijdens de eerste fasen van een (meestal eerder) consult op grond van anamnese en onderzoek al waarschijnlijk is dat er sprake is van een ernstige aandoening, dan kan de arts al op dat moment zijn ongerustheid uiten omtrent de situatie zodat de patiënt daar al enigszins op voorbereid is. Reeds in dat stadium dient de arts in te schatten wat de beste manier is om de patiënt te informeren.

Stap 4: Informatie geven (knowledge)

In de praktijk zullen de stappen 2 en 3 niet altijd expliciet 'gezet' hoeven te worden, maar deze stap zal over het algemeen *gemarkeerd*' moeten worden. Dat kan door de patiënt eerst een waarschuwing te geven om de schok minder heftig te laten zijn en de verwerking beter te laten verlopen, door bijvoorbeeld te zeggen: 'Helaas heb ik slecht nieuws voor u.' Of: 'Het spijt me dat ik u moet vertellen dat...'

In de praktijk kan een dergelijke waarschuwing ook al in een eerder consult gegeven zijn, bijvoorbeeld aan het einde van een eerder consult voordat verder (en uitsluitsel gevend) onderzoek wordt gevraagd.

Voor het presenteren van medische informatie geldt:
- Gebruik altijd begrijpelijke taal op het niveau van de patiënt en zijn vocabulaire.
- Wees niet te hard of te direct. Als de arts zegt 'U heeft een zeer ernstige kanker en u zult, als u zich niet direct laat behandelen, daaraan sterven!', dan zal de patiënt waarschijnlijk het gevoel krijgen er alleen voor te staan, gevolgd door boosheid en de neiging het de boodschapper kwalijk te nemen.
- Geef informatie compact en in kleine porties, pauzeer tussendoor en controleer per stap of de patiënt het begrijpt. Vermijd bij een slechte prognose zinnen als: 'Wij kunnen niets meer voor u doen', aangezien andere, voor de patiënt belangrijke doelen in de regel nog wel haalbaar zijn, zoals pijn- en symptoomverlichting en palliatieve behandelvormen.

Stap 5: Emoties nagaan en ondersteunen (emotion)

Omgaan met emoties is een van de lastige aspecten van slechtnieuwsgesprekken. Die emotionele reacties variëren van zwijgen tot ongeloof, van lachen tot huilen, van ontkenning tot agressie.

De arts zal na het nieuwsbericht de patiënt steun en solidariteit laten ervaren. Dat doet hij vooral door een empathische respons of gevoelsreflectie te geven. In deze respons gaat het eerst om mentale en dan om verbale empathie (zie 14.2). Eerst zal de arts moeten proberen zich in te leven in de emotie van de patiënt en pas daarna pogen om deze gevoelens te benoemen in woorden die de patiënt zelf misschien nog niet kan uitspreken. Daarbij kan ook non-verbale steun worden gegeven: de arts kan de patiënt dan bij de hand nemen of de arm aanraken, wat voorover leunen, etc.

In elk geval geldt dat de bespreking pas kan worden voortgezet als de emotie wat geluwd is. Gevoelsreflecties zijn nu van groot belang. De arts zal de tijd moeten nemen (en geven) om de patiënt tot zichzelf te laten komen. Hij kan begrip tonen en vervolgens ook een zogenaamde valideerende respons geven; dat is een respons die aanduidt dat de gevoelens normaal, begrijpelijk en 'legitiem' zijn.

Als de emoties niet (goed) worden geuit (zwijgende patiënt), moet de arts deze met open vragen eerst exploreren voordat hij een empathische respons geeft.

> Deze combinatie van (a) exploreren, (b) empathische en (c) validerende responsen geeft patiënten de meeste steun.
>
> **Stap 6: Perspectief en vervolg *(strategy and summary)***
> Een helder plan is van belang omdat patiënten daardoor over de toekomst minder angstig en onzeker zullen zijn. We komen daarmee in fase VI van het consult. Maar voordat de arts het behandelplan in bespreking brengt, moet hij nagaan of de patiënt dit al aankan. Niet zelden kan deze fase pas goed aan de orde komen in een vervolggesprek.
> Het is om een aantal redenen van belang om het perspectief door te spreken. Daarbij spelen enerzijds wettelijke eisen een rol, maar anderzijds schept dit ook het vertrouwen dat de arts de wensen van de patiënt respecteert en dat de patiënt serieus genomen wordt. De arts doet er goed aan om daarna nog eens te controleren of de patiënt wel goed begrijpt wat de behandeling inhoudt; patiënten hebben nogal eens te hoog gespannen verwachtingen.

Ten slotte: de moeilijkste gesprekken voor beide partijen zijn de gesprekken over de uitslag dat een behandeling niet veel zal uithalen. Ook de arts kan dan last krijgen van angst en onzekerheid. Dat geldt voor de verwachtingen van de patiënt, voor angst om de hoop te ondermijnen, voor onzekerheid bij het eigen onvermogen van de arts over deze ziekte en ook voor de angst voor de emoties die gaan komen en eventueel schaamte voor het voorheen optimistische plaatje dat hij schetste.

Veel patiënten hebben echter al ideeën en verwachtingen over de slechte toestand, maar willen of durven dat niet met de arts te bespreken. Stap 2 (onderzoek naar de perceptie) helpt dan zowel arts als patiënt. Als de patiënt onrealistische verwachtingen heeft, dan legt het exploreren van de ziektegeschiedenis meestal de angsten bloot die achter deze verwachtingen liggen.

Door deze angsten tot uitdrukking te brengen, kan de patiënt zich de ernst van de situatie realiseren; bij veel emoties kan de arts stap 5 herhalen.

Als er geen uitzicht is op een genezing brengende behandeling of op herstel, dan kan de arts met palliatieve zorg vaak nog heel veel voor een patiënt doen. Het is daarom goed om te benoemen wat er allemaal mogelijk is en te laten merken dat men de patiënt niet in de steek zal laten.

Fase VI
Advies en behandeling

De diagnose is gesteld en uitgelegd. Nu is het tijd om een beleid uit te stippelen. De patiënt kwam immers met een klacht in de hoop een oplossing aangereikt te krijgen. Dat is niet altijd mogelijk. Voor een aantal klachten bestaat geen therapie. Ook zijn er klachten waarbij beter nog even het spontane beloop kan worden afgewacht. Voor de overige klachten kan meteen gestart worden met de behandeling. Dit vraagt medische kennis en vaardigheden op het communicatieve vlak opdat de achterliggende gedachte en het doel van een eventuele behandeling goed begrepen worden. Veel behandelingen kunnen ongewenste bijeffecten hebben. Daarom is het van belang de gegevens die bij anamnese en onderzoek verkregen zijn op de juiste manier te gebruiken en met de patiënt over de risico's te overleggen.

Voor dit proces is een stappenplan met zes fasen ontwikkeld; het zogenaamde six-step-behandelplan (6Step). Dit is de leidraad voor zowel het communicatief-interactieve als het medisch-inhoudelijke deel van het proces en is opgenomen in de modelstatus (zie bijlage).

7.1 Communicatie en interactie bij opstellen behandelingsplan

Wanneer een behandeling wordt overwogen, krijgt het probleem een speciale betekenis: er is dus mogelijk iets aan te doen en, als dat zo is, dan moet dat ook gebeuren. De arts moet uitleggen hoe hij hier tegenover staat, met name hoe hij aankijkt tegen de balans tussen voor- en nadelen van een behandeling. Wat gebeurt er als er geen behandeling wordt ingesteld, hoe groot is de kans van slagen, wat zijn mogelijke ongewenste effecten?

Wanneer de patiënt eenmaal gemotiveerd is om aan een dergelijke behandeling te beginnen, is het van belang dat hij goed begrijpt hoe de behandeling precies dient te verlopen.

Bij de meeste behandelingen zijn succes, therapietrouw en patiëntveiligheid in hoge mate afhankelijk van adequate informatie en instructie. Daarom is het belangrijk dat dit deel van het consult goed gestructureerd verloopt; 6Step biedt daarvoor houvast.

> **Het 6Step-behandelplan**
>
> 1. Beschrijf het probleem van de patiënt
>   - geef uitleg over de werkdiagnose
>   - evalueer de bestaande behandeling en stel vast of een nieuwe behandeling gewenst is
> 2. Stel het doel vast van de in te stellen behandeling
>   - symptomatisch (inclusief palliatief), curatief of preventief
> 3. Ga de beschikbare relevante behandelingsmogelijkheden na
>   - prioriteer op effectiviteit, veiligheid, toepasbaarheid en kosten
>   - niet-medicamenteus
>   - medicamenteus
> 4. Maak een patiëntspecifieke keuze voor een behandeling in deze situatie en beargumenteer dat
>   - niet-medicamenteus
>   - medicamenteus
> 5. Formuleer het beleid voor deze behandeling
>   - niet-medicamenteus
>   - medicamenteus
>   - bepaal dosis, toedieningsvorm, frequentie van inname
>   - schrijf een behandelingsvoorschrift of recept uit
>   - informeer de patiënt (gewenste werking, bijwerkingen, innameinstructie)
> 6. Stel een plan voor follow-up vast
>   - te controleren: effectiviteit, veiligheid, therapietrouw
>   - maak afspraken met de patiënt

Bij de uitleg omtrent de behandeling moet de arts erop letten of de informatie aankomt en of de patiënt ermee instemt. Dit kan duidelijk worden uit verbale en non-verbale reacties. Om na te gaan of de uitleg goed en volledig is overgekomen, is het zinnig om de patiënt de meest relevante informatie te laten herhalen. Ook kan het verstandig zijn een voorschrift op papier mee te geven, bijvoorbeeld wanneer het therapievoorschrift in de loop van de tijd verandert, zoals bij een opbouw- of afbouwschema.

Bij dit alles is een breed scala aan gespreksvormen relevant: informeren, adviseren, instrueren, motiveren (ook tot gedragsveranderingen), steun geven (zie hoofdstuk 14). Het gaat er nu om zowel monologisch (vertellen, uitleggen) als dialogisch (overleggen, afspraken maken) te communiceren.

Wanneer de patiënt de conclusie van het onderzoek niet heeft begrepen, het doel en nut van de behandeling niet inziet of niet gemotiveerd is om met de behandeling te starten, dan laat de therapietrouw waarschijnlijk ook te wensen over.

Het is daarom van belang om dit alles stap voor stap na te gaan. Eerst moet duidelijk zijn of de patiënt alles goed heeft begrepen en pas daarna of hij het ook kan aanvaarden en ermee in kan stemmen.

Casus 7.1 Pijnlijke neuropathie bij diabetes

Een 62-jarige man heeft last van pijnlijke, branderige voeten. Hij merkt dat vooral in rust wanneer hij bijvoorbeeld 's avonds televisie kijkt, maar meer nog wanneer hij 's nachts in bed ligt. Hij houdt zijn voeten bij voorkeur in de kou, dan heeft hij er het minst last van. Toch wordt de nachtrust er door verstoord waardoor hij overdag vaak slaperig is. Zelf heeft hij al paracetamol en ibuprofen geprobeerd, maar dat bleek niet te helpen. Hij is bekend met diabetes mellitus en weet dat hij daardoor een vergroot risico op een aandoening van zijn beenvaten heeft. Een oom van hem, die ook diabetes had, heeft vroeger een onderbeenamputatie moeten ondergaan en dat baart hem zorgen. Hij is verder bekend met hypertensie en prostatismeklachten. Voor de hypertensie gebruikt hij een diureticum en een ACE-remmer.

De geconsulteerde arts stelt op grond van anamnese en onderzoek de diagnose pijnlijke neuropathie bij diabetes en schrijft 10 mg amitriptyline voor de nacht voor. Een controleafspraak voor over vier weken wordt gemaakt.

Vier weken later verschijnt de man weer op het spreekuur. De klachten zijn nog onveranderd en hij heeft de medicatie gestaakt. Hij is niet zo geporteerd van medicijnen en heeft het middel in het begin alleen zo nu en dan eens 's nachts genomen als hij niet kon slapen. Hij werd er wel wat suf van en kreeg een droge mond, maar de pijn verminderde niet echt. Toen hij in de bijsluiter las dat het voorgeschreven middel een antidepressivum was, is hij er helemaal mee gestopt. De dokter moet niet denken dat hij depressief is. Trouwens, van de 10 tabletten die voorgeschreven waren, had hij er nog maar 4 over, dus de kuur was toch bijna afgelopen.

Commentaar
Dit consult is niet goed afgelopen. De man was onvoldoende voorgelicht en gemotiveerd en heeft de medicatie uiteindelijk zelf maar gestaakt. In feite was hij ook wat in de wiek geschoten vanwege de – zijns inziens – verkeerde diagnose. Medisch-technisch gezien was het middel ook eigenlijk gecontra-indiceerd. Waar is dit misgegaan?

Stap 1. De behandelende arts had het waarschijnlijk wel bij het rechte eind met de diagnose en besloot dat behandeling geïndiceerd was, niet alleen vanwege de pijn maar ook vanwege de slaperigheid overdag als gevolg van de slechte nachtrust. De bestaande therapie was niet adequaat want gewone analgetica zijn niet effectief bij pijnlijke neuropathie. Heeft de arts de man wel duidelijk genoeg uitgelegd dat deze pijn niets met diens bloedvaten van doen heeft en dat hij zich geen zorgen hoeft te maken omtrent een amputatie?

Stap 2. De arts zal zich wellicht bedacht hebben dat welk middel ze ook zou voorschrijven, het alleen om een symptomatische behandeling zou gaan en dat het dus lange tijd doorgebruikt zou moeten worden.

Stap 3. De keuze voor amitriptyline als serotonerg middel bij deze neuropathische pijn was adequaat, gelet op effectiviteit. Indien amitriptyline bovenaan de lijst is gezet, dan is het kostenaspect bovendien goed meegenomen in de keuze.

Stap 4. De dosis van 10 mg is bij amitriptyline niet hoog, maar in de praktijk ervaren sommige mensen nogal wat bijwerkingen. Het feit dat het middel eerst alleen voor de nacht werd voorgeschreven was een goede keuze; de meeste klachten en sufheid zijn 's nachts immers niet zo'n probleem. Wat niet uit het verhaal blijkt, is de vraag of het prostatisme bij deze man meegenomen is bij de keuze van het middel, aangezien prostatismeklachten kunnen verergeren bij amitriptyline.

Stap 5. Kennelijk was de man onbekend met het feit dat serotonerge middelen staan geregistreerd voor stemmingsstoornissen, maar dat ze ook veel bij neuropathische pijnklachten worden gebruikt. Ook is hem waarschijnlijk niet verteld dat het middel regelmatig moet worden ingenomen en niet alleen bij pijn. Ten slotte zou het recept niet adequaat uitgeschreven zijn geweest als het niet als herhalingsrecept gemerkt was.

Stap 6. Het was correct om de man na vier weken terug te laten komen om te zien of de medicatie geholpen had. Wellicht had vooraf nog het advies gegeven kunnen worden om bij uitblijven van effect de dosis te verdubbelen (maar gezien het prostatisme had dit ook een ongunstig effect kunnen hebben).

7.2 Medische inhoud bij opstellen behandelingsplan

In de zes stappen zoals gedefinieerd in het 6Step-plan vindt het volgende plaats:

Stap 1
Het probleem dat behandeld gaat worden wordt omschreven en de diagnose wordt besproken met de patiënt. Van belang hierbij zijn aard en ernst van de symptomen, oorzaak en bijdragende factoren, en eventuele gevolgen. De arts gaat na welke behandeling op dat moment al wordt toegepast en of die adequaat is. Is er een indicatie voor een nieuwe behandeling?

Stap 2
Indien wordt besloten tot een nieuwe behandeling, dan is het van belang te bepalen wat het *doel* daarvan is. Een mogelijk belangrijk doel is het behandelen van de klachten ('symptomatisch'), maar het kan ook gericht zijn op de oorzaak of bijdragende factoren van het probleem ('curatief'), dan wel op de gevolgen ervan voor de patiënt ('preventief'). Vaak moeten meerdere doelstellingen tegelijkertijd worden nagestreefd. Benadrukt moet worden dat het primaire doel niet altijd gericht hoeft te zijn op genezing, maar dat behandeling ook palliatief van aard kan zijn, dat wil zeggen gericht op verzachting of verlichting van de klachten.

Verder moet duidelijk zijn hoe het effect geëvalueerd zal worden. Soms zijn er objectieve meetbare parameters (bijvoorbeeld vermindering van aanvallen, verandering van bloeddruk of bloedwaarde) die hiervoor gebruikt kunnen worden. In andere gevallen moet het effect worden uitgedrukt in een verbetering van de algemene dagelijkse levensverrichtingen (ADL) of in een score op een schaal waarop de toestand van de patiënt wordt genoteerd (bijvoorbeeld een visueel-analoge pijnscore). Ook is het mogelijk dat de arts op het subjectieve welbevinden van de patiënt afgaat.

Stap 3
Vervolgens is het van belang na te gaan welke *effectieve* behandelingsmogelijkheden er in het algemeen voor het probleem voorhanden zijn. Hiervoor zijn vaak richtlijnen beschikbaar. De bestaande opties kunnen uitgewerkt worden in volgorde van prioriteit; waarbij effectiviteit, veiligheid, toepasbaarheid en kosten worden overwogen.

Vanaf dit moment kan onderscheid worden gemaakt tussen medicamenteuze en niet-medicamenteuze behandelingen. Onder de laatste aanpak vallen: niets doen of nog afwachten, adviezen of leefregels geven, een therapeutisch gesprek (onder andere geruststellen) of een therapeutische verrichting (bijvoorbeeld chirurgisch).

Stap 4
De arts bepaalt welke patiëntspecifieke gegevens de behandelkeuze positief of negatief beïnvloeden dan wel contra-indiceren. Drie vragen zijn daarbij van belang:
1. Is deze therapie *doeltreffend* ofwel effectief bij deze patiënt en relatief veilig?

Een therapie zal bijvoorbeeld niet doeltreffend zijn wanneer de patiënt gezien zijn leefwijze waarschijnlijk niet aan de voorschriften zal (kunnen) voldoen.

Een bekend voorbeeld is het gebruik van anti-epileptica bij sommige alcoholici. Door hun onregelmatige leefwijze en slechte voedingsgewoonten zal de medicatie niet regelmatig worden gebruikt en door de sterk wisselende spiegels meer nadeel dan voordeel opleveren. Een middel met een lange halfwaardetijd dat maar een keer daags hoeft worden ingenomen is dan doeltreffender dan een middel dat 3 keer daags moet worden gebruikt.

2. Is deze therapie *doelmatig* ofwel wegen bij deze patiënt de kosten tegen de baten op?

Een therapie kan bewezen effectief zijn en doeltreffend voor de patiënt in kwestie maar de vraag is dan of deze patiënt daar voldoende voordeel van zal hebben.

Wanneer een patiënt met hartfalen een beperkte inspanningstolerantie heeft, dus bijvoorbeeld maar enkele tientallen meters kan lopen zonder te rusten, dan is het niet zinvol op een lumbale kanaalstenose waardoor een neurogene claudicatio optreedt te behandelen.

3. Is deze therapie *zinvol* en *haalbaar* bij deze patiënt?

Als een effectieve behandeling doeltreffend en doelmatig is dan kan het nog zijn dat deze niet haalbaar is.

Een jonge vrouw met kinderen die een auto-immuunziekte heeft en ver verwijderd van een medisch centrum woont, zal niet gemakkelijk met regelmatige plasmawisselingen kunnen worden behandeld, hoe werkzaam deze behandeling in haar geval ook moge zijn.

Dit is dus therapie op maat en vele factoren die uit de anamnese naar voren zijn gekomen moeten nu meegenomen worden. Bij deze stap kan men de factoren rangschikken met behulp van het zogenaamde IDIS-model (zie 12.2); een handvat om snel een compleet overzicht over de situatie te krijgen.

De arts selecteert uit de behandelingsmogelijkheden (zie stap 3) de meest geschikte behandeling voor de betreffende patiënt, rekening houdend met alle patiëntspecifieke gegevens. Ook beargumenteert hij zijn keuze. De arts dient dus de gekozen behandeling, dosering, frequentie, toedieningsvorm en duur te motiveren, rekening houdend met alle patiëntspecifieke gegevens.

> **Overwegingen bij de keuze van een medicament (6Step 4)**
>
> - Comorbiditeit bij de patiënt en farmacokinetische aspecten van het middel
>   - Zijn er problemen met absorptie, verdeling, metabolisme, uitscheiding bij deze patiënt te verwachten?
> - Fysiologische situaties van de patiënt
>   - leeftijd, zwangerschap/lactatie, en andere...
> - Interacties met bestaande behandelingen
>   - bestaande therapie, zelfmedicatie, alternatieve therapie
> - Intoxicaties bij de patiënt
>   - Is er sprake van gebruik van alcohol, drugs, tabak, voedingsmiddelen?
> - Bekende overgevoeligheid (allergie) bij de patiënt
> - Te verwachten therapietrouw bij de patiënt
>   - wensen/hulpvraag van de patiënt, voorgaande therapie(on)trouw, bijwerkingen, gebruikersgemak (toedieningsvorm, frequentie van innemen)

Stap 5

De *uitvoering* van de behandeling wordt nu geconcretiseerd als de patiënt heeft ingestemd met de keuze voor de behandeling uit stap 4. Wanneer er al sprake is van een behandeling, dan moet besloten worden of die kan worden voortgezet of aangepast dan wel gestaakt.

Voor zowel medicamenteuze als niet-medicamenteuze therapie geldt dat de frequentie en duur van de behandeling moeten worden gemotiveerd. Mogelijk verandert de manier waarop de behandeling plaatsvindt in de loop van de tijd. Het is bijvoorbeeld denkbaar dat een medicament moet worden ingeslopen of na enige tijd moet worden afgebouwd. Ook is het mogelijk dat een vorm van fysiotherapie moet worden gegeven, bijvoorbeeld in het begin vaak en later wat minder frequent.

De patiënt moet nu zo goed mogelijk geïnformeerd en geïnstrueerd worden.

> **Benodigde instructie en informatie in 6Step 5**
>
> - Werking
>   - welk effect, wanneer het optreedt, hoe lang de werking aanhoudt, hoe de werking plaatsvindt
> - Bijwerkingen
>   - welke bijwerkingen kunnen optreden, wat te doen in dat geval?
>   - moet de behandeling worden aangepast of zullen de bijwerkingen vanzelf voorbijgaan, is er kans op blijvende schade wanneer de therapie wordt gestaakt?
> - Medicatie-instructies
>   - wijze van inname of gebruik, dosering, tijdstip inname, hoe lang gebruiken?
>   - eventueel opbouw- of afbouwschema, eventueel hoe de medicatie te bewaren
> - Waarschuwingen
>   - maximale dosis, interacties met andere therapieën
>   - beïnvloeding reactievermogen of activiteiten, noodzaak om kuur af te maken

Stap 6

De arts bepaalt de parameters om effectiviteit (werking), veiligheid (onder andere bijwerkingen) en therapietrouw te controleren. Hij maakt daar met de patiënt *afspraken* over, zodat duidelijk is wanneer die parameters gecontroleerd worden. Ook wordt afgesproken op basis van welke verschijnselen de patiënt eerder contact op kan nemen met de arts dan is afgesproken.

Wanneer al deze stappen zijn doorlopen, kan het consult worden afgesloten.

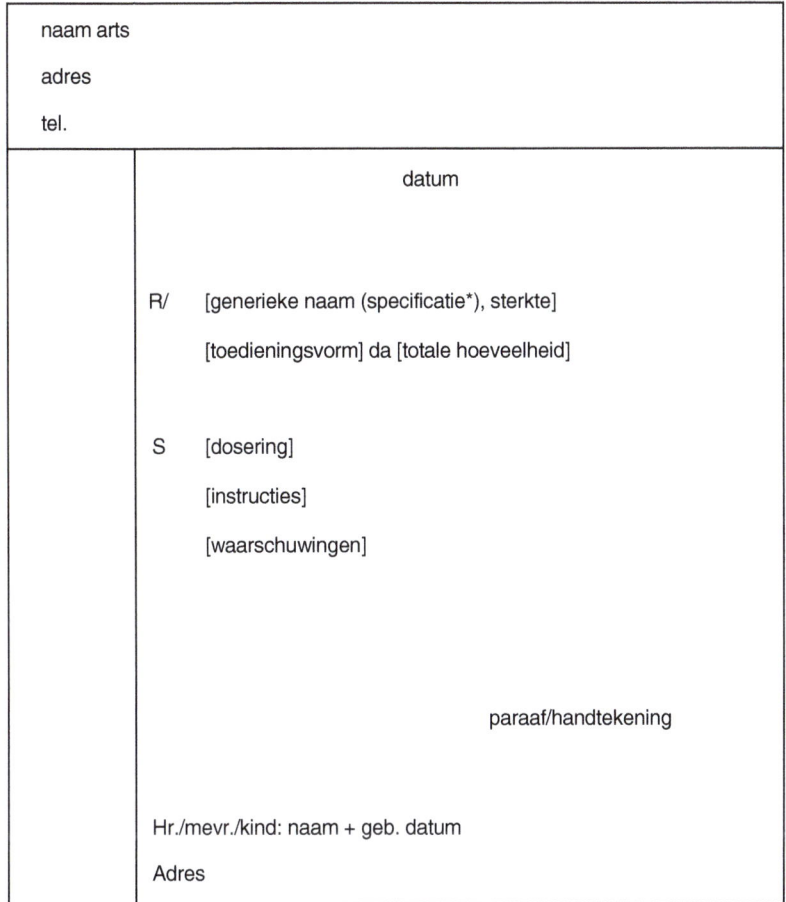

Figuur 7.1 Modelrecept.

Casus 7.2   bij behandeling gewrichtsklachten

Een vrouw van 40 jaar is sinds drie jaar bekend met gewrichtsklachten kenmerkend voor reumatoïde artritis. Aanvankelijk waren de klachten mild en werd door de reumatoloog besloten om alleen met oefentherapie en pijnstillers te behandelen (NSAID's in de vorm van naproxen 500 mg 2dd). Gaandeweg werd de behoefte aan pijnmedicatie groter en kreeg mevrouw ook bijwerkingen in de zin van maagklachten met zuurbranden. Sinds een jaar zijn er ook huidafwijkingen en de dermatoloog stelde vast dat er sprake was van psoriasis. Deze huidafwijkingen namen een ernstige vorm aan.

De vrouw is sinds haar 15de jaar bekend met diabetes mellitus en gebruikt hiervoor insuline. De bloedsuikers zijn moeilijk onder controle te houden.

Er moet wat gebeuren en volgens de 6Step-procedure wordt een plan gemaakt.

Stap 1
Waarschijnlijk is hier sprake van arthritis psoriatica waarbij sprake is van progressie van de klachten. Na uitleg over de diagnose en de vooruitzichten komen reumatoloog, dermatoloog en patiënte tot de conclusie dat de huidige therapie niet meer voldoet, vooral niet gezien de klachten die inmiddels zijn ontstaan.

Stap 2
Het is van belang om een behandelplan op te stellen dat zowel symptomatisch (pijnstillend), oorzakelijk (bestrijden huidafwijkingen) als preventief (voorkomen van onherroepelijke gewrichtsbeschadiging) moet zijn.

Stap 3
Pijnbestrijding middels NSAID's blijft vaak nodig, maar kent beperkingen vanwege maag-darmproblemen. Om deze reden is het een optie om een protonpompremmer aan de behandeling toe te voegen. Wat de gewrichtsklachten betreft, zijn volgens de huidige standaarden medicamenteuze mogelijkheden om erger te voorkomen de zogenaamde disease modifying antirheumatic drugs (DMARD's) zoals sulfasalazine, leflunomide, cyclosporine en methotrexaat. Tevens is intraveneuze behandeling met een zogenaamde biological, zoals infliximab en etanercept, een therapeutische optie. Corticosteroïden worden soms als adjuvans gebruikt of ter overbrugging van de tijd tot het ingestelde DMARD werkt. Een aantal van deze geneesmiddelen heeft als voordeel dat ze ook een gunstig effect op de behandeling van de psoriasis hebben. Niet-medicamenteuze therapie biedt hierbij ook mogelijkheden in de vorm van PUVA-behandeling (psoraleen en ultraviolet A), maar zal geen effect op de gewrichtsklachten hebben.

Stap 4
Wat de protonpompremmer betreft, wordt uit kostenoverwegingen gekozen voor omeprazol. Wat de DMARD's betreft, wordt op grond van de huidige standaarden gekozen voor een behandeling met methotrexaat. Dit is effectief, ook voor de psoriasis, met bij zorgvuldige begeleiding acceptabele risico's. Contra-indicaties zijn er niet en de behandeling is weliswaar duur, maar doelmatig. Behandeling met een biological komt pas in aanmerking indien sprake is van onvoldoende respons op methotrexaat. Corticosteroïden zijn geen optie vanwege de diabetes mellitus en het ontbreken van een duidelijke indicatie..

Stap 5
Omeprazol wordt aan de behandeling toegevoegd in een dosering van 20 mg per dag (recept). De pijnstillers mogen naar behoefte doorgebruikt worden. Ook de oefentherapie wordt voortgezet. Indien de maagklachten niet verbeteren, moet opnieuw contact worden opgenomen. Gestart wordt met één keer per week 7,5 mg methotrexaat. Deze dosering zal in de loop van de tijd op geleide van de klachten en bijwerkingen onder regelmatige bloedcontrole verder worden opgehoogd, alles in overleg met de behandelend arts. De vrouw wordt uitgelegd dat dit middel dient om het afweersysteem te onderdrukken, waardoor zowel haar huid- als gewrichtsklachten zullen verbeteren. De werking van methotrexaat is soms moeilijk vast te stellen en zal pas na maanden duidelijker zijn. De behandeling wordt vaak goed verdragen. Wel is het van belang dat er geen vergissingen met de dosering worden gemaakt: het middel moet één keer per week en niet iedere dag worden gebruikt. Het is goed om wat maagvulling te hebben wanneer de tabletten worden ingenomen. Op de dag van inname kunnen mogelijk wat misselijkheid en maagklachten optreden. Hoewel methotrexaat ook gebruikt wordt bij behandelingen voor kanker hoeft mevrouw niet bang te zijn voor allerlei andere bijwerkingen die patiënten met oncologische therapieën kunnen krijgen.

Stap 6
Afgesproken wordt dat ze voorlopig om de twee weken via haar huisarts gecontroleerd wordt op bloedafwijkingen. Ze moet contact opnemen met haar huisarts bij (toename van) blauwe plekken, iedere vorm van infectie en bij het ontstaan van een gele huidskleur.

Dr. J.H.J. Knipp Wolfshoornkamp 31a 9188 GZ Klokkenveen tel. 093 4352366	
	datum 11 april 2009 R/ Omeprazol 20 mg tablet da no. 14 S 1 dd 1 tablet zonder kauwen innemen met glas water paraaf/handtekening Hr./mevr./kind: naam + geb. datum Adres

Figuur 7.2 Recept.

Fase VII
Afronding en verslaglegging

8.1 Afronding van het consult

Alles is nu aan de orde geweest en het consult kan worden afgerond. De overgang naar deze fase zal gemarkeerd moeten worden en in dat kader is het aanbevolen de patiënt te vragen of alles voldoende duidelijk is waarbij eventuele afspraken worden benadrukt. Er zijn nu verschillende mogelijkheden.

- De patiënt hoeft niet meer terug te komen. In dat geval moet duidelijk zijn wanneer het goed is dat hij weer wel contact opneemt ('Als u over twee weken nog steeds last hebt van pijn, maakt u dan een nieuwe afspraak' of: 'Mochten er nieuwe klachten bijkomen of mocht u opnieuw vragen hebben, dan...').
- Een behandeling is ingesteld. In dat geval is het hoe dan ook van belang om een vervolgafspraak te maken om het effect te evalueren. Het komt nogal eens voor dat een behandeling of advies geen vruchten afwerpt, waarbij de dokter denkt dat hij een oplossing geboden heeft omdat er niet opnieuw hulp gevraagd wordt, maar de patiënt wel beter weet. Het is mogelijk dat de patiënt in geval van bijwerkingen of onverwachte veranderingen eerder contact op moet nemen (zie hoofdstuk 7, 6Step 6). Ook daarover moeten afspraken worden gemaakt.
- Het consult wordt tijdelijk onderbroken omdat het nodig is aanvullend hulponderzoek aan te vragen. In dat geval moet de patiënt goed weten waarom dat onderzoek nodig is (zodat de diagnostische overwegingen nu bekend moeten zijn), wat het hulponderzoek aan duidelijkheid kan brengen en wat de eventuele risico's zijn. Ook moet aangegeven worden op welke manier het consult een vervolg zal krijgen. Wordt de patiënt gebeld wanneer de uitslagen binnen zijn? Of moet hijzelf contact opnemen als het onderzoek achter de rug is?
- Er vindt een doorverwijzing naar een andere hulpverlener plaats. De patiënt moet weten wie en wat voor iemand dat is (zo mogelijk ook wanneer hij daar terecht kan) en wat hij van de doorverwijzing mag verwachten. Hierbij moeten geen overspannen verwachtingen worden gewekt; vaak gaat een patiënt naar een specialist met het idee dat er 'even een scan wordt gemaakt' terwijl de specialist in kwestie de indicatie nog moet stellen tijdens het spreekuur en van mening kan zijn dat het onderzoek niet zinvol is bij deze patiënt.

Ten slotte kan afscheid worden genomen. Voor de arts is vervolgens verslaglegging aan de orde.

8.2 Het belang van een status en een dossier

Tijdens het consult is er in het gesprek en tijdens het onderzoek veel ter tafel gekomen. Conclusies zijn getrokken, er is een plan opgemaakt en daarover is overleg gevoerd met de patiënt. Deze zaken moeten nu vastgelegd worden en daartoe worden een status en een dossier aangelegd.

Hiervoor zijn verschillende redenen:

- Communicatie is een kwetsbaar proces, waarbij gemakkelijk verwarring en misverstanden kunnen ontstaan. Wat de hulpverlener heeft gehoord, hoeft de patiënt niet precies zo gezegd en bedoeld te hebben. De betekenis die de hulpverlener ontleent aan een gegeven, kan anders zijn dan die de patiënt eraan geeft. Door van tijd tot tijd een denkpauze in te lassen, kan de stand van zaken worden samengevat en gecontroleerd. Dit kan ook een goed moment zijn om vast iets in het dossier te noteren. Wanneer het, na het afsluiten van het consult waarin de gegevens verzameld zijn, nog eens nodig is, kan het dossier geopend worden zodat samen met de patiënt kan worden nagegaan of het allemaal goed begrepen is. Wanneer een anamnese gecompliceerd is, kan in eerste instantie door de arts een verslag worden gemaakt dat vervolgens door de patiënt (bijvoorbeeld thuis) nog eens op juistheid wordt gecontroleerd.
- Naarmate een arts ervarener is, zal hij meer kunnen onthouden zonder iets op te schrijven doordat hij de informatie die tijdens anamnese en onderzoek is verworven in een voor hem bekend 'klachten- en symptomenkader' kan opslaan. Bij bekende en relatief eenvoudige klachten zal het niet veel moeite kosten om zonder veel zijwegen te bewandelen tot een conclusie en beleidsplan te komen. De uitleg die aan de patiënt gegeven moet worden, kan soms ook bijna routinematig gebeuren. Vaak gaat dit goed, maar wanneer er iets fout gaat is het belangrijk om op notities terug te kunnen vallen. Is het verhaal van de patiënt écht goed begrepen en is het noodzakelijke werkelijk onderzocht? Wie kan zich vergist hebben, de arts of de patiënt? Heeft de uitleg omtrent een interventie werkelijk plaatsgevonden en zijn daarbij de risico's die in tweede instantie werkelijkheid zijn gebleken inderdaad van tevoren genoemd? Bij klachtenprocedures dient het dossier weer geopend te worden en hierbij blijkt nogal eens dat de hulpverlener een berisping krijgt omdat de verslaglegging niet helemaal in orde was.
- Wanneer een collega in een onverwachte situatie moet bijspringen (dienst buiten kantooruren, bij afwezigheid van de betreffende arts), dan is een goed dossier van wezenlijk belang voor de continuïteit in het zorgbeleid zoals arts en patiënt dat tijdens het voorgaande consult zijn overeengekomen.
- Wanneer de arts geconfronteerd wordt met een onverwachte uitslag van aanvullend onderzoek kan het belangrijk zijn om nog eens in het dossier na te gaan wát de klachten en verschijnselen tijdens het consult precies waren en in welke context de onverwachte afwijkingen geïnterpreteerd moeten worden.
- Bij wetenschappelijk onderzoek moet nogal eens een patiëntenstatus gelicht worden om informatie op te halen.

Dossiervorming is dus om verschillende redenen van groot belang.

In een dossier zitten alle status (zie 8.3) van de klachten waarmee de patiënt bij de arts is geweest. Per klacht wordt dus een status gemaakt; vaak van een aantal consulten (waaronder de vervolgconsulten; hoofdstuk 9).

Per patiënt wordt een dossier gemaakt, met een of meer status.

Er zijn verschillende manieren waarop dit kan gebeuren, maar voor alle manieren geldt: het dossier moet inzichtelijk en begrijpelijk zijn. Duidelijk moet zijn wie wat in het dossier heeft geschreven en er moeten geen afkortingen in voorkomen die niet voor iedereen te begrijpen zijn of die voor meerdere interpretaties vatbaar zijn.

8.3 Statusvoering

De gegevens die in de eerste fasen van het consult naar boven kwamen, zijn mogelijk al tijdens het gesprek en onderzoek opgetekend. Het is voor het contact meestal prettiger wanneer de arts niet tegelijkertijd schrijft, maar vis-à-vis met de patiënt het gesprek kan voeren of in één keer het onderzoek kan verrichten. Naarmate de arts meer ervaren is, gaat dat gemakkelijker, maar voor velen zal het nog nodig zijn om pas gaandeweg het consult aantekeningen te maken. Bij exploratie van de hoofdklacht kunnen meerdere handelingen tegelijkertijd het communicatief-interactieve proces verstoren; tijdens de algemene anamnese is dat gevaar minder groot.

Veel artsen zullen, voordat ze overgaan tot uitleg van de bevindingen aan de patiënt, een voorlopig geschreven verslag in de status hebben gemaakt en de gegevens zodanig hebben geordend dat conclusies getrokken kunnen worden.

Het is een goede gewoonte om bij het optekenen van anamnestische gegevens zo veel mogelijk de bewoordingen van de patiënt te gebruiken, opdat er door te snelle interpretatie geen misverstanden ontstaan.

Voor een dergelijk verslag wordt in het algemeen een status gehanteerd. De vorm en (geprecodeerde) inhoud hiervan zijn afhankelijk van de afdeling waar de status gebruikt wordt. Achterin dit boek is een modelstatus geneeskunde/heelkunde opgenomen, zoals die in het medisch onderwijscentrum van het UMCG wordt gebruikt. Na het noteren van de basale en nog veelal ongeordende gegevens wordt een samenvatting geschreven en vervolgens een probleemlijst opgesteld (zie 6.1.1). Een en ander wordt met de patiënt besproken en verder is het nuttig om aan te tekenen hoe de patiënt is ingelicht en wat voor afspraken er zijn gemaakt.

Een dergelijke status heeft een juridische waarde en is van belang voor de overdracht van informatie aan collega's binnen de afdeling. Voor externe hulpverleners wordt een bericht in de vorm van een brief geschreven. Hierin komen meestal minder details over anamnese en onderzoek aan de orde, maar de conclusie moet wel duidelijk zijn, evenals het beleidsplan en de mededelingen hierover aan de patiënt.

8.4 Overdrachtsdocumenten

Wanneer een collega-hulpverlener buiten de afdeling een rol moet spelen bij de behandeling is een goed overdrachtsdocument van wezenlijk belang. Het kan hier gaan om een verwijsbrief (bijvoorbeeld naar een medisch specialist), een aanvraagformulier voor een technisch hulponderzoek (bijvoorbeeld naar een radioloog of patholoog), een onderzoeksverslag (bijvoorbeeld van een klinisch fysioloog of medisch microbioloog), een tussentijdse rapportage van de ene naar de andere behandelaar bij wijziging van beleid (bijvoorbeeld van de huisarts naar de specialist of omgekeerd) of een eindrapportage waarbij de patiënt wordt terugverwezen (bijvoorbeeld van de specialist naar de huisarts).

Voor verwijsbrieven zijn modellen beschikbaar. Een laboratorium of afdeling voor beeldvormend onderzoek geeft veelal formulieren uit waarop de gewenste gegevens binnen een kader moeten worden ingevuld. Voor verwijsbrieven van huisarts naar specialist heeft het Nederlands Huisartsen Genootschap een model opgesteld.

In ziekenhuizen wordt nogal eens gewerkt met geprecodeerde (voorlopige) ontslagberichten of poliklinische verslagen die per omgaande aan de huisarts worden gestuurd.

Aandachtspunten bij een verwijsbrief

- Hulpvraag
  - kort en bondig geformuleerd
- Medische gegevens met betrekking tot de hulpvraag
  - relevante gegevens verkregen bij eigen anamnese en onderzoek
- Gegevens over de medische context
  - voorgeschiedenis, medicatiegebruik, andere behandelingen, allergieën
- Gegevens over de sociale context
  - relevante gegevens over beroep, gezinsleven, zorgcircuit, etc.
- Reeds aangevraagd hulponderzoek met betrekking tot de hoofdklacht
  - de resultaten en de plaats van onderzoek moeten worden bijgeleverd
- Ingestelde behandeling met betrekking tot de hoofdklacht
  - zo mogelijk moet hier ook het effect van deze behandeling worden vermeld
- De (voorlopige) conclusie van de verwijzer met eventueel een bespreking
  - eventuele differentieeldiagnostische overwegingen kunnen hier een plaats krijgen
- Wat de verwijzer van de geadresseerde verwacht
  - hierbij moet ook duidelijk zijn of het de bedoeling is dat de behandeling wordt overgenomen of dat het bijvoorbeeld om een eenmalig consult gaat
- Wat de verwijzer met de patiënt besproken heeft
  - het gaat hierbij om zaken betreffende de (voorlopige) diagnose en om wat ervan de geadresseerde verwacht kan worden

---

Ondanks het bestaan van dit soort formulieren is er regelmatig onvrede tussen hulpverleners over berichtgeving.

Veel huisartsen vinden dat ze te laat bericht krijgen van de specialist. Soms vinden ze deze berichten te beknopt, maar vaker vinden ze deze te lang. Soms is de brief onvolledig en blijft informatie omtrent bepaalde onderzoeken achterwege, terwijl die wel toegezegd was. De specialist voert hierbij dan aan dat een uitgebreide brief wordt geschreven om de verwijzer deelgenoot te maken van de gedachten die bij het bepalen van het beleid hebben meegespeeld en dat de brief ook voor het eigen dossier bedoeld is.

Specialisten van hun kant zijn ontstemd wanneer ze een onvolledige verwijsbrief krijgen of louter een uitdraai van ongeordende gegevens uit het computersysteem van de huisarts. Ook zijn er klachten over te weinig tussentijdse berichtgeving bij wijziging van beleid. Bijvoorbeeld wanneer de specialist er op het spreekuur achter komt dat een door hem ingestelde therapie intussen gestaakt is door de huisarts, zonder dat bekend is waarom dat het geval was.

Voor optimalisatie van de gezondheidszorg en de intercollegiale verhoudingen valt er dus op dit gebied nog veel te winnen. In de kaders zijn de aandachtspunten die van belang zijn voor een verwijsbrief of voor een rapportagebrief samengevat.

Aandachtspunten bij een rapportagebrief

- Reden van consult of behandeling
  - kort en bondig geformuleerd
- Periode van opname of behandeling
  - bij een rapportage naar aanleiding van een aantal poliklinische consulten kan hier de datum van het vorige bericht worden gegeven
- Medische context
  - voorgeschiedenis, medicatie, etc.
- Sociale context
  - relevante gegevens of levenssituatie en familieomstandigheden met de nadruk op feiten die voor het actuele probleem van belang zijn
- Bevindingen bij anamnese en klinisch onderzoek
  - hierbij zal het doorgaans gaan om een samenvatting van de status
  - bij het beschrijven van de anamnese is het goed zo veel mogelijk de eigen woorden van de patiënt te gebruiken
- Conclusies van bevindingen bij aanvullend onderzoek
  - vermijd complete beschrijvingen zoals die onderaan een onderzoeksverslag staan over te nemen (deze overwegingen zijn ten behoeve van de aanvragende specialist om daar zijn of haar conclusies uit te trekken.)
- Conclusie omtrent de toestand van de patiënt
  - het kan hierbij gaan om de lichamelijke dan wel psychische toestand waarin de patiënt weer naar huis is gegaan
- Beloop tijdens opname of gedurende de periode sinds het vorige consult
  - zijn er complicaties opgetreden, hoe heeft de patiënt een en ander ondergaan, is er winst geboekt?
- Bespreking
  - hier horen de overwegingen die gespeeld hebben bij het vertalen van de verkregen gegevens naar een diagnose en beleidsplan
- Conclusie
  - dit kan een definitieve diagnose zijn, een voorlopige werkdiagnose of een aantal mogelijke diagnoses die in dit stadium van het proces zijn overgebleven (differentiële diagnose)
- Medicatiewijzigingen
  - duidelijk moet zijn hoe lang deze wijzigingen van kracht moeten blijven (bijvoorbeeld een antibioticakuur versus levenslange preventieve maatregelen)
- Andere wijzigingen in het medische beleid
  - doorverwijzing naar een andere medische hulpverlener
- Instructies en adviezen voor het verdere beleid
  - bijvoorbeeld suggesties voor aanpassen van de behandeling onder bepaalde omstandigheden
- Waarschuwingen voor mogelijke complicaties of andere ontwikkelingen
  - dit kan ten gevolge van de ingestelde behandeling zijn, maar ook ten aanzien van het beloop van de aandoening
- Informatie over vervolgtraject
  - bijvoorbeeld wanneer revisie of beëindigen contact (in welke gevallen terugverwijzen?)
- Informatie over wat de patiënt is meegedeeld

Een laatste vraag is nog aan wie de overdrachtsbrief wordt gestuurd. Uiteraard wordt de brief geadresseerd aan de verwijzer. Meestal is het nodig dat andere medebehandelaars ook op de hoogte worden gebracht en een kopie van de brief ontvangen.

Buiten de kring van behandelende medici mogen geen overdrachtsbrieven worden verstuurd tenzij de patiënt daarvoor expliciet (bij voorkeur door het ondertekenen van een formulier) toestemming heeft gegeven.

De patiënt zelf heeft altijd recht op inzage van de brief.

Dit moet de arts zich dus goed realiseren bij het opstellen van het document.

Steeds vaker vragen patiënten uit zichzelf om toezending van een kopie. Bijvoorbeeld als er hulpverleners in de familie zijn die ook graag op de hoogte willen worden gehouden. Als de patiënt zelf over een brief beschikt, kan hij zelf bepalen aan wie hij die laat lezen.

Vervolgconsulten

9

Wanneer de zeven fasen van het consult tijdens een of enkele bijeenkomsten zijn doorlopen, bestaat de mogelijkheid dat daarmee het consult beëindigd is. In veel gevallen zal het echter voorkomen dat er nog een vervolg is.

9.1 Controleconsulten

Wanneer een diagnose is gesteld, kan het nodig zijn dat de patiënt begeleid wordt in het beloop van de aandoening. In sommige gevallen zal een behandeling zijn ingesteld. In beginsel is het een goede gewoonte om het effect van de behandeling daadwerkelijk te controleren of deze voor de patiënt het gewenste resultaat oplevert. Dit is van belang voor de patiënt, maar ook voor de arts, die daarmee immers feedback krijgt op zijn beleid. Mogelijk moet de behandeling worden bijgesteld op geleide van de ervaringen van de patiënt of van gegevens die door aanvullend onderzoek geleverd worden.

Zo kan een patiënt zijn ingesteld op het immunosuppressivum azathioprine. Het is dan in de eerste plaats van belang of het middel goed is aangeslagen (meestal duurt dat twee à drie maanden). Verder moet bekend worden of er bijwerkingen zijn (die treden al vrij snel op na starten van de behandeling), zoals misselijkheid of een branderig gevoel op de tong met smaakverandering. Controle van het bloedbeeld en de leverfuncties dient in het begin frequent en later met langere tussenpozen plaats te vinden en het kan gebeuren dat de dosis moet worden gereduceerd vanwege een daling van de leukocyten in het bloed.

Ook als er geen behandeling plaatsvindt, is in een aantal gevallen een vervolgconsult geïndiceerd. Dat geldt zeker als de kans groot is dat in de toekomst opnieuw problemen zijn te verwachten die een consult en verdere bemoeienis noodzakelijk maken. Het is dan nodig om onderling duidelijk te maken wat met een vervolgconsult wordt beoogd.

De patiënt met een chronische aandoening vindt het vaak prettig begeleid te worden en van tijd tot tijd langs te komen 'om de klok gelijk te zetten'. Bij sommige aandoeningen kan het verloop een wending nemen waardoor verandering van het beleid moet plaatsvinden.

Bijvoorbeeld: een patiënt met hartfalen begint de laatste tijd minder goed te functioneren op cognitief gebied of gaat slechter eten en valt af. Vragen zijn dan: of dit een regelrecht gevolg is van het hartfalen, of hiervoor verdere diagnostiek nodig is en of er iets aan gedaan kan worden?

> Een ander voorbeeld is dat van de oncologiepatiënt die eigenlijk vooral terug moet kunnen komen om aandacht te krijgen voor het life-event-aspect (ingrijpende levensgebeurtenis) van de diagnose, veel meer dan voor vroegtijdige onderkenning van herhaling van de ziekte.

Het is mogelijk dat de patiënt iets heeft meegemaakt waardoor de aandoening een andere betekenis heeft gekregen of dat hij zelf een andere kijk op de aandoening heeft gekregen. Dat soort zaken kan bij een controleconsult worden besproken.

> Een voorbeeld is dat een persoon uit de omgeving die een belangrijke steun en toeverlaat is zelf ziek wordt of uitvalt, op welke manier dan ook. Het kan ook gebeuren dat de patiënt vanuit de omgeving (de media) informatie krijgt waardoor hij zich dingen over zijn ziekte zal gaan afvragen: is er zo langzamerhand toch niet een betere behandeling of biedt de recente nieuwe ontwikkeling waarover op de televisie verteld werd nieuwe perspectieven?

Een bijzondere plaats heeft het consult wanneer het nog niet mogelijk was de diagnose te stellen en alles eerst op zijn beloop moest worden gelaten. Het is mogelijk dat er nieuwe of duidelijkere symptomen zijn ontstaan, waardoor er meer zicht op een diagnose ontstaat en er mogelijk opnieuw een diagnostische procedure moet worden ingezet.

Of zo'n vervolgconsult moet plaatsvinden en zo ja, op welke termijn of met welke frequentie, is een kwestie van afspraken tussen arts en patiënt. De patiënt kan het prettig vinden om met vaste regelmaat langs te komen of juist liever alleen dan te komen wanneer er iets bijzonders is. Dat hangt af van de verhouding tussen arts en patiënt en ook van de bereikbaarheid van de arts voor het geval er vragen zijn. Sommige artsen bieden een telefonisch spreekuur ter vervanging van een 'lijfelijk' consult, andere stellen hun e-mailadres beschikbaar voor 'het geval er iets is'.

9.2 Communicatief-interactieve en medisch-inhoudelijke aspecten

Natuurlijk zal de arts eerst weer contact moeten maken als beschreven onder fase I.

Wanneer de patiënt antwoordt op de open vraag: 'Hoe gaat het?' of 'Hoe is het gegaan?' kunnen er essentiële inhoudelijke dingen op tafel komen, waarop verder ingegaan moeten worden. Die vormen dan een of meer punten voor de agenda die wordt opgesteld (zie kader).

Agenda

1. Het eerste agendapunt is dikwijls het samenvatten van wat er tot en met het laatste consult is gebeurd en wat er voor afspraken zijn gemaakt. Uitslagen van aanvullend onderzoek sinds het vorige consult kunnen besproken worden.

2. Vervolgens zal de arts meestal systematisch willen horen wat er nadien is voorgevallen. Of er ontwikkelingen in het ziekteverloop zijn geweest, ten goede of ten slechte, hoe de reactie op de behandeling is geweest, of er bijwerkingen waren, etc. Dit is eigenlijk een verkorte versie van fase III van het modelconsult.

3. Soms is er een bericht van een andere arts of een uitslag binnengekomen waarover gesproken moet worden of waarop actie moet worden ondernomen.

4. De patiënt kan zelf met vragen komen en mogelijk kwamen die al in het begin van het consult naar boven.

5. Bij sommige aandoeningen en met name wanneer er nog geen diagnose gesteld kon worden, kan het nodig zijn om een deel van het lichamelijk onderzoek te herhalen (fase IV).

6. Vervolgens vindt weer een denkpauze plaats, waarin conclusies naar aanleiding van het voorgaande worden getrokken ter voorbereiding op het vervolgbeleid. Deze worden met de patiënt besproken (fase V).

7. Dan volgt overleg en worden afspraken gemaakt over het vervolg. Er kunnen wijzigingen in het therapieplan plaatsvinden, mogelijk is een doorverwijzing nodig. De patiënt moet – evenals in fase VI van het eerste consult – goed op de hoogte zijn waarom bepaalde beslissingen zijn genomen. Bij een nieuwe therapie moet de 6Step opnieuw worden doorgenomen. Eventueel hulponderzoek wordt aangevraagd, na uitleg over de noodzaak hiervan.

8. Het consult wordt beëindigd als in fase VII van het modelconsult.

Bijzondere consultsituaties

10

In dit hoofdstuk komen een aantal situaties aan de orde waarbij de stappen in het consult zoals het in de voorgaande hoofdstukken is beschreven niet vanzelfsprekend verlopen. Deze situaties zijn voorbeelden van wat in hoofdstuk 15 onder 'contactuele complexiteit' en 'situatieve complexiteit' wordt beschreven.

10.1 De aanwezigheid van anderen

De meeste patiënten komen alleen op een spreekuur. Sommige patiënten laten zich echter incidenteel of vrijwel altijd vergezellen door een naaste. Dat kan de partner zijn, maar ook een kind, ander familielid of goede vriend(in).

Op verzoek van de arts

Bij sommige patiënten is het nodig om ze aan te moedigen iemand mee te brengen. Dit is bijvoorbeeld van belang wanneer de visie van een ander op het probleem nuttig is of wanneer de patiënt niet alles bewust heeft meegemaakt wat hem overkomen is. Ook in de fase van uitleg en advies kan het nuttig zijn dat ook gezinsleden of andere naasten van de patiënt aanwezig zijn.

Dat kan alleen als de patiënt daar toestemming voor geeft; de arts moet zijn verzoek dus adequaat motiveren. De aanwezigheid van anderen kan de patiënt ontlasten en ook de behandeling verbeteren, aangezien die ander de instructies ook heeft gehoord. Wanneer het nodig is om 'over het hoofd van de patiënt' te overleggen met de ander, dan is het van belang dat te expliciteren (zie bijvoorbeeld casus 3.1). Natuurlijk moet daarvoor toestemming aan de patiënt worden gevraagd.

Op verzoek van de patiënt

Als de patiënt zonder zo'n uitnodiging van de arts zelf familie of anderen heeft meegenomen, dan is dat reden voor de arts om zich even af te vragen wat dat betekent en dan vooral: wie heeft daar welk belang bij?

Soms is het niet direct duidelijk welke rol die ander heeft (partner, goede vriend, buurvrouw, vrijwilliger etc.) en in dergelijke situaties moet de arts naar de reden vragen. Zo mogelijk aan de patiënt zelf, zodat deze centraal blijft staan.

Privacy

De aanwezigheid bij een consult van een partner, familielid of anderen kan dus plezierig, verhelderend en ondersteunend zijn. De arts kan aanvullende informatie krijgen over de aard en ernst van de klachten en het functioneren van de patiënt. Maar het kan ook een barrière betekenen.

In het algemeen geldt dat de arts altijd aan de patiënt vraagt of deze het goed en prettig vindt dat die ander bij het gehele consult aanwezig is. De patiënt heeft immers principieel altijd recht op privacy tijdens het consult, zonder aanwezigheid van anderen. De arts zal in ieder geval zeer terughoudend moeten zijn om lichamelijk onderzoek in bijzijn van anderen uit te voeren.

Patiënt centraal

Het is nooit de bedoeling dat de aanwezigheid van een ander overheersend wordt zodat de patiënt zelf nauwelijks meer aan bod komt. De patiënt blijft centraal staan.

> *Dit kan bijvoorbeeld aan de orde zijn als een jonge patiënt met een van de ouders komt. 'Je mag gerust zeggen als je iets alleen met mij, zonder je moeder erbij, wilt bespreken.' 'Er kunnen onderwerpen aan bod komen die je graag met mij alleen wilt bespreken, zou je dat dan aan willen geven'.*

Meestal zal het voor de meegekomen persoon voldoende zijn als de arts uitlegt dat hij de informatie in eerste instantie van de patiënt zelf wil horen. Bij gevoelige onderwerpen zoals seksualiteit kan de arts expliciet vragen om met de patiënt alleen te praten. Eventueel kan aan het eind van het consult na expliciete toestemming van de patiënt aanvullende informatie aan de meegekomen persoon worden gevraagd.

Discussie

De situatie kan gecompliceerd worden wanneer er verschil van mening is tussen de patiënt en de meegekomen partner. De arts kan dan haast buiten het gesprek komen te staan c.q. geacht worden de mening van een van beiden over te nemen en de ander te overtuigen. Het is dan de kunst om in zo'n situatie behoedzaam een eigen standpunt in te nemen en dit kenbaar te maken, zonder een van beide partijen voor het hoofd te stoten.

Geheimhouding

Van de andere kant kan het ook voorkomen dat familieleden zelf contact opnemen om te spreken over de situatie van de patiënt. Hiervoor geldt wettelijk gezien een geheimhoudingsplicht en met name wanneer de patiënt beslissingsvaardig is, dient deze expliciet toestemming te geven voor het doorgeven van vertrouwelijke informatie aan anderen. Het moet duidelijk zijn (en zo mogelijk met de patiënt besproken worden) wat wel of niet 'geheim' is en met wie bepaalde dingen wel of niet kunnen worden besproken.

> *Wanneer een naaste aandringt op informatie die niet zomaar gegeven kan worden, kan gevraagd worden waarom het niet mogelijk is dat de familie dit rechtstreeks met de betrokkene bespreekt. Daarmee creëert de arts een andere opening. Ook kan het nuttig zijn om, zonder de geheimhoudingsplicht te overtreden, te peilen waarom de naaste in kwestie die informatie graag wil hebben en wat voor consequenties dit voor die naaste zal hebben.*

N.B. De arts moet altijd een aantekening maken in de status over wat met wie besproken is.

10.2 Gevoelige onderwerpen

Voor veel (toekomstige) artsen en patiënten bestaan er 'gevoelige onderwerpen' zoals seksualiteit.

Als de arts het onderwerp als gevoelig ervaart, kan dit door de patiënt worden opgepikt en dat maakt het gesprek nog gecompliceerder. De arts zal hierover zo normaal en neutraal mogelijk moeten praten en daarbij aan moeten sluiten bij het taalgebruik van de patiënt (*accommoderen**).

De arts zal ook duidelijk moeten kunnen maken waarom dergelijke onderwerpen eventueel ter sprake moeten komen en waarom dat eventueel gedetailleerd moet. Het helpt vaak om dit te *markeren** door een inleiding, zodat de patiënt de context van de vraag begrijpt.

> *Bijvoorbeeld: 'Ik stel u nog enkele vragen over uw seksuele leven, omdat uw suikerziekte daar invloed op kan hebben.'*

10.3 Consulten bij patiënten uit andere culturen

De soms zeer verschillende referentiekaders van arts en patiënt (taalbarrière, andere culturele gewoonten) kunnen tot communicatieproblemen leiden.

Elke cultuur is anders en binnen een cultuur bestaan ook vaak weer verschillende opvattingen. Dit is bij allochtone patiënten niet anders dan bij autochtone. Veronderstellingen dat iemand wel 'zus of zo' zal zijn, kunnen een effectief contact in de weg staan.

Verdieping

De arts moet daarom niet bij voorbaat een stelling innemen wanneer hij een persoon voor zich krijgt die een andere huidskleur heeft, met een bijzondere kledingdracht of die gebrekkig Nederlands spreekt. Zo iemand kan goed ingeburgerd zijn, waarden uit de eigen cultuur weten te relativeren en op dezelfde manier als autochtone patiënten omgaan met informatie. Het is van belang voor de arts dat hij zich per patiënt goed op de hoogte stelt omtrent het al dan niet aanwezig zijn van cultureel bepaalde verschillen in opvatting en denken. Indien die er toch lijken te zijn, dient de arts zich te verdiepen in wat dat voor iedere fase van het consult kan betekenen.

> *Lang niet altijd zal de patiënt gemakkelijk zelf met informatie hieromtrent komen omdat hij vreest dat de arts zijn culturele waarden niet zal begrijpen of een vooroordeel zal hebben. Ook kan het zijn dat de arts op een hoger voetstuk wordt geplaatst dan in Nederland gebruikelijk is en niet ongenodigd mag worden toegesproken, laat staan tegengesproken.*

Ongedwongen gesprek

Het is uiteraard niet mogelijk voor een arts om goed op de hoogte te zijn van alle aspecten van veel andere culturen. Hij kan echter op vrij ongedwongen wijze een gesprek aangaan met de patiënt door te vragen naar zijn geboorteland, de reden waarom hij naar Nederland gekomen is, onder wat voor omstandigheden dit is gebeurd, hoe nu de contacten met de familie zijn en of hij kan aarden in ons land.

Eventueel kan een compliment over de taalvaardigheid worden gegeven met de toevoeging dat het heel begrijpelijk is wanneer bepaalde informatie niet direct begrepen wordt ('Ik spreek tenslotte helemaal niet uw taal terwijl u wel uw best doet mij te verstaan') en dat het belangrijk is dat de patiënt aangeeft wanneer hij iets niet begrijpt.

Onzekerheid
Wanneer de arts zich onzeker voelt omtrent andere gewoonten kan hij dit beter laten blijken en navraag doen bij de patiënt dan net doen alsof hij wel goed op de hoogte is. Veel allochtone patiënten zullen – wanneer het ijs gebroken is – met genoegen over hun achtergrond vertellen en hierdoor meer vertrouwen in de arts krijgen.

Beladenheid
In sommige culturen worden bepaalde ziekten, die in Nederland in het geheel niet emotioneel beladen zijn, als een schande beschouwd. In een dergelijke situatie kan het bekendmaken van een diagnose een schuldgevoel bij de patiënt teweegbrengen. Vooral erfelijke aandoeningen kunnen een heel andere betekenis hebben in een andere cultuur. Wanneer een ziekte vanuit geloofsovertuiging als een 'straf van God' wordt beschouwd die men dient te ondergaan, dan kan dat grote consequenties hebben voor het vervolg van het consult. Eventuele behandeling kan dan als kansloos of zelfs verwerpelijk worden beschouwd. Klachten als stress of andere psychische problemen worden in sommige culturen minder makkelijk dan in Nederland geaccepteerd. Deze kunnen dan worden gepresenteerd in de vorm van lichamelijke symptomen die wel acceptabel zijn.

Verwachtingen
Ook bestaan er in andere landen andere meningen over diagnostisch en therapeutisch beleid. Meer dan in Nederland gebruikelijk is, kan verwacht worden dat er hoe dan ook aanvullend onderzoek moet worden verricht of een vorm van therapie worden voorgeschreven. In die gevallen kan het moeilijk zijn om te debatteren over zin en onzin van diagnostiek en beleid.

Soms lukt het niet om de brug naar de andere cultuur te slaan. Het kan dan wenselijk zijn een collega te raadplegen; soms is het mogelijk een arts te vinden die uit dezelfde cultuur stamt. Ook komt het regelmatig voor dat een patiënt na het consult in Nederland op vakantie in eigen land nog eens bij een plaatselijke arts te rade gaat.

Taalprobleem
Wanneer er een wezenlijk taalprobleem bestaat, is dat op te lossen door een professionele tolk in te schakelen, bijvoorbeeld middels een tolkentelefoon. In de praktijk zal ook vaak een meegekomen familielid of kennis als tolk optreden. In dat soort gevallen moet de arts er terdege rekening mee houden dat ook een tolk moeite kan hebben met medisch jargon. Ook door het vertalen zelf ('tradutore, traditore', vertalen is verraden) kan informatie veranderen zonder dat dit met opzet gebeurt. Afhankelijk van de aard van de klachten (denk bijvoorbeeld aan seksuele of psychische problemen) kan die aanwezige ander een belemmering voor de patiënt vormen om zich te uiten. Soms kan het dan nodig zijn om het consult te verdagen tot iemand beschikbaar is die de taal beheerst en geen banden heeft met de patiënt.

10.4 Heftige emotionele uitingen

Als een patiënt gedurende het consult erg emotioneel wordt, dan moet de arts dit in elk geval expliciet benoemen ('Ik merk dat u hier erg emotioneel van wordt.' 'Ik begrijp dat dit een erg moeilijk onderwerp voor u is.') en laten merken dat er ruimte is voor emotionele uitingen ('Dat is begrijpelijk in uw situatie.').

Soms is het ook goed om eerst even af te wachten en te zwijgen (maar wel nonverbale aandacht geven), zodat de patiënt de gelegenheid krijgt weer tot zichzelf te komen. Hierbij komt het op mentale empathie aan.

Er zijn drie vormen van sterke geëmotioneerdheid in het consult relevant: verdriet, vreugde en woede.

Bovendien is er verschil te maken tussen 'externe' emoties, over zaken die buiten de consultthematiek liggen, en 'interne' emoties, over zaken die in het consult aan de orde zijn.

Externe emoties

Bij sterke 'externe' emoties is veel afhankelijk van de beschikbare tijd en van de relatie met de patiënt. Deze kan bijvoorbeeld erg boos zijn op een ex-partner, maar bij de dokter komen voor een wond aan de voet. De arts kan dan beslissen er kort aandacht aan te besteden door de emoties alleen te benoemen, maar er niet verder op in te gaan. Eventueel kan de arts vragen of er anderen zijn met wie de patiënt erover kan praten. En dan proberen de sporen van het consult weer op te pakken.

Het is natuurlijk anders als er mogelijk een psychosomatische samenhang is; de arts kan dan zorgen dat het een 'interne' emotie wordt.

Interne emoties

Bij 'interne' emoties (verdriet en woede) moet er altijd doorgevraagd worden. Dat kan door de emotie tentatief te benoemen om te horen wat de oorzaak van de emotie is. Gaat het om de bejegening? Gaat het om de klacht? De arts doet er goed aan om de patiënt te laten merken dat ook deze emoties getoond mogen worden en bespreekbaar zijn.

Boosheid

Wanneer de boosheid op de arts is gericht, is het de kunst zich in elk geval niet in een dergelijke situatie mee te laten slepen en zelf boos te worden op de patiënt (of anderen). Vanuit de hulpverlener gezien is de boosheid van de patiënt lang niet altijd reëel. Toch dient hij er altijd rekening mee te houden dat er tijdens het consult iets verkeerd is gegaan en is het zeker niet verstandig meteen een defensieve houding aan te nemen. Het kan in ieder geval goed zijn om spijt te betuigen over het feit dat een en ander in boosheid is ontaard zonder daarvoor de schuld op zich te nemen. Ook nu is het van belang om de achterliggende redenen van de boosheid te (laten) verwoorden en eventueel het gesprek nog eens van voor af aan te voeren, eventueel op een ander moment ('Ik merk dat dit u erg boos maakt. Ik zou hier graag in een nader gesprek met u nog eens op terug willen komen').

Wanneer uiteindelijk niet tot een vergelijk wordt gekomen, is het nuttig om een collega te raadplegen of in te schakelen.

Eigen gevoelens

Om in dergelijke omstandigheden professioneel te kunnen blijven optreden, moet de arts ook leren om te herkennen welke gevoelens deze situaties bij hem zelf teweegbrengen. Ook de arts kan iemand vervelend of (on)aardig vinden.

Maar hij zal zich daar bewust van moeten zijn zodat die eigen gevoelens 'beheersbaar' blijven. Ook eigen sympathie of antipathie maakt de (beroeps)plicht van de arts om zich empathisch op te stellen niet minder.

10.5 De patiënt met honderd en één klachten

Patiënten komen meestal op het spreekuur (of worden verwezen) met een specifieke klacht. Maar er zijn patiënten die, als ze eenmaal in de spreekkamer zijn, een heel scala aan klachten presenteren. De beginnende arts zal dan meestal het gevoel hebben dat hij overal op in moet gaan, maar heeft daar natuurlijk meestal geen tijd voor. Het is redelijk zich primair op de facetten van de hoofdklacht te richten, maar dat is niet altijd even eenvoudig. In fase II krijgt de patiënt immers de gelegenheid zijn klachten in eigen bewoordingen te vertellen. De arts kan dan navragen wat de hoofdklacht van de patiënt is ('U noemt mij een groot aantal klachten. Kunt u me zeggen wat uw belangrijkste klacht is; waar u het meeste last van heeft?'). In fase III kunnen dan vooral deze klachten worden uitgevraagd. Dat kan ook worden geëxpliciteerd ('Ik wil nu eerst een aantal vragen stellen over uw belangrijkste klacht.').

Soms hebben patiënten dan alsnog de neiging om allerlei klachten naar voren te brengen en daarover uitvoerig uit te wijden.

Er zijn dus hoofdklachten en 'bijkomende' klachten en het is belangrijk daar met de patiënt overeenstemming over te krijgen. Voor die bijkomende klachten gelden de twee opties in onderstaand kader.

> **Hoe omgaan met bijkomende klachten?**
>
> *Uitstellen*
> De arts kan bij die bijkomende klachten duidelijk maken dat hij er later op terugkomt:
>
> > 'Ik zal straks op uw rugklachten terugkomen, maar ik wil eerst op uw klachten van kortademigheid ingaan.'
>
> Maar zo'n toezegging verplicht natuurlijk wel.
>
> *Kort bespreken*
> Ook kan de arts kort op de klacht ingaan, om erachter te komen hoe relevant die op dit moment is in relatie tot de hoofdklacht:
>
> > 'Hoe lang heeft u al last van pijn onder in de rug en is daar recentelijk nog iets aan veranderd?'
>
> Als er al geruime tijd geen verandering in is, dan kan dit worden 'geparkeerd':
>
> > 'Ik begrijp dat uw rugklachten ook een probleem voor u zijn, ik denk echter dat het geen verband houdt met uw huidige klachten van kortademigheid en ik kan daar omwille van de tijd nu niet op ingaan. Indien u dat wenst, kunnen wij daar in een ander gesprek op terugkomen, maar u kunt het natuurlijk ook eerst met uw huisarts bespreken.'

Als de bijkomende klachten wel met de hoofdklacht in verband kunnen staan, of anderszins actueel en relevant lijken, kan de klacht in fase II in de anamnese verder worden uitgevraagd.

Deze klachten moeten wel in de status worden vermeld.

10.6 Uitleg en advies

Alvorens informatie en advies te geven moet de arts uiteraard zelf goed op de hoogte zijn over het te bespreken onderwerp. Het gaat niet alleen om parate kennis, maar ook om de bereidheid dingen op te zoeken en vast te stellen wat niet bekend is over een diagnose en wat de gevolgen daarvan zijn. De patiënt heeft het recht om tegenover een expert te zitten. Vervolgens is van belang op een rij te zetten wat er in het gesprek aan de orde moet komen en wat eventueel beter pas in tweede instantie kan worden besproken. Begin met het belangrijkste deel van de informatie en ga dan nuanceren of kom met bijzaken.

Interactie

De hulpverlener moet zich verplaatsen naar het opleidings- en intelligentieniveau van de patiënt en inschatten wat de patiënt gezien de situatie kan overzien en opnemen. Het is goed om tijdens het informatieve gesprek nu en dan na te gaan of de patiënt alles heeft begrepen. De patiënt kan dan ook gelegenheid krijgen vragen te stellen waardoor duidelijk wordt wat hij precies wil weten. Door deze interactie kan ook duidelijk worden dat bepaalde vragen op dat moment nog niet bij de patiënt spelen en daarom beter later pas aan de orde kunnen komen.

Voorlichting

Soms kan een voorlichtingsfolder hulp bieden, in andere gevallen is het mogelijk de patiënt te verwijzen naar een website. Een tekening die in het bijzijn van de patiënt wordt gemaakt kan verhelderend werken. Ook is het goed om enkele aantekeningen met daarin duidelijk de naam van de diagnose waarom het gaat mee naar huis te geven. Veel patiënten zullen vervolgens informatie van internet halen. Indien een bepaalde aandoening in verschillende vormen en ernst kan optreden, is het aanbevolen om duidelijk te maken dat informatie van internet niet van toepassing kan zijn op het specifieke geval van de patiënt, ook al gaat het om dezelfde diagnose. Voorkom dat informatie onvolledig wordt gegeven en dat de patiënt er zelf maar via externe bronnen achter moet zien te komen hoe de vork nu eigenlijk in de steel zit. Het andere uiterste is om – met name bij emotioneel beladen boodschappen – de patiënt te overladen met cijfermatige gegevens waaruit hij zou moeten kunnen opmaken dat er ook wel enige gunstige kansen zijn mits hij daar maar oog voor heeft (maar dat heeft de patiënt in zo'n situatie meestal niet).

Aan het einde van een informatief gesprek is het belangrijk te verifiëren wat er bij de patiënt is overgekomen. Houd er rekening mee dat dit in de meeste gevallen slechts een fractie is van wat er meegedeeld is.

Vervolggesprek

Het kan nuttig zijn om een vervolggesprek te plannen bij de arts, maar mogelijk kan een gespecialiseerd verpleegkundige ('nurse practitioner') of een 'physician assistant' een tweede gesprek overnemen. Ook kan het nodig zijn om naar een andere professional te verwijzen voor verdere uitleg, bijvoorbeeld naar een klinisch geneticus. Sommige hulpverleners kiezen ervoor geen vervolgafspraak te maken, maar voor eventuele verdere vragen hun e-mailadres beschikbaar te stellen (zie hoofdstuk 11) of de mogelijkheid te bieden voor een telefonisch consult.

10.7 Gesprekken met jonge patiënten

Uiteraard is het van belang om zich ook bij jongere mensen zo goed mogelijk in hun situatie te verplaatsen.

Volwaardige gesprekspartner

Dat betekent niet dat de dokter zich aan moet passen door een andere stem op te zetten of dingen te doen die hij in andere gevallen niet zou doen. Een goede stelregel is dat jonge en oudere kinderen steeds als volwaardige gesprekspartner moeten worden gezien. Het is verstandig om niet over het hoofd van het kind heen met de ouders te praten, maar het kind zelf vragen te stellen en zelfs eventueel over het hoofd van de ouders heen met het kind contact te hebben. Ook kinderen moeten goed op de hoogte zijn van hun situatie en mogelijkheden bij het maken van een keuze omtrent beleid. Hierin moeten ze zo veel mogelijk zelf een stem krijgen. De arts is er om de belangen van het kind (en in tweede instantie die van de ouders) te behartigen en dat moet de leidraad zijn in deze fase van het consult.

Andere betekenis

Ziekten hebben voor kinderen soms een andere – wellicht meer magische – betekenis dan voor volwassenen. Onderzoeken en ziekenhuisopnames hebben per leeftijdscategorie een andere lading. Het kan zinvol zijn om te communiceren via tekeningen of knuffels en zo de situatie door te nemen.

Bij pubers en jonge adolescenten kan de situatie weer geheel anders zijn. Achter vermeende onverschilligheid kan grote onzekerheid verborgen gaan en het is belangrijk om daarin inzicht te krijgen. In deze levensfase worden mensen zich bewust van de eigen persoon en sekse en zoeken ze naar steeds grotere onafhankelijkheid. Het is daarom belangrijk na te denken over de vraag in hoeverre een diagnose impact zal hebben op de vitaliteit, het uiterlijk, het verdere leven en relaties met andere mensen.

10.8 De stille patiënt

Er komen ook patiënten in de spreekkamer die nauwelijks iets vertellen. De arts moet dan alles 'uit ze trekken'. Hij moet proberen na te gaan wat hier aan de hand zou kunnen zijn. Dat kan direct, door ernaar te vragen, of indirect, door er via een omweg een conclusie uit te trekken.

Taal

Het is mogelijk dat de patiënt weinig vertelt en nauwelijks antwoord geeft op vragen omdat zijn woordenschat te beperkt is, door opleiding, achtergrond, een ziekte of handicap. Artsen realiseren zich soms onvoldoende hoezeer zij op basis van de anamnese verwachten dat de patiënt gedifferentieerd over de eigen klachten en situatie kan praten. Soms lukt het om via een omweg (een gesprekje over een ander onderwerp dan de eigen klachten) tot een conclusie te komen over de mentale mogelijkheden van de patiënt. In ieder geval moet geprobeerd worden zo goed mogelijk aan te sluiten bij de mogelijkheden van de patiënt. In bepaalde gevallen kan het (zie 10.1) handig zijn om de patiënt te vragen een vertrouwenspersoon mee te nemen.

Schaamte
Het is ook mogelijk dat de patiënt zo stil is, omdat hij zich over de klacht of de aanleiding tot het consult schaamt en zeer gespannen is. Bijvoorbeeld als hij weet dat hij dingen moet vertellen die hij liever verzwijgt. Dit vraagt om grote empathie van de arts die daarbij de vertrouwelijkheid van het consult eventueel kan benadrukken.

Psyche
Een derde mogelijkheid is dat de patiënt zwijgzaam is omdat er een emotioneel of psychi(atri)sch probleem is. Sommige mensen kunnen bijvoorbeeld dermate neerslachtig zijn dat ze nauwelijks aan de praat komen. Hiernaar kan gevraagd worden en de antwoorden kunnen diagnostisch veel informatie opleveren.

Ervaring
Een vierde mogelijkheid is dat de patiënt zwijgzaam is omdat hij bijna panisch is voor een diagnose, door eigen ervaringen of ervaringen in de directe omgeving. Ook dan geldt dat van de arts empathie en zorg zijn vereist.

Perspectieven en ontwikkelingen

11

11.1 Ontwikkelingen die consultvoering beïnvloeden

De theorie over de consultvoering is vooral gebaseerd op de bekende artsenpraktijk, waarin de arts een spreekkamer heeft waar de patiënt wordt ontvangen. Huisartspraktijken en polikliniekpraktijken staan daarbij model, maar ook valt te denken aan een consult op een klinische afdeling, op een polikliniek voor eerste hulp, aan een spreekuur van een bedrijfsarts en andere situaties. Het gaat steeds om een consult van mens tot mens met één hulpverlener en één patiënt. Dat past geheel in de realiteit van het artsenberoep van de afgelopen decennia. De arts heeft de gelegenheid om de patiënt aandachtig te onderzoeken, te spreken, uit te vragen en vervolgens uit te leggen.

Maar de tijden veranderen en de consultvoering ook. Er zijn minstens drie perspectieven die in dit verband aandacht vragen. Artsen die nu in opleiding zijn of komen, zullen daarop voorbereid moeten worden. Het gaat om:
- veranderingen in zorgorganisaties (huisartspraktijken, ziekenhuizen)
- veranderingen in de zorgvragen van patiënten
- veranderingen in de 'media'

11.1.1 Veranderingen in zorgorganisaties

Het is intussen duidelijk dat in de huisartspraktijk het klassieke beeld zal vervagen van de vertrouwde en vaste arts die de patiënt en diens familie goed kent en alle ontwikkelingen in het gezin heeft meegemaakt. Daarvoor in de plaats komen de praktijken waarin de patiënt per consult een andere arts kan hebben. Goede dossiervorming met een snelle toegankelijkheid tot de gegevens van de patiënt op verschillende locaties (huisartsenpost, bij de patiënt thuis, in een ziekenhuis) is belangrijk. Binnen een ziekenhuis werkt men meestal al met één elektronisch dossier dat voor alle artsen die daar werken toegankelijk is. Ook wordt gewerkt aan een elektronisch patiëntendossier (EPD) dat overal toegankelijk moet zijn (met inachtneming van regels omtrent privacybescherming), maar hierover bestaat op het moment van schrijven van dit boek nog veel discussie. Een dossier dat voor vele medische hulpverleners (en de patiënt zelf) toegankelijk is, vraagt zeer zorgvuldige documentatie; meer dan nu nog in veel praktijken het geval is.

11.1.2 Veranderingen in de zorgvragen van patiënten

Uit allerlei studies blijkt dat de groep chronische patiënten in de komende jaren groter zal worden. Dat is deels een gevolg van de vergrijzing. Dat betekent voor artsen dat het aantal consulten relatief toe zal nemen.

Mondigheid

Ook is het nu al zo dat patiënten steeds 'mondiger' worden. Dat is soms moeilijk, maar heeft meestal ook positieve kanten, want daarmee krijgt de arts de mogelijkheid om de verantwoordelijkheid voor een goed verloop van het diagnostische proces met de patiënt te delen. In feite zijn er twee niveaus van 'mondigheid' te onderscheiden: het ene speelt zich vooral af op inhoudsniveau en het andere op betrekkingsniveau (zie ook 14.4).

Inhoudsniveau   Enerzijds is er de patiënt die zich voorafgaand aan het consult al uitvoerig heeft geprobeerd te informeren over de eigen klacht. Dat is de 'inhoudelijk mondige' patiënt die, geïnformeerd via internet of handboek, op de hoogte is en soms al een suggestie ten aanzien van de diagnose en/of de therapie heeft. Soms slaat de patiënt de spijker precies op zijn kop; dat kan voorkomen op een moment dat de arts daar nog niet aan toe is. Maar ook kan de patiënt er – tenminste volgens de arts – geheel naast zitten. Het is hoe dan ook altijd nuttig om samen met de patiënt na te gaan in hoeverre de mogelijkheden die de patiënt inbrengt redelijk en uitvoerbaar zijn.

Betrekkingsniveau   Daarnaast is er de assertieve patiënt. Dan gaat het om mondigheid op betrekkingsniveau. Dat lijkt lastiger, maar anderzijds is dit ook een 'prima' patiënt: iemand die meedenkt en verantwoordelijkheid neemt voor levensstijl en medicatie. Die patiënt neemt zelf het heft in handen en benadert de arts vooral als 'deskundige coach'.

Gebrek aan vertrouwen

Het wordt in de relatie tussen arts en patiënt pas moeilijk wanneer de patiënt in kwestie eigenlijk geen vertrouwen heeft in de arts. Deze patiënt wil de lijn van het beleid geheel zelf bepalen, maar kan feitelijk niet om de medewerking van de arts heen, bijvoorbeeld bij het aanvragen van aanvullende diagnostiek. Op grond van zelf verworven informatie kan deze patiënt doorverwijzing naar een bepaalde hulpverlener vragen dan wel eisen. In dergelijke gevallen wordt soms een deal gesloten, in andere gevallen wordt een 'second opinion' geregeld, hetzij op initiatief van de arts dan wel door de patiënt zelf.

11.1.3   VERANDERINGEN IN DE MEDIA

De media – krant, televisie, internet – spelen in toenemende mate een belangrijke rol in het leven. Ook dit wordt steeds belangrijker in het contact tussen arts en patiënt. Dat kan tot bijzondere situaties leiden, waarvan in het navolgende enkele voorbeelden.

Onjuiste informatie

Voordat een nieuwe ontwikkeling in de geneeskunde redelijk op waarde is geschat, is door de media vaak al informatie verstrekt.

> *Zo werd enkele jaren geleden met veel ophef gemeld dat er zogenaamde apoptoseremmers voor de behandeling van ernstige aandoeningen zoals amyotrofe laterale sclerose beschikbaar zouden komen. Op dat moment bestond alleen nog maar de theoretische mogelijkheid dat deze middelen mogelijk invloed op de aandoening bij de mens zouden kunnen hebben. Niettemin waren er onmiddellijk patiënten die via de rechterlijke macht wanhopige pogingen deden om deze middelen ter beschikking*

te krijgen. Inmiddels, jaren later, blijkt dit soort geneesmiddelen nog steeds niet toe te passen bij amyotrofe laterale sclerose.

Eigen interpretatie

Voor verschillende aandoeningen zijn er websites waarop een keur aan symptomen staat vermeld die bij de betreffende aandoening zouden kunnen voorkomen. Die informatie is meestal wel betrouwbaar, maar de individuele patiënt trekt er zijn eigen conclusies uit en die zijn meestal niet rationeel onderbouwd. Veel mensen met geheel andere aandoeningen kunnen zich 'herkennen' in de aandoening die op de website staat beschreven vanwege het feit dat ze enkele symptomen ook zelf hebben. Het is dan zaak voor de arts om hiermee prudent om te gaan. De hypothesen van de patiënt zomaar van tafel vegen is onverstandig, want de patiënt kan dingen ontdekt hebben waar de arts niet aan gedacht heeft. Verder werkt het ontkennen van ideeën die een patiënt aandraagt contraproductief. Het is echter ook verkeerd om te ver mee te gaan in twijfelachtige zaken.

Slecht onderbouwd

Bij gelegenheid worden op dergelijke websites ook uitspraken gedaan over de waarde van diagnostische testen die niet goed of in het geheel niet onderbouwd zijn. De lezer wordt er onzeker door en blijft vasthouden aan een vermeende diagnose terwijl deze a priori niet waarschijnlijk is en door een diagnostische test – ook al heeft die mogelijk tekortkomingen – zelfs vrijwel is uitgesloten.

Ook over therapieën worden vergaande uitspraken gedaan. Hierbij gaat het om adviezen voor gebruik van megadoses vitaminen of het maandenlang innemen van antibiotica. Deze adviezen worden soms zelfs door medici gegeven die geen specifieke deskundigheid op dat gebied hebben en die zonder goede bewijsvoering uitspraken doen. Met name borreliose en een tekort aan vitamine B12 zijn momenteel onderwerpen die op internet in de belangstelling staan.

Lotgenoten

Patiënten kunnen onderling contact met elkaar hebben via websites. Hier worden ervaringen uitgewisseld die vaak nuttig maar ook nogal eens misleidend zijn. Wanneer op de website voor enteritis regionalis (de ziekte van Crohn) een patiënte aan zou geven dat zij vaak last heeft van een doof gevoel in een hand waarvan zij 's nachts wakker wordt, dan herkennen sommige anderen zich daar in (een carpaletunnelsyndroom komt tenslotte veel voor) en is het gevaar groot dat dit symptoom door velen tot de klachten behorend bij de ziekte gerekend gaan worden.

Arts op internet

Ook kunnen artsen en andere hulpverleners via internetsites zonder hun medeweten worden aanbevolen dan wel verguisd, zonder dat zij zich tegen dit laatste kunnen verweren omdat zij gehouden zijn aan een beroepseed.

Steeds meer komt het voor dat 'specialisten' op een bepaald gebied internetspreekuur houden. Zij missen echter veel informatie over de patiënt en daarmee bestaat het gevaar dat zij suggesties doen die in feite niet adequaat zijn binnen de context van de patiënt. Het is voor de eigen dokter (die tenslotte het behandelingsbeleid moet uitvoeren) belangrijk om hier goed mee om te gaan.

Genoemde ontwikkelingen vragen tijd en aandacht, maar vereisen ook een 'aangepaste' competentie van de arts in de consultvoering.

11.1.4 ONTWIKKELINGEN IN CONSULTVOERING

Vanwege de in 11.1.3 genoemde ontwikkelingen kan het niet anders dan dat er ook veranderingen in consultvoering plaatsvinden. Ook de wijze waarop consulten plaatsvinden, is gevarieerder geworden. Het telefonisch consult en het telefonisch spreekuur zijn uiteraard al lang bekend en algemeen ingevoerd. In vervolg daarop is consultvoering via e-mail (e-consulten) en ook via visuele media als webcams (i-consult) in opkomst.

Ook buiten de elektronische snelweg om zijn er ontwikkelingen in consultvoering. Met het toenemen van de assertiviteit van de patiënt en ook van de mogelijkheden binnen de geneeskunde, worden steeds vaker second opinions aangevraagd. Verzekeringsmaatschappijen stimuleren dit en er zijn intussen ook artsen die zich hierop hebben toegelegd. Verder zijn groepsconsulten met meerdere patiënten tegenover enkele hulpverleners in opkomst. Een deel van het werk van artsen wordt gaandeweg steeds meer overgenomen door gespecialiseerde paramedici zoals nurse practitioners, physician assistants en verpleegkundig consulenten.

In de volgende paragrafen worden enkele ontwikkelingen – waarvan sommige al geruime tijd bestaan – nader beschouwd in het licht van de praktijk van consultvoering zoals in dit boek beschreven.

11.2 Het e-consult

Contacten via e-mail worden kortweg e-contact genoemd. Wanneer het om een consult gaat spreekt men van e-consult. Momenteel geldt als regel dat in ieder geval de huisarts deze consultvorm mag declareren op voorwaarde dat er voor hetzelfde probleem al eerder een spreekkamerconsult heeft plaatsgevonden. Er zijn verschillende legitieme redenen voor zo'n extra e-consult, zoals:
1. de patiënt kan nog overgebleven of nieuwe vragen hebben;
2. in de klachten kan een verandering zijn opgetreden;
3. de ingestelde behandeling kan effecten hebben waarover de patiënt de arts wil raadplegen.

Daarnaast is e-mail een ideale manier om informatie die buiten het spreekuur om over en weer is verstrekt 'zwart-op-wit' te archiveren. Ook biedt het de patiënt de mogelijkheid zelf de regie te geven bij het uitwisselen van informatie over aanvullende onderzoeken ('Stuurt u mij één week nadat de foto is gemaakt een e-mail, dan zal ik u de uitslag terugsturen'). De arts hoeft er dan niet op toe te zien dat deze informatie tijdig wordt doorgegeven. Bovendien kan hij zich dan verschillende telefoongesprekken, die nogal eens met wachttijden en hindernissen verlopen, besparen.

Het e-contact biedt nog meer voordelen. Zolang de patiënt maar steeds het initiatief neemt, kost het de arts vrijwel geen extra tijd en kunnen zaken worden afgehandeld op momenten dat het zowel arts als patiënt uitkomt. Voor veel patiënten is de drempel om even kort contact te zoeken lager, berichten kunnen beter overwogen worden geformuleerd dan in een telefonisch contact en er zijn voor de patiënt ook geen hinderlijke wachttijden tijdens een telefonisch spreekuur. Een bericht van de arts kan meer informatie bevatten dan de patiënt bij telefonisch contact kan opnemen. Bovendien kan de informatie in tweede instantie nog eens nagelezen worden (bijvoorbeeld een advies tot medicatiewijziging met afbouwschema).

Regels

Wie overgaat tot contacten via e-mail moet zich realiseren dat ook hiervoor wettelijke regels gelden en dat voorzorgsmaatregelen nodig zijn. Voordat de patiënt wordt uitgenodigd e-contact op te nemen, moet hierover, bijvoorbeeld via een folder, duidelijke afspraken worden gemaakt (zie kader).

> **Afspraken over e-contact**
>
> - In welke gevallen kan een e-consult plaatsvinden en wanneer niet?
> - E-contacten zijn niet geschikt voor noodsituaties.
> - Wat te doen als er niet tijdig een bericht terugkomt, bijvoorbeeld wanneer de klachten verergeren?
> - Wie heeft inzage in de door de patiënt via e-mail verstrekte gegevens?
> - Op welke wijze hebben deze personen zich tot geheimhouding verplicht?
> - Hoe houdt de arts zijn dossier met de e-mailgegevens bij?

Het is aan te bevelen om voor dergelijke e-consulten een aparte mailbox in te richten die beperkt toegankelijk is via een computer die goed beschermd wordt. Op berichten die in de mailbox terechtkomen kan direct worden geantwoord via 'autoreply' met de mededeling wanneer een gericht antwoord zal volgen. Teruggestuurde berichten bevatten bij voorkeur ook altijd standaardinformatie over telefonische bereikbaarheid van de arts of zijn vervangers en over de afspraken die ervoor gelden (zie kader).

Hierin kunnen ook andere regels zoals geadviseerd door de Koninklijke Nederlandse Maatschappij tot bevordering der Geneeskunde (KNMG) worden opgenomen (zie kader). Verder is het nuttig om de berichten zo mogelijk versleuteld te versturen.

In ieder geval moet ieder bericht een disclaimer bevatten waaruit blijkt dat het gaat om vertrouwelijke informatie die niet voor derden bedoeld is.

Archivering van berichten moet buiten het bereik van het internet plaatsvinden, bijvoorbeeld op een computer die niet met het web is verbonden.

Bij e-consulten zijn specifieke problemen op zowel het communicatief-interactieve als het medisch-inhoudelijke vlak te verwachten. Een belangrijk deel van die problemen is te omzeilen door genoemde regels in het voorgaande kader na te leven en voorzorgsmaatregelen te nemen. Niet alles is echter te vermijden.

> **Samenvatting uit Herziene versie KNMG Richtlijn online arts-patiëntcontact (2007)**
> - De identiteit van de patiënt is voldoende vastgesteld wanneer een e-contact plaatsvindt.
> - Alvorens een advies te geven, moet er voldoende en betrouwbare informatie over de patiënt beschikbaar zijn.
> - De arts geeft duidelijk aan dat het advies gebaseerd is op de gegevens die hij voorhanden heeft.
> - De arts geeft aan dat bij verergering van de klachten of bij onzekerheid spreekuurcontact nodig is.
> - De in de beroepsgroep geldende vakinhoudelijke regels over kwaliteit en veiligheid van de zorg en rechten van de patiënt worden bij e-contacten in acht genomen.
> - Wanneer de betreffende arts niet de huisarts van de patiënt is, dient hij de patiënt aan te sporen de huisarts van het gegeven advies op de hoogte te brengen of zelf een bericht aan de huisarts te sturen.
>
> *Bij voorschrijven van medicatie*
> - De arts moet de patiënt eerder hebben ontmoet en ook kennen. De medicatiehistorie van de patiënt moet beschikbaar zijn om geïnformeerd te zijn over verdere medicatie die gebruikt wordt en over contra-indicaties.
> - De arts moet ervan overtuigd zijn dat er geen lichamelijk onderzoek nodig is alvorens de medicatie voor te schrijven, dan wel bij een herhaling van het recept.
> - De arts moet ervan overtuigd zijn dat de voorgeschreven medicatie nodig is of (bij een herhalingsrecept) nodig blijft.
> - De arts moet ervan overtuigd zijn dat de patiënt voldoende informatie gekregen heeft en die ook begrepen heeft.
> - De arts moet de patiënt attenderen op de mogelijkheid bijwerkingen of veranderingen in de gezondheidstoestand te melden.

Nadelen op het communicatief-interactieve vlak

Wat betreft het communicatief-interactieve vlak kan opgemerkt worden dat via e-mail een belangrijke dimensie in het 'gesprek' verloren gaat. Alleen de rationele inhoud wordt overgebracht, terwijl de emotionele ondertoon die normaliter uit stembuigingen is op te maken verloren gaat (smileys ten spijt). Hierdoor kunnen misverstanden en stekeligheden ontstaan die tijdens een gewoon consult niet zouden zijn opgetreden. Een goedbedoeld grapje kan gemakkelijk verkeerd begrepen worden. Verder bestaat er een (klein) gevaar dat de patiënt overmatig gebruik gaat maken van het elektronische medium.

Nadelen op het medisch-inhoudelijke vlak

Medisch-inhoudelijk mist de arts de mogelijkheid lichamelijk onderzoek te verrichten of in ieder geval een klinische blik te werpen. Zelfs bij telefonisch contact is hij wat dat betreft beter af, omdat in ieder geval informatie uit het stemgeluid en de wijze van spreken verkregen kan worden (bijvoorbeeld bij kortademigheid of met betrekking tot de keelspierfunctie).

Onduidelijkheid

Bij e-consulten is het van belang een grens te trekken tot waar de kwesties per e-mail kunnen worden afgehandeld. Bij onduidelijkheid dient op tijd te worden aangedrongen op nieuw spreekuurbezoek. Bij een meningsverschil (of de dreiging daarvan) is het hoe dan ook onverstandig het e-contact voort te zetten. Dan kan beter een spreekkamerontmoeting plaatsvinden.

Wanneer de arts een antwoord geeft, is het verstandig de vraag van de patiënt te herhalen opdat er geen misverstanden ontstaan en duidelijk is waarop het antwoord betrekking heeft. Het antwoord moet bondig en begrijpelijk zijn. Het is verstandig om de patiënt te vragen een bevestiging van ontvangst te sturen waarin aangegeven wordt dat de informatie begrepen is en of een eventueel advies wordt opgevolgd.

Het voorgaande betreft steeds e-contact in de relatie van arts en patiënt die elkaar kennen. Daarnaast zijn er artsen die via een website hun diensten aanbieden. Hiervoor gelden extra regels die door de KNMG zijn voorgeschreven.

Omdat dit proces volop in ontwikkeling is, doet de lezer er goed aan om via internet de nieuwste KNMG-richtlijnen in de gaten te houden.

11.2.2 HET I-CONSULT

Een i-consult verloopt evenals een e-consult via internet, maar bevat in plaats van tekst geluid en beeld. De techniek maakt het immers mogelijk via een webcam een consult te verrichten.

De voordelen van asynchroon contact, zoals bij e-consult het geval is, gaan hierbij voor een deel verloren. Men moet immers, evenals bij telefonisch contact, rekenen op wachttijden en vertragingen, tenzij er afspraken omtrent een tijdstip voor i-contact worden gemaakt.

De hoeveelheid informatie die wordt doorgegeven is vanwege de mondelinge overdracht beperkt, maar dit bezwaar is te omzeilen door tevens e-mail te gebruiken. De patiënt kan via de camera vertellen en 'laten zien' wat de klachten zijn en de arts kan vragen stellen die vervolgens rechtstreeks kunnen worden beantwoord. De emotionele component van de berichten komt beter over. In veel gevallen zal op deze manier een groter deel van de consulten kunnen worden afgehandeld dan met alleen e-mail het geval is.

Met name in dunbevolkte regio's met een ouder wordende populatie, met weinig zorgvoorzieningen in de woonomgeving en matige bereikbaarheid daarvan, biedt deze techniek voordelen. Gezondheidscentra kunnen er voor een deel van de chronische of kwetsbare patiënten voor zorgen dat de hulp en zorg met behulp van i-consult goed geregeld wordt. In een aantal regio's wordt daar al mee geëxperimenteerd.

Veel voorzorgsmaatregelen die genomen moeten worden voor e-contacten en risico's die aan e-consulten verbonden zijn, gelden ook voor i-consulten.

11.3 Second opinion

Een second opinion is bepaald geen nieuw fenomeen. Wel komt het steeds vaker voor dat patiënten en artsen over de muren van hun unieke behandelrelatie heen willen kijken. Dat is de reden waarom in dit hoofdstuk over toekomstige ontwikkelingen een paragraaf aan deze consultvorm, die in feite zo oud is als de geneeskunde, wordt gewijd.

Reden voor patiënt

De patiënt wil bij een behandelingsvoorstel in bepaalde gevallen ook de mening van een andere arts horen, met name wanneer het om een ingrijpende behandeling gaat. Het uitblijven van een diagnose, meningsverschillen over aanvullende diagnostiek en onzekerheid omtrent aspecten van de aandoening kunnen eveneens redenen zijn voor de patiënt om een second opinion aan te vragen. Een dergelijke second opinion wordt niet altijd als zinvol ervaren door de behandelaar, maar de patiënt heeft er recht op en er kan meestal wel een compromis worden gevonden.

Reden voor arts

In andere gevallen kan het juist de behandelaar zelf zijn die een second opinion voorstelt. Het verschil tussen een second opinion en een doorverwijzing is dan vaak wat kunstmatig. In dit hoofdstuk gaat het bij een second opinion niet om het verzoek om overname van de behandeling, maar om een verzoek om feedback ten aanzien van de gestelde diagnose of het gevoerde beleid. Soms kan dat aanleiding geven tot een nieuwe diagnose of een voorstel voor een ander beleid. In dat geval kan de verwijzer de draad weer oppakken, maar het kan ook voorkomen dat het verzoek om een second opinion in feite toch tot een doorverwijzing heeft geleid omdat de patiënt bij de nieuwe arts in behandeling blijft.

Wanneer een intercollegiaal consult wordt gevraagd moet dus altijd duidelijk zijn wat de vraagstelling is, maar ook of het de bedoeling is dat de patiënt voor behandeling wordt teruggewezen of dat de behandeling in principe bij de nieuw geconsulteerde collega plaatsvindt.

In feite betreffen veel specialistische consulten die door de huisarts worden aangevraagd second opinions ten aanzien van het gevoerde beleid. Ook buiten de eerste lijn is er een levendig second-opinion-verkeer.

Een intercollegiaal consult kan plaatsvinden tussen beoefenaars van verschillende disciplines, maar ook specialisten in hetzelfde vakgebied kunnen aan elkaar een second opinion vragen dan wel naar elkaar doorverwijzen. Soms is dat omdat een behandelrelatie tussen arts en patiënt niet optimaal verloopt. In andere gevallen heeft een specialist behoefte aan feedback van een collega in hetzelfde vakgebied. Ten slotte verwijst de ene specialist ook wel eens door naar een andere vanwege het feit dat die collega over speciale expertise beschikt.

Een second-opinion-consult verloopt – niet anders dan andere eerste consulten – volgens de beschreven zeven fasen, met het verschil dat er meestal al veel gedaan is en vaak ook al een diagnose is gesteld. Er zijn daarom enkele punten die speciale aandacht vereisen, zoals weergegeven in het kader.

Aandachtspunten bij een second-opinion-consult

Wie vraagt wat?
Bij een second opinion is het altijd belangrijk om te weten van wie het verzoek om die tweede mening uitging – de patiënt, de arts of beiden? – en wat de hulpvraag precies is. Het komt nogal eens voor dat er verschillende hulpvragen naast elkaar bestaan, namelijk van de verwijzer en van de patiënt zelf – en dat vraagt dan om meerdere antwoorden. Dit kan in fase II bij de exploratie van de hoofdklacht aan de orde komen.

Hoe omgaan met beschikbare informatie?
Bij een second opinion is er meestal al veel informatie voorhanden. Hoe hiermee wordt omgegaan, hangt af van de voorkeur van de arts die de second opinion moet leveren en ook van het soort probleem waarom het gaat. Sommige artsen nemen de beschikbare informatie voorafgaand aan fase I van het consult geheel door en gaan daar op voort zodat het consult zeer gericht kan verlopen. Het nadeel van deze strategie is dat de eerder getrokken conclusies mogelijk te snel worden overgenomen. In andere gevallen kan de arts ervoor kiezen om zich globaal te informeren over de reden van doorverwijzing en dan de patiënt eerst maar eens van wal te laten steken. De beschikbare informatie kan dan na de exploratie van de hoofdklacht of na de volledige anamnese worden doorgenomen.

Second of first opinion?
Het is meestal de bedoeling dat een second opinion niet een tweede *first opinion* wordt, met andere woorden: het is belangrijk dat het nieuwe consult op hetgeen eraan vooraf is gegaan wordt voortgebouwd. In uitzonderingsgevallen is dit niet mogelijk, bijvoorbeeld omdat de patiënt weigert dat eerder verkregen informatie wordt ingezien. In dat geval is het de vraag of men werkelijk van een second opinion kan spreken.

Nieuwe diagnose of nieuw inzicht?
Bij de second opinion kan het voorkomen dat (in fase V) een nieuwe diagnose ontstaat. Dat is mogelijk als de betreffende arts over meer expertise beschikt. Vaker ontstaat een nieuwe gedachte echter doordat de eerste arts al veel werk heeft verricht en daarbij bepaalde meer voor de hand liggende diagnoses heeft uitgesloten. In dat proces kan de eerste arts – doordat hij van meet af aan een andere gedachtegang heeft gevolgd – een blinde vlek hebben ontwikkeld die door de tweede arts eenvoudiger herkend wordt. Verder is de nieuwe arts in het voordeel omdat de anamnese door het verstrijken van de tijd is uitgebreid. Het is belangrijk om het aanvankelijk missen van een diagnose om een van deze redenen goed aan de patiënt uit te leggen. Het is in die gevallen ook goed om op zeer korte termijn even contact op te nemen met de verwijzer, vooral als een diagnose 'gemist' is.

Nieuw beleid, andere behandelaar?
Mogelijk leidt de second opinion tot een verandering in het beleid, bijvoorbeeld staken of starten van een behandeling. De arts die hiertoe besluit, moet zich afvragen of hij tevens de behandeling overneemt. Zo ja, dan is het verstandig om vooraf met de verwijzer – wanneer die in de veronderstelling verkeert dat de patiënt wordt teruggverwezen – contact op te nemen om alles uit te leggen. Wanneer de behandeling niet wordt overgenomen, dan is het meestal beter om een nieuwe behandeling nog niet te starten, maar een voorstel voor nieuw beleid als een advies te formuleren. De verwijzer kan dan met de patiënt overleggen om het advies eventueel uit te gaan voeren.

> **Berichtgeving**
>
> De correspondentie na een second opinion moet primair aan de verwijzer worden gericht. Niet zelden komt het voor dat de brief aan de huisarts wordt verstuurd waarbij de verwijzende specialist het nakijken heeft. In de brief moet duidelijk beschreven staan hoe het medische verloop vóór het second-opinion-consult is geweest, dus welke handelingen al door de verwijzer zijn verricht en welke conclusies door de verwijzer zijn getrokken. Wanneer er bij de second opinion nieuwe gedachten omtrent diagnose en beleid ontstaan, dan dienen deze zorgvuldig te worden verwoord en onderbouwd.

11.4 Groepsconsulten

Groepsconsulten zijn bijeenkomsten van meerdere patiënten (meestal 8-15) met dezelfde problematiek of aandoening. Het gaat niet om eerste consulten, maar om vervolgconsulten waarbij dus al een diagnose is gesteld. Dit wordt een gemeenschappelijk medisch consult (GMC) genoemd. Hierbij is een gespreksleider (meestal een psycholoog, maatschappelijk werker, verpleegkundige of andere paramedicus) en ten minste één expert (meestal een arts) aanwezig. Patiënten moeten instemmen met geheimhouding ten aanzien van privacygevoelige gegevens die in de groep aan de orde komen. De arts bespreekt achtereenvolgens alle afzonderlijke patiënten aan de hand van hun dossier. Lichamelijk onderzoek vindt zo nodig tijdens het consult plaats, buiten de groep en in een aparte ruimte.

Voordelen

Bij een GMC is het contact tussen arts en patiënt dus niet exclusief. Patiënten kunnen ook onderling ervaringen en meningen uitwisselen en dat wordt als een van de belangrijkste voordelen van een GMC ervaren. Tips over leefstijl zijn soms overtuigender wanneer zij door medepatiënten gegeven worden dan 'van bovenaf' door medici. Patiënten kunnen elkaar ook steunen in de problemen die zij in het dagelijks leven ondervinden.

De arts kan in één keer dezelfde informatie aan een groep patiënten doorgeven en over die informatie kunnen in verschillende bewoordingen van meerdere kanten vragen worden gesteld. Aangenomen wordt dat hierdoor de informatie beter overkomt en beklijft.

Ook voor de arts is de situatie bijzonder omdat hij nu een ander soort feedback krijgt vanuit een groep, doordat hij uit de reacties van verschillende kanten kan merken of zijn boodschap goed geformuleerd is. De gespreksleider kan daar verder aan bijdragen. Door artsen die daar voor openstaan, wordt dit als een verrijking ervaren.

Beperkingen

Niet voor ieder soort patiënt en voor iedere soort aandoening is een GMC geschikt. Sommige mensen zijn introverter dan andere en niet ieder probleem kan gemakkelijk in een groep besproken worden. Van de arts als communicator wordt iets bijzonders gevraagd. Hij moet flexibel om kunnen gaan met het voeren van de medisch inhoudelijke regie. Omdat door meerdere patiënten tegelijk informatie en argumenten worden aangedragen, zal hij vaker zijn uitleg en ideeën omtrent de beste handelswijze moeten nuanceren en bijstellen. Communicatief-interactief wordt van zowel de arts-expert als van de gespreksleider iets extra's gevraagd. Evenals tijdens iedere andere vergadering moet er voor gewaakt worden dat iedereen voldoende aan bod kan komen en dat het niet zo is dat bepaalde personen de boventoon gaan voeren. Er kunnen door de multipele interacties andere emotionele reacties ontstaan waarop adequaat moet worden ingespeeld. Soms is het beter dat een bepaald probleem uit de groepsdiscussie wordt gelicht en op een ander moment in kleine setting met de patiënt wordt besproken.

Een GMC duurt langer dan een gewoon consult en een groot deel van de patiënten geeft aan meer aandacht (zij het minder persoonlijk) en meer informatie gekregen te hebben. Een GMC moet niet gezien worden als een vervanging van het persoonlijke consult maar als een extra faciliteit naast de een-op-een consulten die van tijd tot tijd gewoon doorgaan.

Ook bij een GMC dient zorg gedragen te worden voor berichtgeving aan de huisarts.

11.5 Voorlichtingsbijeenkomsten

Bijzondere vormen van GMC's zijn voorlichtingsbijeenkomsten voor grotere groepen patiënten die bijvoorbeeld op een jaarvergadering van hun diagnosevereniging bij elkaar komen.

Spreekuurproblemen

Hier is de expert, die door de vereniging uitgenodigd is, veel meer aan het woord. De voorzitter vervult meestal een minder prominente rol dan de gespreksleider bij een GMC. Na het inhoudelijke relaas van de expert komen vaak vragen die geleidelijk aan steeds verder van de oorspronkelijke inleiding afwijken, waarbij problemen die eigenlijk op een spreekuur thuishoren naar voren gebracht worden. De spreker moet keer op keer beslissen of hij op die vragen in kan gaan en adequaat om kunnen gaan met emoties uit de groep. Soms moet de vragensteller worden ontmoedigd om zijn problemen in de groep naar voren te brengen. Een klein persoonlijk gesprek na de plenaire bijeenkomst is dan beter.

Voorzichtigheid

De spreker moet – al is zijn expertise nog zo groot – voorzichtig zijn met op maat gesneden adviezen, omdat hij daarmee in feite binnendringt in een behandelrelatie tussen de vragensteller en zijn eigen arts. Hij kan niet voldoende op de hoogte zijn van de situatie van de patiënt en is doorgaans ook niet in staat om de behandelaar over het contact op de verenigingsdag op de hoogte te brengen.

Wanneer onderzoeks- of behandelingsmogelijkheden ter sprake komen, moet informatie zo volledig mogelijk zijn. Wanneer er echter een voorkeur voor de ene mogelijkheid boven de andere wordt uitgesproken, dan moet die onmiddellijk genuanceerd worden door de toevoeging dat er per patiënt bijzondere situaties bestaan waardoor die voorkeur anders kan zijn.

Chatten

Dergelijke vragenuurtjes hoeven niet alleen in een zaal met patiënten plaats te vinden; ze kunnen ook via de elektronische weg verlopen door te 'chatten'. Hierbij zijn de expert en verschillende patiënten op hetzelfde moment online en wordt in de groep (maar vooral via de arts) informatie uitgewisseld. Hier geldt weer hetzelfde nadeel als bij een e-consult, namelijk het gemis aan een emotionele ondertoon waardoor zaken verkeerd begrepen kunnen worden. Anderzijds moet de expert zich ook nu weer zeer bewust zijn van het feit dat hij niet de behandelaar van de vragensteller is en ook niet in staat kan zijn om de huisarts of behandelend specialist in te lichten, zodat een gericht advies via deze weg ook hierom niet zonder meer mogelijk is.

11.6 Toekomstige ontwikkelingen

Het schetsen van een toekomstbeeld is nooit eenvoudig. Vooral in de geneeskunde is het zo dat bij het verschijnen van een boek de inhoud al weer door nieuwe ontwikkelingen enigszins is verouderd. Wie voorspellingen doet in een boek, waagt zich op glad ijs doordat veel onvoorzienbare veranderingen zullen optreden.

Het was twintig jaar geleden, aan het einde van de jaren tachtig, niet denkbaar dat de informatie-uitwisseling via internet zo'n belangrijke rol zou gaan spelen als nu het geval is. Hoe over nog eens twintig jaar de medische praktijk eruit zal zien, is daarom moeilijk in te schatten.

Toch kan er wel wat gespeculeerd worden over verdere ontwikkelingen in de consultvoering.

Lichamelijk onderzoek

Het lichamelijk onderzoek, dat honderd jaar geleden een ware kunst was waarover dikke handboeken werden geschreven, zal waarschijnlijk verder terrein verliezen ten gunste van steeds eenvoudiger, meer betrouwbare technische hulponderzoeken. Niet belastende geluidstechnieken als dopplermetingen en echografie hebben een deel van het lichamelijk onderzoek al verdrongen. Geheel verdwijnen zal lichamelijk onderzoek nooit, omdat het snel 'aan de bedside' en in de spreekkamer kan worden verricht. Zolang technisch hulponderzoek fout-positieve en fout-negatieve resultaten kan opleveren, blijft lichamelijk onderzoek een toegevoegde waarde houden.

Diagnose

Het is zeer waarschijnlijk dat meer gesofisticeerde computerprogrammatuur beschikbaar zal komen om te helpen bij het creëren van een adequate differentiële diagnose. Nu al werken artsen (met name genetici) met databaseprogramma's die diagnostische suggesties doen wanneer een combinatie van symptomen wordt ingevoerd.
Wanneer meer gegevens beschikbaar komen met betrekking tot de diagnostische waarde van elementen van de anamnese en onderzoek, dan is het goed mogelijk dat de computer een efficiënte strategie voor opwerking van een klinisch probleem aanlevert. Op dit vlak vinden al de nodige ontwikkelingen plaats en zal verdere winst worden geboekt.

Anamnese

Met opzet wordt de anamnese hier het laatst genoemd. Sommige ICT-deskundigen spreken de verwachting uit dat het gehele medisch-inhoudelijke proces mogelijk geautomatiseerd kan worden zodat dokters op dit gebied geen rol meer spelen. Degenen die dat beweren hebben consultvoering echter nooit in de praktijk meegemaakt en zij beseffen niet dat achter de patiënt met zijn probleem een mens als ingewikkelde variabele schuilt. Zeker, een deel van het klinisch denken kan geëxpliciteerd en geformuleerd worden. Maar het impliciete deel van klinisch redeneren door de ervaren arts zal niet eenvoudig grijpbaar en programmeerbaar zijn. In dit verband kunnen wij slechts Emerson M. Pugh aanhalen:

> 'If the human brain were so simple that we could understand it,
> we would be so simple that we couldn't.'

Deel II

Achtergronden van consultvoering

Ziekte in context

In het voorgaande is al meerdere malen benadrukt dat een diagnose nooit alleen op harde medisch-biologische gegevens berust, maar altijd gesteld wordt in de context van de patiënt. In hoofdstuk 4 is hieraan bij het beschrijven van de anamnese uitgebreid aandacht besteed. In dit hoofdstuk nemen we eerst nog eens het begrip 'ziekte' onder de loep. Vervolgens komen enkele modellen aan de orde waarmee het probleem van de patiënt kan worden beschreven teneinde te komen tot een goede diagnose en een beleidsplan dat is afgestemd op de zorgbehoefte van de patiënt.

12.1 Ziek, ziekte en zieke

12.1.1 'ZIEKTE' IN DRIE BETEKENISSEN

In Engelstalige publicaties wordt onderscheid gemaakt tussen drie betekenissen van ziekte. Het gaat om de termen *disease, illness en sickness*. Het onderscheid tussen deze drie begrippen is in het Nederlands alleen aan te geven door omschrijvingen.

Disease: ziekte als objectieve medische aandoening. Dit is de ziekte zoals die door de arts wordt benoemd en kan worden verklaard door interne (auto-immuunziekte, kanker) of externe (infecties) oorzaken. Dit is de officiële diagnose zoals die in een dossier komt te staan. Hierbij is de arts de 'deskundige'.

Illness: ziekte als de subjectieve beleving van klachten, met onder andere pijn en angst. Dit is de ziekte zoals die door de patiënt wordt ervaren; in termen van het beschreven modelconsult is dit het klachtenpatroon uit fase II. Dit is wat de patiënt voelt, ervaart, beleeft aan pijn, beperking of andere klacht. De patiënt is hierin de 'deskundige', want alleen de patiënt weet wat hij of zij voelt en ervaart. Hieronder vallen angst bij onzekerheid over de diagnose en doodsangst.

Sickness: ziekte als aspect van een sociale rolvervulling, als maatschappelijk zichtbaar 'patiëntgedrag'. Het gaat dan niet om het 'hebben van een ziekte', maar om het 'zijn van een zieke'. Dit is de manier waarop de patiënt en de arts (en de zorgverzekeraars en de maatschappij) met *illness* en/of *disease* omgaan. Als de patiënt met de klachten naar de arts gaat, is dat een belangrijke stap om het als *sickness* te beschouwen.

12.1.2 RELATIES TUSSEN ZIEKTEBEGRIPPEN

Volgens het standaardmodel van illness, disease en sickness, gaat de patiënt met klachten naar de arts. Hij neemt daarmee de patiëntrol op zich. Vervolgens ondergaat hij het onderzoek en wacht hij de uitslag (de diagnose) af. Ten slotte ondergaat hij een behandeling. Vaak verloopt dit alles echter niet volgens het standaardmodel.

Het lijkt logisch dat klachten van de patiënt (illness) door de arts worden geduid als symptomen van een kwaal. In dat geval verwijst illness regelrecht naar disease. Naarmate illness erger is, zou dan ook de disease ernstiger moeten zijn. In de praktijk is die samenhang vaak minder aanwezig. Er zijn mensen met een hoge mate van illness, bij wie de arts geen disease kan vaststellen. Dat is een lastige situatie: de patiënt lijdt, maar krijgt geen diagnose en voelt daardoor geen erkenning van de kant van de arts. Dat is niet altijd terecht. De arts kan duidelijk maken dat hij weliswaar geen diagnose kan stellen, maar alle begrip tonen voor de klachten en van daaruit met de patiënt nagaan wat eraan te verbeteren is. Soms heeft het ontkennen van illness als een diagnose ontbreekt een averechts effect, zodat de patiënt steeds meer illness gaat ervaren en sickness gaat vertonen.

In andere gevallen kan erkennen van illness als er geen diagnose is ook problematisch zijn: de patiënt kan dan gefixeerd raken op zijn onwelbevinden en eisen gaan stellen ten aanzien van hulpmiddelen en diagnostiek (die in de ogen van de arts niet zinvol zijn).

Ook zijn er mensen met een serieuze disease zonder enige illness. Zij voelen zich gezond maar er is bij hen bij toeval of bij screening een ziekte ontdekt. Daarnaast kan het zijn dat ze zich ten gevolge van een behandeling (al dan niet tijdelijk) gezond voelen. Voorts zijn er mensen die 'flink' willen zijn en hun symptomen daarom wegschuiven.

Er zijn mensen die in de ogen van arts en anderen soms veel meer sickness vertonen dan medisch gezien op grond van illness en disease 'nodig' en voor de arts ook begrijpelijk is. De arts zal hierover niet snel moeten oordelen en juist in dergelijke gevallen zal hij moeten nagaan wát daarvan de oorzaak is. Spelen er andere factoren dan somatische een rol?

Ten slotte zijn er ook mensen die ondanks een aanmerkelijke illness met bekende disease de sickness weigeren te vertonen en dus geen ziekterol aanvaarden.

12.1.3 HET BELANG VAN DE ZIEKTEBEGRIPPEN IN DE PRAKTIJK

Voor de consultvoering zijn deze drie ziektebegrippen van belang. Een aantal aspecten kwam in de vorige paragraaf al aan bod en wordt hieronder aangevuld:
- De patiënt komt gewoonlijk met illness binnen en gaat ervan uit dat daar een disease bij hoort. Als aan die verwachting niet wordt voldaan, is de kans groot dat de patiënt een andere ('knappere') dokter zoekt. Het idee dat er illness kan bestaan zonder disease is voor veel patiënten moeilijk aanvaardbaar. 'De dokter kan niets vinden', heet dat dan.
- Artsen maken soms in die gevallen juist een disease van dit fenomeen; illness zonder disease (maar mét sickness). Voorbeelden hiervan zijn: 'de hypochondrische patiënt', 'de patiënt met een scala aan klachten', 'de patiënt met vage klachten', 'de somatoforme stoornis' etc. Voor de patiënt kan dit moeilijk te verdragen zijn.

- De patiënt gaat er gewoonlijk van uit dat hijzelf ook iets moet doen aan zijn kwaal, dus dat er een sickness-gedrag bij hoort. Therapietrouw is bijvoorbeeld sickness-gedrag, ofwel de rol van zieke op zich nemen. Men kan zich ook juist verzetten tegen sickness-gedrag, bijvoorbeeld door niet therapietrouw te zijn. Dit zal dan besproken moeten worden.
- De arts kan en zal op alle drie terreinen 'beleid' moeten uitzetten: beleid gericht op het verminderen van de illness en/of het verminderen van de disease en/of het verminderen van de sickness.
- De patiënt kan belang hebben bij een disease omdat hij belang heeft bij sickness. Bijvoorbeeld in de vorm van arbeidsverzuim, lagere financiële of dagelijkse huishoudelijke lasten en taken etc. Daarvoor bestaat de term 'ziektewinst' en dat is een klinisch belangrijk begrip.
- De arts moet dus in het consult goed naar illness luisteren en oog hebben voor de sickness-dynamiek. Als het moeilijk is om disease vast te stellen, dan moet de relatie tussen die drie in het gesprek met de patiënt aan de orde kunnen komen.
- De patiënt zal de resultaten van een behandeling primair evalueren in termen van illness. De patiënt wil natuurlijk beter worden, maar wil zich vooral beter voelen. Dat kan een apart punt van aandacht zijn.

Om greep te kunnen krijgen op deze verschillende aspecten van ziekte en op de bijbehorende complexiteit worden in de medische zorg enkele modellen benut, te weten: IDIS, SOEP en ICF, die in het navolgende nader worden toegelicht.

12.2 Model 1: Integraal Diagnostisch Interventie Schema (IDIS)

In IDIS komen diverse aspecten van de patiënt aan de orde en die diversiteit is te rangschikken in termen van biologische, psychologische, sociale en zorgfactoren. Het uitgangspunt van IDIS is dat er pas een goed beleidsplan kan worden opgesteld wanneer de arts voldoende overzicht over deze vier domeinen heeft.

Het kenmerk van complexe patiënten (en dat zijn natuurlijk bij uitstek patiënten bij wie *illness, disease en sickness* een ingewikkelde kluwen vormen) is dat zij juist op meerdere domeinen tegelijkertijd een probleem hebben.

Het gebruik van dit schema (in het denken van de arts, in de status) voorkomt dat een of meer van deze domeinen buiten beschouwing worden gelaten en bevordert aandacht voor de interacties en samenhang tussen de domeinen.

Niet iedereen heeft problemen die binnen alle domeinen geplaatst kunnen worden, maar in alle gevallen is het nuttig om het schema te hanteren om niets over het hoofd te zien. Met name geldt dit voor de 'geriatrische' patiënt die bijna altijd verscheidene problemen tegelijkertijd heeft.

Het IDIS-model maakt gebruik van twee assen. Op de verticale as staan de domeinen, de horizontale as van het schema is een ordinale tijdsas.

Het begint bij de relevante gegevens uit de voorgeschiedenis, dan de actuele situatie met de differentieeldiagnostische overwegingen, gevolgd door de interventies die zullen gaan plaatsvinden en eventueel gegevens over de prognose.

De drie tijdvakken op de horizontale as moeten soms verder onderverdeeld worden. Het kan zinvol zijn om onderscheid te maken tussen gegevens uit de vroege en de recente voorgeschiedenis. Die hebben echter wel beide betrekking op het verleden en horen dus links in het schema te staan. De actuele situatie dient soms opgesplitst te worden in bijvoorbeeld toestand bij verwijzing of opname en het beloop van het ziekteproces tot nu toe. In dat beloop zitten meestal al een aantal interventies. Ook hierbij kan het dus nodig zijn een onderverdeling in de middelste kolom aan te brengen. Dat geldt ook voor de rechterkolom: in een aantal gevallen is het nuttig om de interventies en de verwachting voor de toekomst zowel op de korte als op de lange termijn te beschrijven.

	verleden	heden	toekomstige interventies & prognose
somatisch/ biologisch			
psychisch			
sociaal			
zorg/ADL/ mobiliteit			

Figuur 12.1 Het Integraal Diagnostisch Interventie Schema.

12.2.1 VERLEDEN OF VOORGESCHIEDENIS

De gegevens die in de linkerkolom ('het verleden') thuishoren, kwamen naar voren in de algemene anamnese en wel bij het doornemen van de voorgeschiedenis (hoofdstuk 4). Hiermee komt de kwetsbaarheid van de patiënt in beeld.

12.2.1.1 Somatisch
Belangrijk hierbij is om die aspecten aan te geven die relevant zijn voor het verdere beloop; aandoeningen die de kwetsbaarheid van de patiënt verhogen. Het gaat hierbij om gestelde diagnosen (*disease*), maar ook een toestand van diagnostische onzekerheid (aspect van *illness*) kan belangrijk zijn. Chronische ziekten mogen niet ontbreken.

12.2.1.2 Psychisch
Ook bij dit onderdeel wordt kwetsbaarheid in kaart gebracht. Zijn er episoden van een chronische of recidiverende psychische stoornis (schizofrenie, depressie, verslaving) geweest? Zijn er in het verleden gebeurtenissen op het psychische en emotionele vlak voorgevallen (zie hoofdstuk 4.2.2.1) waardoor de persoon 'getekend' kan zijn en daardoor de huidige klachten in een bepaald licht is gaan zien? Maar ook: is er een *illness*-verleden waardoor iemand bang is om (weer) ziek te worden? Bijvoorbeeld omdat de patiënt een dierbare heeft meegemaakt met een ernstig lijden?

12.2.1.3 Sociaal
In dit domein vallen de intermenselijke contacten, in het bijzonder familierelaties. Daarnaast is het ook nodig om te kijken naar het bestaan van een sociaal

netwerk met vrienden, collega's en bekenden. Ook hieraan werd reeds in de aanvullende anamnese aandacht besteed (4.2.2.1).

Belangrijk is ook het *sickness*-verleden: hoe bekend is de ziekenrol voor de patiënt? Of voor de familie? Er zijn families met zeer veel ervaring in de patiëntrol; ervaring die wordt uitgewisseld en doorgegeven.

12.2.1.4 Zorg

Was er in het verleden een medische behandeling nodig? En zo ja, op wat voor manier en hoe intensief? Contacten met huisarts, specialisten en ziekenhuisopnames moeten in dit kader nagegaan worden. Is het vertrouwen in hulpverleners ooit beschaamd? Zijn behandelingen ooit afgebroken? Afgebroken zorgrelaties? Zijn er 'gemiste diagnoses' in de geschiedenis van de patiënt of van iemand uit diens omgeving?

Ook hierbij is *sickness* aan de orde; hoeveel ervaring met zorg heeft iemand van dichtbij meegemaakt?

12.2.2 HEDEN OF ACTUELE TOESTAND

12.2.2.1 Somatisch

Het gaat hierbij om de ernst van de somatische symptomen en in welke mate die functionele beperkingen opleveren. Verder wordt gekeken naar de complexiteit van actuele relevante somatische ziektes. Welke symptomen kunnen aan welke ziekte worden toegeschreven? Bestaat er nog ergens diagnostische onzekerheid over?

12.2.2.2 Psychisch

Zijn er actuele psychiatrische symptomen zoals depressie, angst, onrust, agressie, wanen, hallucinaties, verwardheid, somatiseren? Hoe ernstig zijn deze symptomen?

Is de patiënt coöperatief ten aanzien van onderzoek en behandeling? Is er weerstand tegen een adequate medische interventie (diagnostiek zoals endoscopie of bloedprikken en behandeling zoals medicatiegebruik en dieet)?

Hoe groot is de lijdensdruk nu? Hoe 'ziek' ervaart de patiënt zichzelf? Hoe lijdt de patiënt onder de klachten? Kortom: illness.

12.2.2.3 Sociaal

Hier wordt gelet op ophanden zijnde veranderingen in de omgeving, bijvoorbeeld in de woonsituatie. Zal iemand ten gevolge van het actuele probleem terug naar zijn eigen woonomgeving (huis, verzorgingstehuis) kunnen? Is een tijdelijke of permanente institutionalisering (ziekenhuis, verpleeghuis, revalidatiecentrum) nodig? Tevens gaat het hierbij om de actuele mate van sociale integratie en participatie; komt er iemand op bezoek waar de patiënt belang aan hecht?

Ten slotte is hierbij de mate waarin de patiënt zich met zijn rol van patiënt kan en wil identificeren van belang, ofwel: sickness.

12.2.2.4 Zorg

Hieronder wordt de actuele medische zorg geplaatst. Wie is daar bij betrokken? Is er zorgcoördinatie aanwezig? Moet de coördinatie tussen verschillende behandelaars worden afgestemd? Is er zowel somatische als psychiatrische hulp nodig? Was de transitie van zorg bij verwijzing of opname goed geregeld? Hoeveel hulp bij lichamelijke verzorging heeft de patiënt nodig? Belangrijk hierbij zijn onder andere mobiliteit, continentie en voeding.

Hierbij moet ook weer aandacht zijn voor de mate waarin de patiënt zich met de rol als patiënt kan en wil identificeren en zorg 'verdraagt' of eventueel zoekt.

12.2.3 INTERVENTIES EN PROGNOSE OF TOEKOMST

12.2.3.1 Somatisch

Wat moet er nu gebeuren op somatisch gebied? Wat is het risico in termen van levensverwachting en complicaties? Zijn er (progressieve) chronische ziektes? Wat is de verwachte invloed op de zelfredzaamheid?

12.2.3.2 Psychisch

Wat moet er nu gebeuren op psychisch gebied? Is een vorm van ondersteuning en begeleiding geïndiceerd? Moet een psychiater of psycholoog worden ingeschakeld? Is er een bedreiging van de geestelijke gezondheid? Is psychiatrische behandeling nodig? Is het zinnig om specifieke aandacht te geven aan de beleving van de ziekte? Is klachtreductie mogelijk, ook als er weinig mogelijkheden zijn om de *disease* te genezen?

12.2.3.3 Sociaal

Is er een bedreiging voor het sociaal functioneren te verwachten? Verlies van werk? Noodzakelijke verandering van woonvorm, institutionalisering? Bedreiging van het sociaal netwerk: dementerende partner, scheiding, verhuizing? Is er nog contact nodig met personen uit het sociaal netwerk van de patiënt? Is er behoefte aan informatie of psycho-educatie?

Ook zijn hier aan de orde: is er een inschatting te maken van de mate waarin iemand een 'carrière' als patiënt kan gaan beginnen? Wat betekent de ziekte voor de patiënt? Is 'ziektewinst' eventueel relevant?

12.2.3.4 Zorg

Is nu een interventie nodig om de zelfredzaamheid te verbeteren, of om te voorkomen dat de patiënt verder achteruitgaat? Welke medische zorg zal in de toekomst nodig zijn? Wie zal deze zorg leveren: de huisarts of een of meer specialisten? Is er naast somatische zorg ook psychische zorg nodig? Dan is zorgcoördinatie nodig; wie gaat dat doen?

12.3 Model 2: Subjectieve klachten, Objectieve gegevens, Evaluatie en Planning (SOEP)

Binnen de huisartsgeneeskunde is een ander model gangbaar geworden, waarin de diverse aspecten van 'ziekte' eveneens aan bod komen.

Om tot een logisch en adequaat beleid te komen, ordenen huisartsen de gegevens van een consult vaak in termen van subjectieve klachten van de patiënt, objectieve gegevens bij onderzoek en anamnese, evaluatie van het geheel van gegevens en planning met betrekking tot te ondernemen acties. Hiervoor wordt het acroniem SOEP gebruikt.

Subjectieve gegevens

In deze rubriek komen alle gegevens over het deelcontact dat de arts verzamelt op basis van wat de patiënt spontaan aanbrengt of vraagt. Dit zijn de symptomen en klachten, in het bijzonder de contactreden: de illness.

Objectieve gegevens

In deze rubriek noteert de arts alle gegevens die hij verzameld heeft op basis van anamnese, klinisch onderzoek, technische onderzoeken of verwijzingen (disease).

Evaluatie

Hier komt de uiteindelijke, meest waarschijnlijke diagnose als titel van de episode, eventueel samen met enkele werkbare hypothesen waarop hij of zij het beleid verder kan afstemmen.

Er wordt hier dus wat aan het geheel van disease toegevoegd.

Planning

Op deze plaats staat iets over de acties die genomen gaan worden waarbij ook illness en sickness worden betrokken.

Een dergelijke indeling wordt wel gehanteerd bij de doorverwijzing naar een medisch specialist of andere hulpverlener. Het mag bij een dergelijke verwijzing echter niet bij een transfer van SOEP- gegevens blijven; een duidelijke vraagstelling met wensen ten aanzien van de behandeling mag niet ontbreken (zie hoofdstuk 8).

12.4 Model 3: International Classification of Functioning, disability and health (ICF)

In de medische wetenschap wordt enerzijds een classificatiesysteem voor ziekten, aandoeningen, letsels et cetera gehanteerd: de International Classification of Diseases (ICD), opgesteld door de Wereldgezondheidsorganisatie (WHO). Dat is echter niet geschikt voor het opstellen van een praktisch beleid dat aan de behoefte van de patiënt tegemoetkomt.

Daarom is anderzijds een International Classification of Functioning, disability and health (ICF) ontwikkeld, eveneens opgesteld door de WHO.

Dit model beschrijft het totale functioneren in een langdurig zorgtraject, inclusief alle aspecten van 'ziekte' zoals die in 12.1.1 zijn geformuleerd.

De ICF en ICD zijn complementair; dat betekent dat een ruim en zinvol beeld van de gezondheidstoestand verkregen wordt wanneer gegevens over ziekte en het menselijk functioneren worden gecombineerd.

De ICF beschrijft de mogelijkheden tot functioneren van mensen inclusief de factoren die op dat functioneren van invloed zijn. De classificatie biedt een standaardtaal en een schema waarmee het mogelijk is om multidisciplinaire zorg, zoals bij chronisch zieke patiënten, te registreren.

Functioneren in het dagelijks leven is gelukkig voor de meeste mensen iets vanzelfsprekends; zij kunnen binnen bepaalde grenzen doen wat zij willen. Er zijn echter veel mensen met fysieke of psychische problemen die zo ernstig zijn dat deze hun dagelijks leven beïnvloeden of zelfs onmogelijk maken. De volgende problemen zijn hierbij van belang:

1. *Pijn,* samenhangend met aandoeningen zoals reuma en artrose, kan ertoe leiden dat mensen hun activiteitenniveau sterk moeten verlagen.
2. *Beperkingen* in mobiliteit kunnen ertoe leiden dat mensen niet goed meer voor zichzelf kunnen zorgen.
3. *Bewegingsangst* kan leiden tot het niet meer (durven) deelnemen aan (sportieve) activiteiten.
4. *Omgevingsfactoren,* zoals een niet aangepaste woon- of werkomgeving, kunnen grote invloed hebben op het weer zelfstandig deelnemen aan de samenleving.

Met dit model wordt geprobeerd de wisselwerking tussen de verschillende aspecten van de gezondheidstoestand en de externe en persoonlijke factoren te vangen.

Er is een *gezondheidstoestand* van de patiënt en dat betekent in dit model de manier waarop iemand kan functioneren in de aanwezigheid van de aandoening die aanwezig is of het letsel dat iemand heeft (disease).

Die gezondheidstoestand is onder meer afhankelijk van veranderingen in lichamelijke *functies* en anatomische eigenschappen: bijvoorbeeld de beenfractuur, het herseninfarct, de aangeboren afwijkingen etc.

Deze veranderingen in lichamelijke *functies* kunnen vervolgens tijdelijke of blijvende gevolgen hebben voor de *activiteiten* die iemand al dan niet zelfstandig kan uitvoeren. Bijvoorbeeld: de persoon met de beenfractuur die tijdelijk niet op het aangedane been mag staan. Hoe komt hij dan van zijn bed als hij naar het toilet wil?

De mogelijkheid tot activiteiten bepaalt hoe iemand aan het dagelijks leven kan deelnemen *(participatie):* bijvoorbeeld deelnemen aan het verkeer, een eigen huishouden hebben, deelnemen aan sportactiviteiten of het hebben van een betaalde baan.

Door de veranderingen in de lichamelijke functies en anatomische eigenschappen kunnen de veranderingen in het uitvoeren van activiteiten direct gevolgen hebben voor de participatie, maar ook omgekeerd. Een omgeving met veel verkeer kan een probleem zijn voor de participatie van een kind om zelfstandig naar school te gaan. Of het is beperkt in de activiteit om buiten te spelen.

In de ICF wordt dus onderkend dat het menselijk functioneren wordt beïnvloed door de volgende factoren:
- *gezondheidstoestand* (de ziekte, de aandoening of het letsel die/dat iemand heeft)
- *persoonlijke factoren* (zoals leeftijd, geslacht, persoonlijkheid, opleiding en voedingsgewoonten)
- *externe factoren* (toegankelijkheid van gebouwen, wetten en regels of sociale waarden)

Het verschilt per persoon in hoeverre deze factoren van invloed zijn op het totale functioneren en daarmee ook op het participeren in de samenleving. De wisselwerking tussen deze aspecten heeft een dynamisch karakter. Zij staan niet in een een-op-eenrelatie met elkaar en er is altijd wederzijdse beïnvloeding.

Zo kunnen functioneringsproblemen van invloed zijn op de ziekte, maar het hebben van een of meer participatieproblemen kan ook van invloed zijn op de ernst van de aandoening.

De ICF wordt met name in de revalidatiegeneeskunde toegepast omdat daar de kwaliteit van leven verbeterd of behouden kan worden door de interventies te richten op de functioneringsproblemen.

Klinisch redeneren

13.1 Diagnostisch denken

Direct al bij het begin van een consult zal de arts zijn gedachten ontwikkelen in de richting van een diagnose. De patiënt in kwestie is misschien al veel vaker bij de arts geweest, of komt anders nooit. Hij heeft mogelijk een steeds terugkerend probleem, of hij komt snel met meestal onschuldige klachten. Ook kan het zijn dat de manier waarop de patiënt binnenkomt al een diagnose doet vermoeden. De toon kan dus al in de eerste fase zijn gezet voordat er ook maar een woord gesproken is.

Bij een doorverwijzing is er doorgaans al een verwijsbrief met een hulpvraag voorhanden. Als het goed is, zal de verwijzer daarin al ideeën omtrent een mogelijke (differentiële) diagnose hebben geformuleerd.

Dan begint het gesprek. Na de kennismaking formuleert de patiënt in fase II zijn klacht en zodra de arts iets van het probleem herkent, zal hij onmiddellijk verdere ideeën krijgen. Al voor het einde van fase II bestaat er al een zekere orde in zijn overwegingen. De arts heeft dan nog niet, of heel weinig, de loop van het gesprek bepaald om de exacte gegevens die nodig zijn op tafel te krijgen. Op grond van de contouren van de hoofdklacht die geschetst zijn en vanuit zijn ervaring kan de arts al aardig in de richting van een diagnose komen.

Diagnostische strategie

Vervolgens worden in fase III en IV gerichte vragen gesteld en onderzoekshandelingen verricht. Naarmate de vragen en elementen van lichamelijk onderzoek meer relevant zijn, brengen ze de arts dichter bij de diagnose. Met andere woorden: iedere vraag en ieder deel van het lichamelijk onderzoek heeft met betrekking tot een klinisch probleem een *diagnostische waarde* (13.2). Het is niet altijd voldoende om alleen een anamnese af te nemen en lichamelijk onderzoek te verrichten, in veel gevallen zal er ook technisch hulponderzoek verricht worden om de diagnose duidelijker te krijgen (fase V). Ook hiervoor geldt dat een goed gekozen aanvullend onderzoek de diagnose dichter bij kan brengen, terwijl ongericht technisch onderzoek vaak meer vragen dan antwoorden oplevert. Hiervoor geldt dus eveneens dat er verschil is in diagnostische waarde.

Stap voor stap wordt de weg naar de diagnose gelopen. Wanneer dit tactisch gebeurt, dan wordt iedere nieuwe stap gezet in een richting die logisch is op basis van gegevens die uit het voorgaande bekend zijn. Iedere stap heeft dan ook weer betekenis voor het verdere verloop van het medisch-inhoudelijke spoor van het consult.

Casus 13.1 Een vrouw met brandend gevoel in de tong

Een vrouw van 35 jaar heeft last van een brandend gevoel in de tong.
Nadat ze haar verhaal heeft verteld, vraagt de internist naar problemen bij het slikken. Inderdaad heeft ze hier last van. Bij navraag is er geen sprake van diarreeklachten of medicatiegebruik. Bij lichamelijk onderzoek werpt de arts allereerst een blik op de nagels. Inderdaad blijkt er sprake te zijn van 'lepeltjesnagels'. Bij inspectie van de tong en lippen zijn er kloven te zien. Verder lichamelijk onderzoek brengt nog een relatief snelle polsfrequentie aan het licht (90/min.), maar verder zijn er geen afwijkingen. De internist vraagt gericht een bloedbeeldbepaling en het ijzergehalte in het bloed aan, waarna duidelijk wordt dat er sprake is van anemie door ijzergebrek.

Commentaar
Dit is een voorbeeld van een snelle weg naar de diagnose, waarbij het ene gegeven doet zoeken naar het volgende en vele mogelijkheden snel voorbijgaan. Een dergelijke vaart in de diagnostiek geeft aan dat de arts op dit gebied ervaren is en alle diagnostische mogelijkheden snel de revue kan doen passeren. Een minder ervaren arts zal mogelijk steun zoeken in een handboek. Hierin kan gevonden worden dat een brandende tong (glossodynie) verschillende mogelijke oorzaken heeft, namelijk:
1. *ijzergebrek*
2. *vitaminegebrek*
3. *diabetes mellitus*
4. *medicatiegebruik (azathioprine)*
5. *een candida-infectie*
6. *gebitsproblemen*
7. *een tekort aan speekselproductie*
8. *een hersenzenuwprobleem*
9. *een angst- of stemmingsstoornis*

Mogelijk zijn sommige oorzaken al minder waarschijnlijk geworden bij de exploratie van de klacht in fase II, maar er zullen nog veel vragen overblijven. In fase III zal onmiddellijk geïnformeerd worden naar:
1. *slikstoornissen*
2. *diarree, dieetgewoonten, huidafwijkingen zoals die bij pellagra voorkomen*
3. *vermoeidheid, afvallen, recidiverende infecties, branderige voeten*
4. *welke medicatie gebruikt wordt*
5. *een mogelijk verzwakte immuniteit*
6. *gebitsproblemen*
7. *speekseltekort en droge ogen*
8. *gevoelsstoornissen in het gelaat en andere neurologische stoornissen, zoals dubbelzien en slikproblemen*
9. *angst- dan wel stemmingsproblemen*

Naarmate er meer ontkennende antwoorden komen, zal de vragenlijst langer worden. In fase IV zal gezocht worden naar:
1. *lepeltjesnagel, kloven in tong, lippen, tepels, atrofie van het mondslijmvlies*
2. *een gladde rode tong, een gelige huidskleur*

2,3 *aanwijzingen voor polyneuropathie*
4,5 *tongbeslag*
6 *toestand van het gebit*
8 *afwijkende hersenzenuwfunctie*
9 *affectmodulaties*

*Afhankelijk van de bevindingen zal dan aanvullend onderzoek plaatsvinden. Als er nog
veel mogelijkheden open staan, kan de arts diverse bepalingen tegelijk aanvragen, maar
ook kan het verstandig zijn om als eerste de testen die eenvoudig zijn en het meest waarschijnlijk wat zullen opleveren, aan te vragen. Bijvoorbeeld:*
1,2   bloedbeeld
3   bloedsuikers

*In tweede instantie kan de arts dan verdergaan, afhankelijk van de uitslag van de eerste
test. Bijvoorbeeld:*
1   ijzerbepaling bij gevonden microcytaire anemie
2   vitaminebepaling bij macrocytaire anemie
*7   antinucleaire antilichamen als de eerste testen niets afwijkends opleverden en er
       inderdaad sprake was van een droge mond en droge ogen*

De strategie die gevoerd wordt, zal vaak zonder berekeningen opgezet zijn;
daarvoor ontbreekt de tijd. Het is echter goed mogelijk om de effectiviteit van
een diagnostische strategie te analyseren om na te gaan wat de betekenis van
iedere stap afzonderlijk en van de procedure als geheel is. Bij het opzetten van
protocollen en richtlijnen, en in tweede instantie bij het volgen hiervan, wordt
gebruikgemaakt van dergelijke analyses. In dit hoofdstuk wordt daarom aandacht besteed aan de rationele achtergronden van het stellen van vragen, het
doen van lichamelijk onderzoek en het aanvragen van aanvullend onderzoek.
Hierbij is het gebruik van ('Bayesiaanse') statistiek onvermijdelijk. De diagnose
kan in fase V volgens verschillende strategieën tot stand komen (13.3). Wanneer
er eenmaal een (werk)diagnose is, moet een beleid geformuleerd worden. Dat
betekent zo mogelijk kiezen voor een behandeling. Omdat de ene behandeling
meer risico's met zich meebrengt dan de andere en er meestal ook een verschil in
effectiviteit bestaat tussen verschillende behandelingen, vindt ook nu een redeneerproces plaats (13.4).

Casus 13.2 Een jonge man met episodes van onoplettendheid

Een man van 37 jaar komt bij de huisarts. Een week eerder heeft hij door onoplet-
tendheid een flinke aanrijding veroorzaakt, doordat hij een andere auto van rechts
geen voorrang gaf. De politie heeft hem gecontroleerd op alcoholgebruik, maar
niets gevonden. De man gebruikt overigens nooit alcohol, want dat verdraagt hij
slecht. Bij navraag blijkt hij wel vaker niet helemaal bij de les te zijn en hij krijgt daar
ook wel opmerkingen over. Hij kan zich van tijd tot tijd dingen die tegen hem gezegd zijn niet herinneren. Hij heeft zich zelfs wel eens afgevraagd of hij dement aan
het worden is. Alle vragen in het kader van ALECOBO zijn aan de orde geweest. Het
is tijd voor een denkpauze gevolgd door een speciële anamnese.
    De huisarts moet een verklaring zien te vinden voor de episodes van onoplettend-
heid. Zij vraagt of anderen hem wel eens geobserveerd hebben tijdens zo'n aanval
om erachter te komen of er ook kenmerken van (partieel complexe) epilepsie zijn.
Er zijn geen onwillekeurige bewegingen en als de man wordt aangesproken, is hij
er wel direct weer bij. Bij verder uitdiepen van de tractus van het zenuwstelsel blijkt
dat hij zich na een 'aanval' niet katerig voelt. Als hij met rust gelaten wordt, kan hij
in slaap vallen en wordt dan na een minuut of tien weer wakker. Een aanval wordt

niet ingeleid door het zien of horen van dingen die er niet zijn, geen onwezenlijke gevoelens, geen opstijgende gevoelens vanuit de maag, kortom geen auraverschijnselen zoals ze bij epilepsie voorkomen. Wel kunnen zijn gedachten tijdens eentonige werkzaamheden soms de vrije loop nemen en dan lijkt het wel of hij droomt. In het verleden zijn er geen koortsconvulsies geweest, geen hoofdtrauma's en geen andere ziekten van het zenuwstelsel. In de familie komt geen epilepsie voor.

Opnieuw wordt even een denkpauze genomen.

De weg naar de diagnose epilepsie is nu zo goed als afgesloten zonder veel opbrengst, maar het was absoluut nodig dit zijspoor te bewandelen en een negatief resultaat is hierbij ook belangrijk. Het lijkt dus meer om overmatige slaperigheid overdag te gaan. Dat komt in het merendeel van de gevallen door een slechte nachtrust, gebruik van medicatie, veel snurken 's nachts (het obstructief slaapapneusyndroom).

Inderdaad, de man slaapt slecht. Inslapen gaat wel, maar vaak wordt hij 's nachts wakker en dan gaat hij er ook wel even uit. Voor het slechte slapen is bij navraag geen enkele reden te bedenken. Hij gebruikt geen medicijnen en zijn partner zegt dat hij niet snurkt of ademhalingsstops heeft.

Dan is er nog een diagnose waaraan niet vaak gedacht wordt en die ook niet zo vaak voorkomt: narcolepsie. Daar zijn de volgende vragen over te stellen:

'Heeft u soms ook aanvallen waarbij u plotseling iets uit uw handen laat vallen of plotseling op de grond valt?'

'Ja, dat is me inderdaad wel een aantal keren overkomen, een goede reden was daar dan niet voor.'

'Kan het ook zijn dat u bij zo'n aanval plotseling schrok, heel boos werd of hard moest lachen?'

'Ja, inderdaad, ik weet dat ik dan op moet passen, want ik krijg dan snel een slap gevoel.'

'Droomt u veel?'

'Ja, overdag, zoals ik al vertelde, komt dat voor. 's Nachts heb ik nogal eens heftige angstdromen en als ik dan wakker wordt, weet ik niet meer of ze echt zijn gebeurd of niet?'

'Heeft u kort voor het inslapen of na het ontwaken wel eens een aanval van volledige verlamming van armen en benen gehad?'

'Nee, dat is me nog nooit overkomen.'

'Reist u soms met het openbaar vervoer of als bijrijder in een auto?'

'Ja, met de bus, en dan val ik gemakkelijk in slaap. Het is me al enkele keren overkomen dat ik te laat uitstapte.'

'Als u in slaap valt overdag, wordt u dan vanzelf weer wakker en heeft u dan ook een kater?'

'Ja, zoals gezegd, na een minuut of tien en dan voel ik me weer kiplekker. Nee, zeker geen kater.'

Nu zijn alle dimensies van narcolepsie geëxploreerd en afgezien van de slaapverlammingen werden op alle punten eenduidige aanwijzingen voor die diagnose gevonden. De huisarts besluit af te zien van lichamelijk onderzoek, want zij weet dat dit bij narcolepsie nooit iets oplevert. Er volgt een doorverwijzing voor aanvullende diagnostiek. Het karakteristieke HLA-patroon blijkt aanwezig en bij polysomnografie duurt het maar even voor hij in slaap valt. Onmiddellijk worden snelle oogbewegingen geregistreerd.

Commentaar

De huisarts heeft hier alleen door de anamnese een geweldige stap in het diagnostische proces gezet. Dat kwam omdat zij dacht aan de diagnose. Mogelijk had ze ervaring en eerder een dergelijk probleem meegemaakt. De valaanvallen uitgelokt door emoties (kataplexie) zijn vrijwel exclusief voor narcolepsie en komen bij ongeveer 70% van de patiënten

> voor. Bij 80% van de mensen met narcolepsie worden de beschreven afwijkingen bij polysomnografie gevonden. Als dat gebeurt, dan hoort dat dus bijna altijd bij narcolepsie; in slechts 10% van de gevallen is er iets anders aan de hand. Het humane leukocytenantigeen DR2 komt bij bijna 100% van de patiënten met narcolepsie voor, maar ook bij 30% van de gezonde mensen. Het HLA-type QB1*0602 komt bij globaal 75% van de patiënten met narcolepsie voor en bij ongeveer 20% bij personen die geen narcolepsie hebben.

13.2 De diagnostische waarde van een gegeven

De juiste vragen en de juiste onderzoeken brengen een passende diagnose dichterbij. De ene vraag (de ene test) is geschikter dan de andere om een diagnose aan te tonen of juist uit te sluiten. Daarvoor zijn de begrippen sensitiviteit en specificiteit van belang.

13.2.1 SENSITIVITEIT EN SPECIFICITEIT

Om deze begrippen toe te lichten beginnen we met een voorbeeld.

> Wanneer iemand komt met de klacht 'moeheid', dan zou er uiteindelijk sprake kunnen zijn van bloedarmoede (anemie). Om tot die diagnose te komen, heeft de vraag: 'Bent u ook hardhorend geworden de laatste tijd?' weinig diagnostische waarde. Misschien zijn er wel wat vermoeide mensen met bloedarmoede die inderdaad dover zijn geworden, maar doofheid heeft niets met anemie van doen en is ook geen verklaring voor vermoeidheid. Naar verwachting zal dus niet meer dan een klein percentage van mensen met dit soort klachten bevestigend antwoorden. Voor de vraag: 'Heeft u ook last van hartkloppingen?' is de diagnostische waarde met betrekking tot anemie veel groter. Bij anemie kan een versnelde hartactie immers de doorstromingssnelheid van het bloed door de weefsels vergroten. Hierdoor kan per tijdseenheid meer zuurstof uit het relatief zuurstofarme bloed worden afgegeven. Veel mensen met anemie zullen dus bevestigend antwoorden op de vraag naar hartkloppingen. Men spreekt dan van een hoge sensitiviteit. Aan de andere kant zijn er echter ook veel mensen die hartkloppingen hebben terwijl er geen sprake is van bloedarmoede. Erg specifiek is de vraag dus niet.

Sensitiviteit

In het algemeen kan men zeggen: *de sensitiviteit is het percentage mensen met een bepaalde aandoening bij wie een bepaalde afwijkende bevinding wordt gedaan*. Omgekeerd betekent sensitiviteit de gevoeligheid van een bepaalde bevinding (bijvoorbeeld hartkloppingen) om een bepaalde diagnose (bijvoorbeeld anemie) op het spoor te komen. Met andere woorden; wanneer de man bevestigend antwoordt, dan helpt dat de arts goed op weg naar de diagnose anemie.

Bij lichamelijk onderzoek van de vermoeide patiënt geldt iets dergelijks. Om tot de diagnose anemie te komen, zal het vinden van een versnelde hartslag een hoge sensitiviteit hebben. Wanneer echter bij auscultatie van de longen een piepend geluid bij uitademen (verlengd expirium) wordt gevonden, doet dat eerder denken aan astmatische problemen dan aan anemie. Voor anemie als verklaring voor de moeheid heeft die bevinding dus een lage diagnostische waarde. In casus 13.2 heeft de vraag naar kataplexie een sensitiviteit van 70% ofwel 0,7 ten aanzien van de diagnose narcolepsie.

Specificiteit

De vraag: 'Heeft u last van hartkloppingen?' is dus een stap in de goede richting naar de diagnose anemie. Maar patiënten met hyperthyreoïdie (casus 4.1) kunnen ook moe zijn en hartkloppingen hebben; dit vermindert de specificiteit van het gegeven hartkloppingen voor de diagnose anemie. Het vinden van een verlengd expirium bij de vermoeide patiënt is in het geheel niet specifiek voor anemie, maar doet veel meer aan astmatische bronchitis denken. In casus 13.2 had de vraag naar kataplexie een zeer hoge specificiteit ten aanzien van de diagnose narcolepsie. Niet alle mensen met narcolepsie hebben kataplexie, maar zo goed als alle mensen met kataplexie hebben narcolepsie. Wanneer de vraag naar kataplexie aan iemand die geen narcolepsie heeft wordt gesteld, dan is het antwoord zeker ontkennend. *De specificiteit van een bevinding is het percentage personen die de aandoening waarnaar gezocht wordt niet hebben als de bevinding niet aanwezig is.* De specificiteit van kataplexie ten aanzien van de diagnose narcolepsie is bijna 100% ofwel 1. Bij zo'n hoge specificiteit wordt ook wel gezegd dat het symptoom *pathognomonisch* voor de diagnose is.

Niet alleen vragen in een anamnese kunnen een sensitiviteit of specificiteit worden toegekend, hetzelfde geldt voor bevindingen bij lichamelijk onderzoek en meer nog bij bevindingen van aanvullend hulponderzoek.

Een perfect voorbeeld is de voetzoolreflex volgens Babinski (teen omhoog bij strijken langs de zijkant van de voet). Als die reflex optreedt, is er zeker sprake van een aandoening van de piramidebaan (tractus corticospinalis): de specificiteit is gelijk aan 1, dus het symptoom is pathognomonisch voor de aandoening. Anderzijds is er bij een aandoening van de piramidebaan, zover we weten, zo goed als altijd sprake van een voetzoolreflex volgens Babinski: de sensitiviteit is vrijwel gelijk aan 1.

Trommelstokvingers zijn zeer specifiek voor een longcarcinoom, maar komen daarbij lang niet altijd voor, dus de sensitiviteit is matig. Nekstijfheid komt bijna altijd voor bij bacteriële meningitis, waarbij het hersenvocht purulent ('etterig') is. De sensitiviteit van dit symptoom is dus zeer hoog voor de diagnose purulente meningitis, maar de specificiteit is veel lager, daar nekstijfheid ook voorkomt bij virale meningitis, artrose, algehele hypertonie, intracraniële bloedingen, uremie etc.

Positief versus negatief

Als een bepaalde bevinding gedaan wordt, noemt men dit in het medische jargon 'positief' (hoewel dat in feite voor de patiënt natuurlijk doorgaans helemaal niet positief is) en in andere gevallen is er sprake van een 'negatieve' bevinding. Een positieve bevinding kan in de richting van een bepaalde diagnose wijzen (hartkloppingen bij een vermoeide patiënt met anemie) en is dan 'terecht positief' voor die diagnose. Het kan echter ook zijn dat de bevinding wel positief is, maar vanwege een andere reden (hartkloppingen bij een vermoeide patiënt met hyperthyreoïdie). In dat geval is de bevinding 'fout-positief'. Met deze termen zijn sensitiviteit en specificiteit bondiger te beschrijven. Zie ook tabel 13.1.

Tabel 13.1 Definitie van positieve en negatieve bevindingen.		
	De diagnose is van kracht	*De diagnose is niet van kracht*
De diagnostische parameter is afwijkend	Terecht positief (TP)	Fout-positief (FP)
De diagnostische parameter is niet afwijkend	Fout-negatief (FN)	Terecht negatief (TN)

$$\text{sensitiviteit} = \frac{TP}{TP + FN} \quad (1)$$

$$\text{specificiteit} = \frac{TN}{TN + FP} \quad (2)$$

Sensitiviteit en specificiteit bepalen samen de diagnostische waarde. Het fenomeen kataplexie heeft een zeer grote diagnostische waarde ten aanzien van de diagnose narcolepsie, maar geen enkele diagnostische waarde ten aanzien van bijvoorbeeld de diagnose anemie.

13.2.2 DIAGNOSTISCHE WINST

Voor veel elementen van anamnese en onderzoek is de diagnostische waarde beperkt; voorbeelden als kataplexie en de voetzoolreflex volgens Babinski zijn niet erg talrijk. Daarom wordt aanvullend technisch onderzoek gedaan.

De uitdrukking is: 'meten is weten', maar zo eenvoudig liggen de zaken niet. Ook bij aanvullend technisch onderzoek hebben we vaak te maken met een beperkte sensitiviteit en specificiteit omdat bij ieder onderzoek fout-positieve en fout-negatieve uitslagen kunnen voorkomen. Het ene onderzoek heeft meer diagnostische waarde ten aanzien van een bepaalde klacht dan het andere; de winst die te behalen is in het diagnostische proces verschilt per onderzoek.

Als voorbeeld wordt dit uitgewerkt voor een patiënt met rugbeenklachten, waarbij de vraag speelt of er sprake is van een hernia als oorzaak. Hierbij wordt gewerkt met hypothetische getallen (die echter de werkelijkheid niet ver ontlopen); de uitwerking is dus alleen bedoeld om principes uit te leggen.

Rugpijn met uitstraling in één been wordt vaak veroorzaakt door uitpuiling van een tussenwervelschijf in de lendenwervelkolom. Het gaat dan om een lumbale hernia nuclei pulposi. Er zijn echter ook andere oorzaken voor rugbeenpijn. Vandaar dat vóór het nemen van een besluit tot al dan niet een operatie beeldvormend onderzoek wordt verricht. Hiervoor bestaan verschillende methoden.

Een hernia is in feite niet te zien op een gewone röntgenfoto van de lumbale wervelkolom (X-LWK), wel kan men een hernia vermoeden doordat de ruimte tussen de wervels waar de hernia zit nogal eens (we gaan uit van 40% van de gevallen) vernauwd is, maar een dergelijke vernauwing komt veel vaker voor (we gaan ervan uit dat de kans op het vinden van een versmalling van de tussenwervelruimte bij mensen zonder hernia 20% is). Het gaat om een indirect gegeven en de diagnostische waarde is maar heel beperkt. We gaan dus uit van een sensitiviteit van 0,4 en een specificiteit van 0,8.

Op een MRI-scan van de lumbale wervelkolom is een hernia die tot klachten leidt goed te zien (we gaan uit van 95% van de gevallen), maar omdat circa 10%

van de mensen zonder klachten toch een hernia blijkt te hebben na MRI-onderzoek is het lang niet zeker of zo'n hernia ook echt de klachten veroorzaakt. De sensitiviteit van een MRI voor het vinden van een hernia als oorzaak voor rugbeenpijn is dus in dit voorbeeld 0,95, de specificiteit 0,9.

Stel: de arts heeft tijdens het consult de indruk gekregen dat de patiënt 70% kans heeft op een hernia als verklaring voor de klachten. Die 70% is uit verschillende gegevens opgebouwd. Allereerst komt de inschatting tot stand op basis van het vóórkomen van hernia's in de populatie waaruit de patiënt afkomstig is. Bij negroïde mensen geboren in de tropen komen weinig hernia's voor en zal men dus niet hoog inzetten, maar bij blanke mensen geboren in Nederland is de prevalentie tamelijk hoog. Vervolgens wordt door de antwoorden op vragen ('Wordt de pijn in het been erger bij hoesten?') en bevindingen bij onderzoek (afwezige achillespeesreflex aan de aangedane kant) het vermoeden sterker. Als de sensitiviteit en specificiteit van alle vragen en onderzoeksbevindingen bekend zijn, kan men die 70% precies berekenen. Het is echter lang niet altijd zo dat de diagnostische waarde van ieder onderdeel precies bekend is, zodat het vaak op een schatting neerkomt wanneer men spreekt van een kans voorafgaand aan een onderzoek. Wanneer iemand een uitstralende pijn heeft vanuit de rug langs de achterzijde van het been tot in de kuit en wanneer die pijn toeneemt bij hoesten, dan is 70% een redelijke aanname.

Voorspellende waarde

Voordat het onderzoek in het voorgaande voorbeeld is verricht, is de kans dus 70% ofwel 0,7 en dat wordt een *a priori-kans* of *voorafkans* genoemd. Een percentage van 70 is veel, maar onvoldoende om zomaar een rugoperatie te laten plaatsvinden. Meer zekerheid is gewenst. Er wordt een MRI-scan gemaakt om meer zekerheid te krijgen, ofwel om een betere *a posteriori-kans* of *achterafkans* te krijgen. Een MRI-scan kan positieve en negatieve bevindingen opleveren. Wat betekent het nu voor de diagnose wanneer de MRI aanwijzingen voor een hernia laat zien? Is dan de oorzaak voor de rugbeenpijn met voldoende zekerheid gevonden? De vraag is dus hoe groot de a posteriori-kans is geworden in de groep mensen die een afwijkende MRI-scan hadden. Dit heet de positief voorspellende waarde (*positive predictive value; PPV*).

$$PPV = \frac{TP}{TP + FP} \quad (3)$$

Als de MRI-scan geen aanwijzingen laat zien, hoe groot is dan de kans dat de klachten inderdaad niet door een hernia worden veroorzaakt? Niet iedere hernia is immers te zien; er kunnen dus ook fout-negatieve uitslagen zijn. De a posteriori-kans op geen hernia bij een normale MRI noemt men ook wel de negatief voorspellende waarde (*negative predictive value; NPV*).

$$NPV = \frac{TN}{TN + FN} \quad (4)$$

In de praktijk is het ook van belang te weten hoe groot de kans op een hernia nog steeds is als de MRI geen afwijkingen vertoont. Dat is dan 1-NPV.

Tabel 13.2 Definitie van a priori- en a posteriori-kans.

	Diagnose van kracht	Diagnose niet van kracht		
Test afwijkend	TP	FP	TP+FP	a posteriori-kans bij positieve test: PPV=TP/(TP+FP)
Test niet afwijkend	FN	TN	FN+TN	a posteriori-kans bij negatieve test: NPV=TN/(TN+FN)
	TP+FN*	FP+TN**	Totaal	

* a priori-kans+ = (TP+FN) / totaal
** a priori-kans- = (FP+TN) / totaal

Om de PPV en NPV uit te rekenen, is het uiteraard nodig om met concrete getallen te werken en daarom wordt uitgegaan van 1000 patiënten. Stel er zijn 1000 patiënten in deze situatie bij wie een MRI zal worden aangevraagd. Er is dan met de klinische gegevens voorhanden een kans dat 700 patiënten een hernia hebben en 300 niet. Deze gegevens zijn in tabel 13.3 uitgezet.

Tabel 13.3 A priori-kans voor een hernia als verklaring van de klachten bij patiënten met rugbeenpijn bij wie een MRI wordt aangevraagd.

	Er is een hernia die de klachten verklaart	Er is geen hernia die de klachten verklaart	
MRI afwijkend	TP	FP	TP+FP
MRI niet afwijkend	FN	TN	FN+TN
	700	300	1000
	a priori-kans+ = 0,7	a priori-kans- = 0,3	

Vanwege de bekende sensitiviteit van 0,95 is TP/(TP+FN)=0,95 (1) en gezien de specificiteit van 0,9 is TN/(FP+TN)=0,90 (2). Daardoor zijn alle getallen nu in te vullen.

Tabel 13.4 Diagnostische bevindingen van onderzoek middels een MRI bij patiënten met rugbeenklachten.

	Er is een hernia die de klachten verklaart	Er is geen hernia die de klachten verklaart		
MRI afwijkend	665	30	695	PPV=665/695=0,96
MRI niet afwijkend	35	270	305	NPV=270/305=0,88
	700	300	1000	
	a priori-kans+ = 0,7	a priori-kans- = 0,3		

De a posteriori-kans bij een positieve MRI-bevinding is dus gelijk aan 665/695=0,96. Dat is een fraaie absolute diagnostische winst van 0,70 naar 0,96 en nu is er voldoende bekend om een operatie te rechtvaardigen. Als de scan nu normaal was geweest, hoe zeker kan men dan zijn van rugklachten die niet verklaard kunnen worden door een hernia? Dat is dan 270/305=0,88 dus nog steeds een kans van 0,12 ofwel 12%, want niet iedere hernia is goed te zien. De absolute diagnostische winst is hier ook groot; namelijk van een afname van de kans op een hernia als verklaring voor de klachten van 30 naar 12%.

Hoe zouden we uitgekomen zijn met een X-LWK? Door weer uit te gaan van 1000 personen en nu een sensitiviteit en specificiteit van respectievelijk 0,40 en 0,80 worden de getallen als volgt (zie tabel 13,5).

Tabel 13.5 Diagnostische bevindingen van onderzoek middels een X-LWK bij patiënten met rugbeenklachten.			
	Er is een hernia die de klachten verklaart	Er is geen hernia die de klachten verklaart	
X-LWK afwijkend	280	60	340
X-LWK niet afwijkend	420	240	660
	700	300	1000

Wat zijn we opgeschoten met de diagnose? Uit de a priori-kans op een hernia van 0,70 komt nu bij een afwijkend onderzoek een a posteriori-kans van 280/340=0,82 en uit de a priori-kans op geen hernia komt een a posteriori-kans van 0,36 en dus nog steeds 0,64 ofwel 64% kans op een hernia. Een X-LWK helpt ons enigszins, maar niet voldoende bij een poging om rugbeenklachten door een hernia te verklaren; om een hernia uit te sluiten draagt het onderzoek weinig bij.

In figuur 13.1 is dit alles in een grafiek weergegeven. Op de x-as is de a priori-kans weergegeven, op de y-as de a posteriori-kans. De kromme lijnen geven aan hoe deze kansen kunnen veranderen. Bij een test van generlei diagnostische waarden zijn de voorafkans en achterafkans gelijk. De curve van zo'n test valt dus samen met de diagonale lijn. Bij een X-LWK is er een zekere winst te behalen (a) wanneer de a priori-kans van 70 toeneemt tot 82%, maar meer nog bij een MRI (a+b), namelijk van 70 naar 96%.

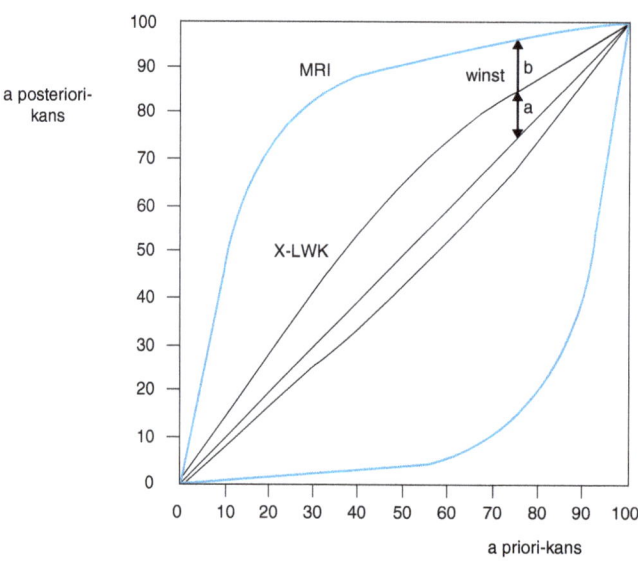

Figuur 13.1 Diagnostische waarde van een MRI en een X-LWK bij het waarschijnlijk maken van een hernia als oorzaak van rugbeenpijn. De vette blauwe lijnen geven de waarde van de MRI aan, de dunne zwarte lijnen de waarde voor de X-LWK. De bovenste krommen laten zien hoe de a posteriori-kans is toegenomen ten opzichte van de a priori-kans op de diagonaal wanneer de test afwijkend is. Voor de X-LWK is de diagnostische winst weergegeven met de enkele pijl (a), voor de MRI met de dubbele pijl (a+b). De onderste krommen geven aan hoe groot de overgebleven kans op een hernia is wanneer de test negatief uitvalt.

We zijn hier in het voorbeeld uitgegaan van een a priori-kans van 70%. Met andere woorden; op grond van anamnese en onderzoek dachten we voor 70% zeker te zijn van een hernia als verklaring voor de klachten. In andere gevallen kunnen anamnese en onderzoek maar een geringe basis vormen voor de hypothese van een hernia als oorzaak. Toch komt het vaak voor dat artsen 'voor de zekerheid' onderzoek verrichten en niet zelden gebeurt dit onder druk van patiënten. Wat levert dat echter op? Laten we uitgaan van een a priori-kans van 10% (dat zou de kans kunnen zijn bij iemand met rugpijn die nooit een hernia heeft gehad, niet onderzocht en bevraagd is, maar denkt 'Ik heb vast een hernia').

Dan worden getallen bij een sensitiviteit van 0,95 en een specificiteit van 0,90 zoals weergegeven in tabel 13.6.

Tabel 13.6 Diagnostische bevindingen van onderzoek middels een MRI bij een patiënt met rugbeenklachten.

	Er is een hernia die de klachten verklaart	Er is geen hernia die de klachten verklaart	
MRI afwijkend	95	90	185
MRI niet afwijkend	5	810	815
	100	900	1000
	a priori-kans+ = 0,1	a priori-kans- = 0,9	

De a priori-kans is nu bij een afwijkende MRI gestegen van 10% naar een a posteriori-kans van 95/185=51%. Bij een normale MRI is de a priori-kans op geen verklaring door een hernia gestegen van 90 naar 99% (810/815). Dus bij een geringe a priori-waarde blijft de onzekerheid nog groot, met andere woorden: een positieve bevinding van een onderzoek bij een lage a priori-kans levert nog steeds onvoldoende zekerheid op om een ingrijpende therapie te rechtvaardigen. Eigenlijk had men het onderzoek in deze situatie dus niet moeten aanvragen bij zo'n lage a priori-kans. Die gedachte vat maar moeilijk post bij de meeste patiënten. Zij zeggen: 'Dan weten we toch waar we aan toe zijn!', maar dat weten we dus niet.

Waarom is de zekerheid dat de klachten toch door een hernia worden veroorzaakt niet veel groter dan 51%? Omdat bij nogal wat mensen een hernia gevonden wordt die niet symptomatisch is. Dit is vaak niet eenvoudig aan de patiënt uit te leggen. Wel is goed uit te leggen dat een kans van 51% in het algemeen veel te gering is om een neurochirurg in consult te vragen.

Bovenstaande moet duidelijk maken dat de positief en negatief voorspellende waarde van een test sterk afhangen van de kans dat een ziekte ook werkelijk aanwezig is.

Het is dus zaak om ervoor te zorgen dat de a priori-kans voor een ziekte voldoende hoog is voordat men een test gebruikt en vervolgens dat men een test kiest die zo geschikt mogelijk is om de ziekte aan te tonen. De a priori-kans kan flink verhoogd worden door een degelijke anamnese en goed lichamelijk onderzoek. Door deze onderdelen van het consult kan dus de voorspellende waarde van aanvullend onderzoek vergroot worden. Het blindelings 'voor de zekerheid' aanvragen van aanvullend onderzoek zonder goede anamnese en onderzoek is dus van zeer beperkte waarde (hoezeer sommige privéklinieken ook aanbieden om tegen een betaalbaar bedrag het gehele lichaam gewoon maar even door te lichten). Men kan dat alleen onder bepaalde voorwaarden in het kader van screening doen.

Diagnostische winst

Hoe groot moet de a priori-kans zijn om zinvol aanvullend onderzoek te verrichten? In figuur 13.1 is te zien dat de diagnostische winst van zowel de MRI als de X-LWK flink toeneemt vanaf een a priori-waarde van ongeveer 20%. Bij een waarde daaronder blijft de onzekerheid groot. Boven de 80% neemt de diagnostische winst af en als men voor 99% zeker is van een diagnose op grond van gegevens uit anamnese en bij lichamelijk onderzoek, dan zal geen enkele diagnostische test nog wat te bieden hebben. De grenzen van 20 en 80% voor het gebied waarbinnen het zinvol is aanvullend onderzoek te verrichten, zijn maar zeer relatief. Bij een ernstige levensbedreigende aandoening (bijvoorbeeld: het vaststellen van diepe kuitvenentrombose) zal men bij een zeer geringe verdenking (dus een zeer lage a priori-kans) toch proberen om middels aanvullend onderzoek tot een diagnose te komen, ook al zal de a posteriori-kans laag blijven. Men kan dan bij een redelijke PPV maar beter voor de zekerheid gaan behandelen om een longembolie te voorkomen. Bij een ingrijpende behandeling (zoals een operatieve ingreep) bij een niet-levensbedreigende klacht (een hernia) zal men optimale zekerheid willen krijgen alvorens te starten en daarom zal ook vaak bij een kans meer dan 80% iedere mogelijkheid tot diagnostische winst worden aangegrepen.

13.2.3 DE LIKELIHOOD RATIO

Men kan de a priori-waarden uitdrukken in een percentage van het totaal door te stellen: de kans dat hier op basis van anamnese en lichamelijk onderzoek sprake is van een hernia bedraagt 70%. Men kan het echter ook uitdrukken in een *odds ratio* (de 'scheefheid in de verhouding'). Dat kan altijd als een variabele maar twee waarden kan aannemen (niet/wel, ja/nee, goed/fout, waar/niet waar etc.) en die twee waarden dus samen het totaal bepalen.

$$\text{odds ratio} = \frac{\text{kans op wel}}{\text{kans op niet}} \quad (5)$$

De odds ratio voor de aanwezigheid van een hernia is dus voor het onderzoek 70/30=2,33.

De prevalentie van rood haar in de Nederlandse bevolking is ongeveer 3%; 97% heeft dus (tenminste van nature) geen rood haar. De odds voor rood haar is 3/97=0,03. Het gebruik van odds heeft voordelen, zoals verderop duidelijker zal worden.

In tabel 13.7 zijn verschillende odds ratio's berekend, namelijk de prior odds, de posterior odds bij een positieve test (posterior odds +) en de posterior odds bij een negatieve test (posterior odds -).

Tabel 13.7 Verschillende odds ratio's bij positieve en negatieve tests.

	Diagnose van kracht	Diagnose niet van kracht		
Test afwijkend	TP	FP	TP+FP	a posteriori-kans bij positieve test: PPV=TP/(TP+FP)
Test niet afwijkend	FN	TN	FN+TN	a posteriori-kans bij negatieve test: NPV=TN/(TN+FN)
	TP+FN*	FP+TN**	Totaal	
	* a priori-kans+ = (TP+FN) / totaal	** a priori-kans- = (FP+TN) / totaal		

$$\text{prior odds} = \frac{\text{a priori kans} +}{\text{a priori kans} -} \quad (6)$$

$$\text{posterior odds} + = \frac{PPV}{1 - PPV} \quad (7)$$

$$\text{posterior odds} - = \frac{NPV}{(1-NPV)} \quad (8)$$

Nu kan men zich een indruk vormen in hoeverre de test heeft bijgedragen als de uitslag positief is: dat is namelijk het verschil tussen de prior odds en de posterior odds bij een positieve test. Dit verschil is het beste uit te drukken in de verhouding tussen beide.

Om terug te komen op het voorbeeld met de rugklachten: de prior odds was: 70/30=2,33 (6).

Bij de X-LWK is de PPV gelijk aan 280/340=0,824 (5; tabel 13.5), dus 82% kans dat er een hernia bestaat bij een afwijkende LWK en complementair daaraan 18% (0,177) dat er geen hernia bestaat. De posterior odds bij een positieve test is 0,824/0,177=4,66 (7; tabel 13.5). Deze is dus een factor 2 groter dan de prior odds. Deze factor 2 wordt de *likelihood ratio* bij een positieve testuitslag genoemd (LR+).

$$LR+ = \frac{\text{posterior odds} +}{\text{prior odds}} \quad (9)$$

De LR+ geeft aan wat de waarde van een afwijkende bevinding voor het vaststellen van de kans op aanwezigheid van een ziekte is.

Op dezelfde manier geldt:

$$LR- = \frac{\text{posterior odds} -}{\text{prior odds}} \quad (10)$$

De LR- geeft aan wat de waarde is van een niet-afwijkende bevinding voor het vaststellen van de kans dat de ziekte ondanks normaal onderzoek tóch aanwezig is.

Een likelihood ratio van 1 betekent dat het onderzoek geen diagnostische waarde heeft; de posterior odds is immers gelijk gebleven aan de prior odds. Hoe hoger de LR+, hoe krachtiger de test is om een ziekte aan te tonen. Een LR+ van minder dan 1 geeft aan dat een afwijkende uitslag van de test een argument is voor het niet aanwezig zijn van een ziekte; een misleidende test dus. Hoe kleiner de LR- is, hoe beter het onderzoek kan worden gebruikt om een ziekte uit te sluiten. De LR- voor een X-LWK bij de diagnostiek naar een hernia is op dezelfde manier te berekenen. De NPV was 240/660=0,364 (8; tabel 13.5); de kans dat er toch nog wel een hernia is bij een normale X-LWK = 0,636. De posterior odds bij een negatieve test is 0,636/0,364=1,747. De prior odds voor de aanwezigheid van een hernia was 2,33. De kans op de aanwezigheid van een hernia is dus wat afgenomen bij een negatieve bevinding. De verhouding is 1,747/2,33=0,75 (10).

Een LR+ van 2 die we vonden voor de X-LWK is niet hoog. Op de hiervoor beschreven wijze kan berekend worden dat de LR+ van de MRI voor het aantonen van een hernia gelijk is aan 9,5. De LR- van 0,75 voor de X-LWK is niet laag; bij de MRI is de waarde gelijk aan 0,06.

Voor de praktijk zijn de vergelijkingen (9) en (10) handiger in de volgende vorm:

posterior odds + = LR+ x prior odds   (9a)

posterior odds - = LR- x prior odds   (10a)

Wanneer van een bepaalde test de LR+ en de LR- bekend zijn, dan kunnen bij bekende prior odds direct de posterior odds worden berekend. Wanneer de posterior odds bekend is, dan is met behulp van de formules (7) en (8) duidelijk dat:

$$PPV = \frac{\text{posterior odds +}}{\text{posterior odds + } + 1} \quad (11)$$

$$NPV = \frac{\text{posterior odds -}}{\text{posterior odds - } + 1} \quad (12)$$

Dit is te controleren door terug te gaan naar tabel 13.6, waar een PPV van 0,51 werd gevonden voor positieve bevindingen bij MRI als de a priori-kans 10% was. De prior odds was 10/90, de LR+ was 9,5, de posterior odds werd dus 10/90x9,5=1,05555. De PPV is te berekenen als PPV=1,05555/2,05555=0,51.

Wanneer alleen de sensitiviteit, de specificiteit en de a priori-kans bekend zijn, dan zijn middels een tabel maar ook middels een korte berekening de PPV en NPV te bepalen. Dat kan echter ook zonder tabel omdat de LR+ en LR- snel uit de sensitiviteit en specificiteit af te leiden zijn.

Door de formules (1), (2), (9) en (10) met elkaar te combineren, zijn namelijk de volgende formules af te leiden:

$$LR+ = \frac{\text{sensitiviteit}}{(100 - \text{specificiteit})} \quad (13)$$

$$LR- = \frac{100 - \text{sensitiviteit}}{\text{specificiteit}} \quad (14)$$

Er is nog een goede reden om de berekening met de likelihood ratio te gebruiken (in plaats van tabellen als 13.4 etc.): in één keer kunnen de opbrengsten van meerdere testen die in één diagnostische procedure gebruikt zijn (verschillende vragen in de anamnese, verschillende onderdelen van lichamelijk onderzoek, verschillende vormen van aanvullend onderzoek) tegelijk gebruikt worden voor het berekenen van de PPV en NPV. Het volgende geldt namelijk in het algemeen bij meerdere bevindingen met verschillende likelihood ratio's (LR_1, LR_2, ..., LR_n):

posterior odds = prior odds x LR_1 x LR_2 x ...x LR_n (15)

De voorwaarde is wel dat de verschillende onderzoeken onafhankelijk van elkaar zijn; de LR van het gegeven hartkloppingen bij de anamnese en de LR van het vinden van een snelle pols bij lichamelijk onderzoek mogen niet naast elkaar worden gebruikt omdat de bevinding immers uit de klacht voortvloeit.

Deze formule bespaart het achtereenvolgens opstellen van n tabellen waar steeds opnieuw een a priori-waarde (die steeds verandert naar aanleiding van de voorgaande testen) moet worden ingevuld en nieuwe testkarakteristieken moeten worden toegepast.

Stel dat een persoon verdacht wordt van narcolepsie, maar geen kataplexie heeft, dan is bij een sensitiviteit van 0,7 en een specificiteit van 1 (zie casus 13.2) de LR- gelijk aan (1-0,3)/1=0,3 (15). Wanneer er wel een afwijkende polysomnografie blijkt te zijn (sensitiviteit 0,8, specificiteit 0,9) dan is de LR+ voor dat gegeven 0,8/(1-0,9)=8 (13). De kans op het aanwezig zijn van narcolepsie kan vervolgens met de gecombineerde LR (0,3x8=2,4) berekend worden. Als men (geheel hypothetisch) uitgaat van een kans van 50% op basis van de anamnese, dan is de prior odds gelijk aan 1, de posterior odds wordt 2,4 en de a posteriori-kans is gelijk geworden aan 2,4/3,4=0,7 (11).

Stel dat de persoon in kwestie ook positief blijkt te zijn voor het HLA-patroon QB1*0602 dan wordt de kans weer groter. De sensitiviteit voor dit gegeven is namelijk 0,75, de specificiteit 0,80 en dus de LR+=3,75 (13). Met dat gegeven erbij wordt de gecombineerde LR 0,3x8x3,75=9, de posterior odds wordt dan 9 en de a posteriori-kans met deze combinatie van gegevens wordt 9/(9+1)=0,9.

Wanneer de persoon in kwestie echter negatief is voor QB1*0602, dan keren de kansen. De LR- is gelijk aan (1-0,75)/0,80=0,31 (14). De gecombineerde LR wordt 0,3x8x3x0,31=0,744. De posterior odds wordt dan prior odds x0,744=0,744 en de a posteriori-kans wordt 0,744/1,744=0,43, dus lager dan de a priori-kans was; dan moet worden overwogen de diagnose te verlaten omdat de a priori-kans te mager was en de polysomnografie in deze situatie onvoldoende houvast bood.

In casus 13.3 wordt een ander voorbeeld gegeven.

Nomogram

Er is nog een andere methode om middels de likelihood ratio (of een product van meerdere likelihood ratio's) van een a priori-kans op een a posteriori-kans uit te komen. Dat gebeurt met een nomogram (figuur 13.2).

In het nomogram staan op de linkeras de a priori-kansen, op de rechteras de a posteriori-kansen. Op de middelste as kan de likelihood ratio worden weergegeven. De likelihood ratio voor een MRI om een hernia aan te tonen was 9,5, bij een a priori-kans van 70% kan dan vanaf 70 op de linkeras door het punt 9,5 op de middenas een lijn getrokken worden. De plaats waar de lijn de rechteras snijdt, is de a posteriori-kans. Wanneer men zowel een MRI als een X-LWK zou hebben gemaakt en beide leverden een positieve bevinding op, dan was de gecombineerde LR 2x9,5=19 en zou de lijn dus nog hoger door de middelste as getrokken moeten worden om tot een hogere a posteriori-waarde te komen.

Hoe groot is de kans dat er toch een hernia is wanneer de MRI negatief is? Neem hiervoor de LR- (0,06) en trek vanaf de linkerkant vanaf 70 door 0,06 de lijn die de rechterkant bij ongeveer 12% snijdt.

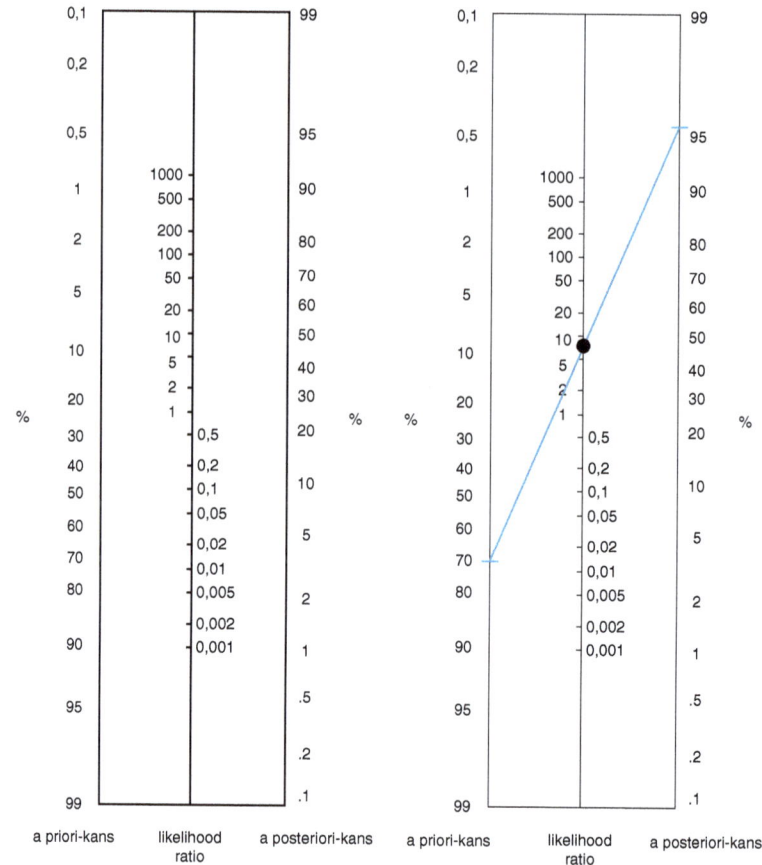

Figuur 13.2 Nomogram voor de a priori-kans, likelihood ratio en a posteriori-kans (voor toelichting zie tekst).

Zoals in het begin van dit hoofdstuk al gesteld is, zullen dergelijke berekeningen in de praktijk vaak niet expliciet gemaakt worden; een ervaren dokter doet dat automatisch. Er zijn echter wel veel verschillen van mening tussen ervaren dokters zodat dit soort berekeningen wel steeds meer wordt gebruikt, met name wanneer het gaat om het vaststellen van richtlijnen.

Casus 13.3 Bloeding of infarct?

Een man van 50 jaar wordt op de eerste hulp binnengebracht met een halfzijdige verlamming. Gaat het om een bloeding of een infarct? Zonder verdere gegevens is de a priori-kans op een bloeding op deze leeftijd 60% en op een infarct 40%. De a priori-odds is dus 60/40=1,5.

Gegevens uit de anamnese en van het lichamelijk onderzoek kunnen helpen bij dit dilemma.

Hoofdpijn komt bij 50% van de patiënten met een bloeding voor en bij 10% van de mensen met een infarct. Uitgaande van 1000 mensen kan dan het overzicht zoals weergegeven in tabel 13.8 worden opgesteld.

Tabel 13.8 De kans op een bloeding of infarct bij hoofdpijnklachten.

	Bloeding	Geen bloeding (infarct)	
Hoofdpijn	300 (50%)	40 (10%)	340
Geen hoofdpijn	300 (50%)	360 (90%)	660
	600	400	1000

De sensitiviteit voor het gegeven hoofdpijn ten aanzien van het verschil tussen een bloeding en een infarct is dus 0,5, de specificiteit 0,9, de LR+ 50/10=5, de LR- 50/90=0,55. Als duidelijk is dat deze man klaagt over hoofdpijn (of, mocht hij bewusteloos zijn geworden, heeft geklaagd), dan is de a posteriori-kans op een bloeding nu 300/340=88% geworden.

Een en ander is weergegeven in tabel 13.9.

Tabel 13.9 Diverse symptomen en de 'likelihood' van een bloeding of infarct.

		Kans op voorkomen bij bloeding	Kans op voorkomen bij infarct	Likelihood ratio		
1	Hoofdpijn	0,5	0,1	5	0,55	Ja
2	Overgeven	0,4	0,04	10	0,625	Nee
3	Hoge bloeddruk	0,9	0,5	1,8	0,2	Ja
4	Bewustzijnsdaling	0,5	0,05	10	0,53	Ja
5	Prodromen*	0,05	0,20	0,25	1,19	Nee

* Met prodromen wordt bedoeld: het vóórkomen van TIA's die niet horen bij een bloeding, maar wel aan een ischemisch infarct vooraf kunnen gaan.

De prior odds was 60/40=1,5.

Tabel 13.10 Een of meerdere symptomen uit tabel 13.9 en de bijbehorende likelihood ratio, posterior odds en a posteriori-kans.

Wanneer bekend zijn:	...dan wordt de LR:	...en de posterior odds:	de a posteriori-kans is dan:
Alleen 1	5	7,5	88%
1 en 2	5x0,625	4,7	82%
1-3	5x0,625x1,8	8,4	89%
1-4	5x0,625x1,8x10	84	98.8%
1-5	5x0,625x1,8x10x1,19	100,4	99%
Alleen 3 en 4	1,8x10	27	96,4%

13.2.4 Een ziekte aantonen of uitsluiten, welke test is geschikt?

Voor het uitsluiten van een aandoening moet een test met een hoge sensitiviteit worden gebruikt, voor het aantonen van een aandoening een test met een hoge specificiteit. Dat klinkt paradoxaal.

Stel: de arts heeft bij een vrouw van 40 jaar verdenking van systemische lupus erythematosis (SLE). Van deze aandoening is bekend dat bijna alle patiënten (98%) een verhoogde titer aan antinucleaire antistoffen (ANA) in het bloed hebben. De sensitiviteit is met 0,98 zeer hoog. Als zo iemand geen ANA heeft, is de diagnose SLE bijna uitgesloten. Maar wat weten we als wel een verhoogde titer aan ANA wordt gevonden? Heeft de patiënte dan zeker SLE? Nee, ANA wordt ook heel vaak gevonden bij het syndroom van Sjögren (30%), sclerodermie (60%) het CREST-syndroom (70%) en zelfs bij volledig gezonde mensen (4%). Uitsluiten van SLE is dankzij deze test (bij een negatieve bevinding) dus heel goed mogelijk; zeker stellen van de diagnose in het geheel niet.

Stel: de arts heeft bij een vrouw van 30 jaar verdenking op een hypofysetumor omdat de menstruaties uitblijven. Vroeger werd dan een röntgenfoto van de schedel gemaakt, waarop dan soms een vergrote bedding van de hypofyse (sella turcica) werd gevonden. De sensitiviteit van dit onderzoek is laag; bij heel wat hypofysetumoren zijn er geen afwijkingen op een schedelfoto, maar als de sella vergroot is, dan is de kans op een tumor in of bij de hypofyse zeer groot, aangezien er geen andere aandoeningen zijn die met zo'n afwijking gepaard gaan. De specificiteit is dus zeer hoog en dat is een sterk argument voor aanwezigheid van de aandoening.

Specificiteit heeft dus meer invloed op het aantonen en dat is in de LR+ ook wel aannemelijk. Hoe meer de specificiteit namelijk de 100% nadert, wordt het getal onder de breuk zeer klein en de LR+ zeer groot. Het omgekeerde geldt voor de LR- die zeer klein wordt als de sensitiviteit boven de breukstreep de 100% nadert.

In figuur 13.1 is ook te zien dat de X-LWK met veel betere specificiteit (80%) dan sensitiviteit (40%) een grotere impact heeft op het aantonen van de hernia dan op het uitsluiten ervan.

Ten slotte is het in een tabel (tabel 13.11) of grafiek (figuur 13.3) aannemelijk te maken dat specificiteit van belang is voor het aantonen, en sensitiviteit voor het uitsluiten van een ziekte.

Tabel 13.11 Voorbeeld van een tabel voor het aantonen en uitsluiten van ziekte.

	Ziekte +	Ziekte -		Ziekte +	Ziekte -		Ziekte +	Ziekte -	
Test +	300	200	500	450	200	650	300	50	350
Test -	200	300	500	50	300	350	200	450	650
	500	500	1000	500	500	1000	500	500	1000
Sensitiviteit		0,60			0,90			0,60	
Specificiteit		0,60			0,60			0,90	
PPV*		60%			69%			86%	
NPV**		60%			86%			69%	

* PPV = positief voorspellende waarde; ** NPV = negatief voorspellende waarde

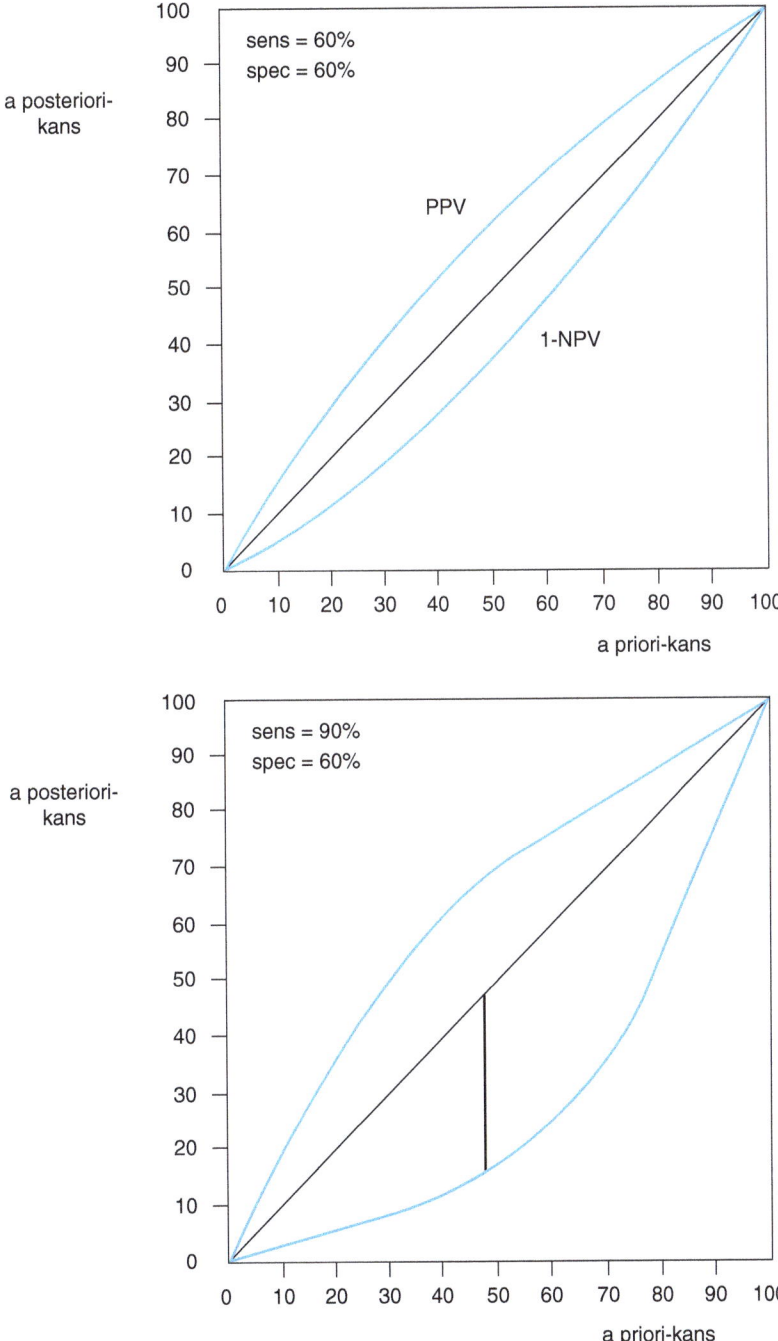

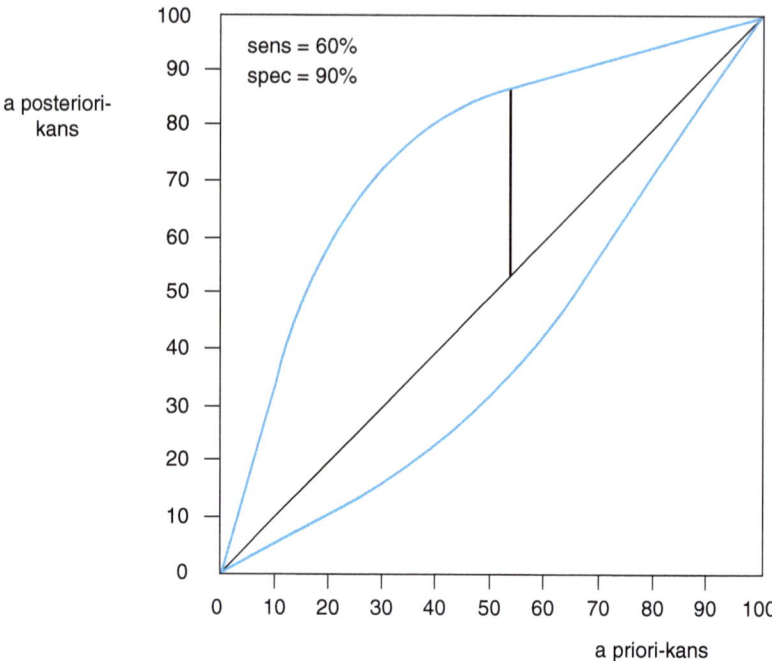

Figuur 13.3 Diagnostische waarde van testen met verschillende sensitiviteit (sens.) en specificiteit (spec.). De bovenste (blauwe) kromme geeft aan hoe de a posteriori-kans is toegenomen ten opzichte van de a priori-kans (postief diagnostische waarde), ofwel: hoe groot wordt de kans op de ziekte als de test positief uitvalt? De onderste (blauwe) kromme laat zien hoe de a posteriori-kans ten opzichte van de a priori-kans is afgenomen (1-negatief diagnostische waarde), ofwel: hoe groot is nog de kans dat de ziekte aanwezig is als de test negatief uitvalt? Bij een hoge sensitiviteit is een ziekte met meer zekerheid uit te sluiten, bij een hoge specificiteit is een ziekte met meer zekerheid aantoonbaar.

13.2.5 WAARAAN MOET EEN TEST VOLDOEN?

Alvorens te besluiten tot het verrichten van een bepaald onderzoek (en soms ook vóór het stellen van een bepaalde vraag) moet de arts zich verschillende dingen afvragen, zoals weergegeven in het kader.

> **Overwegingen voorafgaand aan het verrichten van onderzoek**
>
> 1. Wat is de diagnostische waarde van dit onderzoek in de situatie waarin het gebruikt wordt? Hoe zijn de sensitiviteit en specificiteit, met andere woorden: wat is de *validiteit* van de test?
> 2. Zal de test *voldoende diagnostische winst* opleveren? Is de a priori-kans voldoende hoog, komt de ziekte waarnaar wordt gezocht voldoende frequent voor om de ruis die een beperkte validiteit heeft te overstemmen?
> 3. Hoe goed zal de testuitslag *reproduceerbaar* zijn? Verschillende functiemetingen kunnen op verschillende tijdstippen andere waarden opleveren. Dat hoeft niet te betekenen dat men ze beter achterwege kan laten, maar wel dat ze dan beter herhaald kunnen worden alvorens een consequentie aan de resul-

> taten te verbinden. Het meest voor de hand liggende voorbeeld is het meten van de bloeddruk. Bij een eenmalig gevonden verhoogde bloeddruk zal er niet snel reden zijn om te besluiten tot behandeling. Pas als men binnen een bepaalde tijdsperiode steeds weer een afwijkende waarde vindt, zal er een bloeddrukverlagende behandeling worden gestart.
> 4. Hoe is de *relevantie* van de testuitslag? Met beeldvormende technieken kunnen met grote precisie vorm en grootte van organen of nieuwgevormde zwellingen worden gemeten, maar wat schiet de patiënt ermee op? Leidt dergelijke informatie tot een verandering in de behandeling of in het te voeren beleid in het algemeen?
> 5. Is de test *technisch* gezien te realiseren? Is er een onderzoeker beschikbaar die de test betrouwbaar kan uitvoeren? Zijn de kosten van de test op te brengen en hoe staan die in verhouding tot de relevantie?
> 6. Hoe is de *toepasbaarheid bij de patiënt?* Wat zijn de risico's die aan de test verbonden zijn? Is de test patiëntvriendelijk of juist zeer onaangenaam om te ondergaan?

Het spreekt vanzelf dat de arts zich deze dingen niet alleen moet afvragen, maar ook met de patiënt moet bespreken. Met name met betrekking tot de punten 1, 2 en 4 is het mogelijk dat een verschil van inzicht tussen arts en patiënt overwonnen moet worden. Het komt nogal eens voor dat de patiënt te hoge verwachtingen van een onderzoek en de uitslag daarvan heeft. Wanneer de arts daar te gemakkelijk in toegeeft, kan dat leiden tot hoge kosten voor de gezondheidszorg, vermindering van beschikbaarheid (verlenging wachtlijsten), onnodig werk en (bij fout positieve bevindingen) tot onnodig vervolgonderzoek (dat veel meer belastend kan zijn) of onnodige behandeling.

13.3 De diagnose

13.3.1 SOORTEN DIAGNOSEN

De term diagnose is regelrecht afkomstig van het Griekse werkwoord voor 'doorzien' (διαγιγνωσκειν). Het betekent dat de arts tot een naam van een bepaalde aandoening is gekomen, waardoor de illness een disease is geworden (zie hoofdstuk 12).

Zoals in eerdere hoofdstukken van dit boek naar voren is gekomen, is er in afwachting van een uiteindelijke diagnose nog sprake van een 'werkdiagnose' en als er meerdere diagnosen mogelijk zijn (in het begin van het diagnostische proces) van een 'differentiële diagnose'.

In de regel wordt een diagnose na een lange weg van informatie zoeken gesteld. Soms is daarvoor een hulpmiddel nodig in de vorm van de reactie op een bepaalde therapie (diagnose ex juvantibus; bijvoorbeeld de diagnose reuscelarteriitis wanneer hoofdpijn snel geheel verdwijnt na starten met prednison), soms stelt men een diagnose omdat er verder geen andere mogelijkheden overblijven na uitgebreid onderzoek (diagnose per exclusionem; bijvoorbeeld een chronisch vermoeidheidssyndroom wanneer andere oorzaken niet gevonden worden).

Wanneer een diagnose gesteld wordt, zijn er verschillende typen diagnosen op verschillende niveaus mogelijk (zie kader).

Soorten diagnosen

Symptoomdiagnose
Allereerst is er de *symptoomdiagnose* die (nog) niet berust op een oorzaak, maar eerder de klacht van de patiënt verwoordt. Voorbeelden zijn hoofdpijn, pijn op de borst, spit, flauwvallen. Het blijft bij deze diagnose zolang het niet mogelijk is een betere diagnose te stellen of wanneer dat vanwege de kosten van de diagnostiek (in de ruimste zin van het woord) niet wenselijk is. Een voorbeeld is de patiënt die verder goed gezond is, maar nu een paar dagen last heeft van hoesten. In de loop van de tijd kan het symptoom bepaalde vormen aannemen, waardoor de situatie verandert en er wel verdere diagnostiek moet worden uitgevoerd. Dit kan bijvoorbeeld aan de orde zijn wanneer de hoestende patiënt koorts krijgt of bloed opgeeft.

Syndroomdiagnose
Ook is het mogelijk dat een aantal symptomen tegelijkertijd voorkomen, als het ware 'gezamenlijk optreden' en dan is de term *syndroomdiagnose* aan de orde. Voorbeelden zijn migraine (hoofdpijn, overgeven, aura, overgevoeligheid voor sensorische prikkels), het radiculaire syndroom (uitstralende pijn in een extremiteit met krachtsverlies of dove gevoelens en typische oorzaken die de pijn doen verergeren), het syndroom van Horner (nauwe pupil, hangen van het ooglid aan die kant, verminderde zweetsecretie rond het oog). Een syndroom kan met al zijn kenmerken aanwezig zijn, maar het kan ook partieel optreden. De hoestende patiënt kan inmiddels een syndroom hebben ontwikkeld waarbij er sprake is van hoesten, wat bloed opgeven, lichte koorts en pijn in de zij.

Ziektediagnose
Wanneer de oorzaak van de klachten of het syndroom bekend is, ontstaat er een *ziektediagnose*. Het syndroom van Horner kan onverklaard blijven, maar ook het gevolg zijn van een tumor in een longtop of een scheur in een halsslagader. Als een ziektediagnose gesteld is, kan men nog verder differentiëren.

Pathofysiologische diagnose
Wanneer bij de hoestende patiënt een thoraxfoto wordt gemaakt en er een sluiering wordt gezien, dan wordt wel gesproken over een bronchopneumonie, maar dat is nog niet meer dan een *pathofysiologische diagnose*.

Pathologisch-anatomische diagnose
Men zou kunnen besluiten om middels bronchoscopie een biopsie uit de afwijking, die bij de hoestende patiënt op de thoraxfoto te zien was, te nemen en dan bij microscopisch onderzoek kenmerken van een ontsteking kunnen vinden. In dat geval is sprake van een *pathologisch-anatomische diagnose*.

Etiologische diagnose
Als dan de verwekker van een ontsteking wordt geïdentificeerd, dan is het hoogst haalbare bereikt en is er een *etiologische diagnose*.

Niet altijd is een diagnose zo gedifferentieerd als de naam doet vermoeden. Een bekend voorbeeld is de diagnose ME (myalgische encefalomyelitis). Dat hierbij spierpijn optreedt, staat buiten kijf, maar een encefalomyelitis is in het kader van deze diagnose niet aan de orde. Andere voorbeelden zijn bursitis, irritable bowel syndrome en chronische appendicitis.

13.3.2 DIAGNOSTISCHE STRATEGIEËN

Het stellen van een diagnose kan op verschillende manieren gebeuren (zie kader).

Verschillende manieren om een diagnose te stellen

Patroonherkenning
Sommige ziekten herkent de ervaren arts op het eerste gezicht: de rode ring bij het erythema migrans na een tekenbeet, de manier waarop een patiënt loopt bij de ziekte van Parkinson, de opgezette hals of puilende ogen bij een schildklierfunctiestoornis.

Hypothetico-deductieve strategie
Bij een patiënt die klaagt over duizeligheid en moeheid zijn op grond van de anamnese en lichamelijk onderzoek verschillende aandoeningen te vermoeden, waaronder bloedarmoede (anemie). Hiervoor zijn op zich weer verschillende oorzaken denkbaar. Daarom wordt eerst maar eens begonnen met onderzoek van het bloedbeeld. Wanneer dan een macrocytaire anemie gevonden wordt (en bekend is dat er geen medicatie is die dit kan veroorzaken), zal vervolgens het vitamine B12-gehalte in het bloed worden gemeten. Als dat inderdaad te laag is, volgt een test op antistoffen tegen pariëtale cellen en de intrinsic factor.

Ongerichte strategie
Bij de ongerichte strategie bestaat geen goed idee over een waarschijnlijke diagnose, waardoor maar zo veel mogelijk mogelijkheden tegelijk worden nagegaan. Deze strategie is in het algemeen niet aan te bevelen en wordt gebruikt in situaties waarin de arts niet ervaren is, te weinig tijd heeft (of neemt) of defensief te werk wil gaan. Dit wordt ook wel de 'ongerichte sleepnetmethode' genoemd. Het risico op fout-positieve uitslagen is groot.

Sequentiële hypothese toetsende methode
Hierbij gaat de arts stap voor stap mogelijkheden na en besluit vervolgens al dan niet de hypothese te verwerpen. In casus 13.2 over de patiënt met wegrakingen is eerst de hypothese epilepsie geëxploreerd en vervolgens verlaten; pas daarna werd de mogelijkheid van narcolepsie nagegaan.

Uitsluiten diagnosen
Een andere mogelijkheid is het zo goed mogelijk uitsluiten van diagnosen die absoluut niet gemist zouden mogen worden. Bij de klacht buikpijn kunnen er vele oorzaken zijn en lang niet altijd wordt daarvoor een verklaring gevonden. In bepaalde situaties kan het van belang zijn om een appendicitis of een probleem met de eileiders dan wel eierstokken uit te sluiten. Wordt er niets gevonden dan kan de arts besluiten eerst maar eens af te wachten zonder een diagnose te stellen.

Algoritmegestuurde strategie
Hierbij worden alle bekende diagnostische mogelijkheden bij een klacht of combinatie van klachten op een rij gezet en vervolgens wordt nagegaan in hoeverre die diagnosen bij deze patiënt op grond van de bevindingen waarschijnlijk zijn. Een ziektesymptoommatrix kan hierbij hulp bieden (zie tabel 13.12).

Tabel 13.12 Ziektesymptoommatrix voor een patiënt met verlammingsverschijnselen.

	Aandoening in het centrale zenuwstelsel	Neuropathie	Myasthenie	Myopathie
Wisseling krachtsverlies	±	-	++	±
Bijkomende gevoelsstoornissen	+	++	-	-
Reflexen	↑↑	↓↓	=	=/↓
Spieratrofie	±	+	-	+
Onwillekeurige bewegingen binnen een spier	-	++	-	+

Seriële en parallelle strategieën

Bij de diverse diagnostische strategieën kan op verschillende manieren informatie worden ingewonnen; namelijk achtereenvolgens (in serie) en simultaan (parallel).

Een *parallelle strategie* wordt wel gebruikt wanneer snel een uitslag nodig is. Een voorbeeld hiervan is de diagnostiek bij de verdenking op een longembolie. Het is belangrijk om snel een diagnose te hebben en daarom worden tegelijkertijd een ECG, bloedgassen, een X-thorax, D-dimeer in het bloed en sonografie van de beenvaten aangevraagd. Nadelen zijn in het algemeen de kosten en ongerustheid door fout-positieve uitslagen, die immers bij meerdere testen tezamen zullen toenemen, hoewel dit bij een longembolie geen probleem is.

Bij een *seriële strategie* is het belangrijkste nadeel uiteraard de tijd die verstrijkt en dit kan om medische maar ook om patiëntvriendelijke redenen zwaarwegend zijn.

Vervolgens komen bij het verrichten van meerdere testen – parallel of in serie – de begrippen sensitiviteit en specificiteit weer in het geding.

Als de regel wordt gehanteerd dat de testprocedure positief uitvalt wanneer één van de testen positief is, dan is de sensitiviteit gestegen ten opzichte van de sensitiviteit van ieder onderzoek afzonderlijk, doordat er meer terecht positieve uitslagen gevonden worden. Tegelijkertijd worden echter ook meer fout-positieve uitslagen gevonden en daarom is de specificiteit van de totale procedure afgenomen ten opzichte van die van de afzonderlijke deelonderzoeken. Deze regel kan een voordeel zijn als er geen testen met voldoende sensitiviteit beschikbaar zijn. De parallelle procedure is vooral geschikt om aandoeningen uit te sluiten.

Als de regel wordt gehanteerd dat de testprocedure positief uitvalt wanneer elk van de testen positief is, dan is de specificiteit van de gehele procedure hoger dan die van ieder onderzoek afzonderlijk, terwijl de sensitiviteit juist lager is. Er zijn immers veel minder positieve uitslagen, waardoor zowel de terecht positieve als de fout-positieve afnemen. Een dergelijke seriële procedure is dus geschikt om een diagnose met zo groot mogelijke zekerheid aan te tonen.

13.4 De keuze van een therapie

In fase VI van het consult komt de behandeling aan bod wanneer eenmaal een goede diagnose is gesteld. Bij de derde stap van het 6Step-model (7.2) vraagt de arts zich af: welke bewezen effectieve therapieën zijn er voor een bepaald probleem voorhanden? Hij kan hierover informatie vinden in gepubliceerde studies die hierover verricht zijn. Bij voorkeur moet een behandeling gebaseerd zijn op studies waarin patiënten at random in twee groepen verdeeld zijn: een groep die de behandeling heeft gekregen waar het om gaat en een controlegroep (waarbij geen behandeling of een andere behandeling is toegepast). De duur van de studie moet voldoende lang zijn en er moet een volledige analyse van alle resultaten (dus ook van de uitvallers in de studie) voorhanden zijn. Dit soort studies geeft dus antwoord op de vraag of de therapie effectief is.

Effectiviteit

De volgende vragen in de vierde stap van het 6Step-model zijn: 'Hoe effectief is de therapie?' en 'Hoe schadelijk is de behandeling?'. Met andere woorden: 'Hoe doeltreffend is de interventie?' Dit wordt uitgedrukt in het aantal patiënten dat moet worden behandeld opdat één van hen voordeel bij een therapie heeft (*number needed to treat*; NNT) en het aantal mensen dat moet worden behandeld zodat er één patiënt een bepaalde bijwerking ondervindt (*number needed to harm*; NNH).

Bij een acuut myocardinfarct kan men besluiten een trombolytische behandeling uit te voeren om de kans op overlijden te verminderen. Dat helpt niet altijd en er bestaat een kans op een hersenbloeding als complicatie. Het is gebleken dat 12% van een onderzochte groep patiënten overleed zonder behandeling tegenover 9% van de patiënten met behandeling. Die 12% wordt ook wel de *patient's expected event rate* (PEER) genoemd. De *absolute risicoreductie* is dus 3%. Is 3% veel? Dat hangt van het oorspronkelijke risico af. In dit geval was dat 12%. Om de absolute risicoreductie in perspectief te zetten, wordt ook vaak het begrip *relatieve risicoreductie* gebruikt, die gelijk is aan de verhouding van de absolute reductie en het oorspronkelijke risico.

RRR=ARR/PEER (16)

Dat is in dit geval dus 3/12=25%.

Doelmatigheid

Hoeveel mensen moeten met trombolyse behandeld worden om er één te redden? Bij 100 patiënten hadden er 88 geen behandeling nodig gehad, die overleefden ook wel zonder. Bij 9 patiënten heeft de behandeling geen effect gehad, aangezien zij ondanks behandeling toch overleden. Dit betekent dat 97 patiënten dus geen baat hebben gehad bij de behandeling. Blijven over: 3 van de 100 patiënten die waarschijnlijk gered zijn door trombolyse. Men moet dus 33 patiënten behandelen om er 1 te redden (NNT=33).

De kans op een hersenbloeding bij trombolyse is ongeveer 1%. Als 100 patiënten worden behandeld, zal er dus waarschijnlijk 1 patiënt een hersenbloeding krijgen (NNH=100). De verhouding tussen de NNT en de NNH bepaalt de doelmatigheid van de behandeling. Als de NNH veel kleiner is dan de NNT, dan is de behandeling acceptabel, want de doelmatigheid is groot. Als de NNT veel kleiner zou zijn dan de NNH, dan levert de therapie veel meer schade dan profijt op en is de doelmatigheid zeer gering.

Evenals sensitiviteit en specificiteit worden NNT en NNH ook wel samengevat in één grootheid, namelijk de LHH (*likelihood of being helped versus harmed*).

$$\text{LHH} = \frac{1/\text{NNT}}{1/\text{NNH}} = \frac{\text{NNH}}{\text{NNT}} \quad (17)$$

In dit geval is de LHH dus (1/33)/(1/100) gelijk aan 3. Dit is dus in feite de verhouding van het aantal successen en het aantal complicaties bij 100 patiënten. Met behulp van de LHH kan dus de doelmatigheid van een therapie worden uitgedrukt. Voor iedere individuele patiënt kan de doelmatigheid natuurlijk verschillen. Wanneer iemand bijvoorbeeld een bloedingsneiging heeft, dan is de NNH ineens veel kleiner geworden, want het risico op een complicatie is daarmee flink toegenomen.

Communicatietheorie voor de consultvoering

Op het communicatief-interactieve spoor van het consult komt het aan op de 'competentie communicatie' van de arts en dus op zijn (mate van) vaardigheid om een consult qua gesprek en interactie adequaat uit te voeren. Bij die communicatieve competentie gaat het heel concreet om met name de beheersing van een reeks gespreksvaardigheden of -technieken. De arts die adequaat en dus competent communiceert, beheerst deze gespreksvaardigheden en beseft het belang ervan.

Training in het communiceren gedurende opleidingen is vooral training in specifieke gespreksvaardigheden en in hun combinatie en 'dosering'.

In 14.1 komen de diverse gespreksvaardigheden aan de orde zoals die ook in de hoofdstukken over de verschillende consultfasen al met een asterisk staan aangegeven.

Het beheersen van de gespreksvaardigheden is echter niet voldoende voor de competentie in het communiceren. Daarbij is ook inzicht in de aard van een consult als contact noodzakelijk. De arts die de gesprekstechnieken wil gebruiken, moet ook begrijpen wanneer ze nodig zijn en waarom. De belangrijkste factor daarin is empathie en 14.2 is daaraan gewijd. In dat kader is ook een recente ontwikkeling (de narratieve benadering) van belang en die komt in 14.3 kort aan bod.

Ten slotte is bij de toepassing van gespreksvaardigheden op de achtergrond de communicatietheorie van belang. In 14.4 komt die beknopt aan bod: kernbegrippen waarmee communicatie en interactie kunnen worden geanalyseerd, zodat goed begrepen kan worden waarom het soms zo goed maar soms ook zo fout kan gaan op het communicatief-interactieve spoor.

14.1 Medische gespreksvaardigheden binnen de consultvoering

14.1.1 ALGEMEEN

In handboeken en op websites worden verschillende opsommingen gegeven van gespreksvaardigheden; specifieke vaardigheden (eventueel: deelcompetenties) die moeten worden geleerd en beheerst om vaardig en competent met patiënten te kunnen communiceren.

Deze vaardigheden zijn primair van belang voor het contact met de patiënt en zitten derhalve op het communicatief-interactieve spoor van het consult. Een aantal van deze vaardigheden is ook van belang voor de informatie die de arts verwerft voor het medisch-inhoudelijke spoor en voor de informatie die de arts geeft op dat medisch-inhoudelijke spoor.

Binnen de 'macrovaardigheid' consultvoeren maken we onderscheid tussen micro- en mesovaardigheden. Dit onderscheid is weliswaar niet heel scherp, maar is voor het trainen en het evalueren wel heel handig.

Microvaardigheden zijn vaardigheden op het niveau van specifieke interventies: het juist formuleren van een zin ('Dat is heel erg voor u'), het juist formuleren van een vraag ('Hoe lang hebt u daar al last van?). Het zijn de 'kleinste eenheden' en ze kunnen in trainingen bijna 'los' van de context van een consult worden geoefend.

Mesovaardigheden omvatten een gespreksfragment en zijn dus altijd interactief. Het gaat steeds om een deel van het contact en het oefenen hiervan kan alleen binnen de context van een echt gesprek.

Veel mesovaardigheden omvatten enkele microvaardigheden.

Als microvaardigheden onderscheiden we (alfabetisch):
1. aandacht geven
2. aansluiten
3. concretiseren
4. feedback geven
5. gevoel reflecteren
6. markeren
7. parafraseren
8. samenvatten
9. stiltes hanteren
10. vragen stellen (open en gesloten)

Als mesovaardigheden onderscheiden we (globaal in volgorde van hun plaats op het communicatief-interactieve spoor van het consult):
1. accommoderen
2. actief luisteren
3. uitvragen
4. uitleg geven, voorlichten
5. meedelen, inlichten, informeren
6. adviseren en motiveren
7. begeleiden, coachen
8. instrueren
9. overleggen

In het navolgende worden deze vaardigheden omschreven en daarbij wordt ook hun belang aangegeven voor de betreffende consultfase. Voor de consultvoering zijn dit dus de vaardigheden die de arts moet leren beheersen.

14.1.2 MICROGESPREKSVAARDIGHEDEN

1. Aandachtgevend gedrag
Met aandachtgevend gedrag laat de arts de patiënt merken dat er aandacht is voor zijn verhaal en dat hij verder mag gaan met vertellen. Aandachtgevend gedrag is meestal een combinatie van non-verbale en verbale uitingen (kleine aanmoedigingen); zie hierover 14.4.

We kunnen non-verbaal aandacht geven door gelaatsuitdrukking, lichaamshouding, oogcontact en aanmoedigende gebaren.

We kunnen verbaal aandacht geven door af en toe iets te zeggen, zonder de patiënt van het onderwerp af te brengen. Met kleine aanmoedigingen worden weer aandacht en interesse getoond.

Voorbeelden van kleine aanmoedigingen zijn 'hm, hm', 'ja', 'hoezo?', 'en toen', 'ga verder' of het op vragende toon herhalen van een of enkele woorden die aansluiten bij wat de patiënt vertelt en waarmee deze tot verder vertellen wordt gestimuleerd.

Verbale aanmoedigingen zijn minder simpel dan ze lijken. Het 'hmm' kan in principe in elke situatie gebruikt worden, maar de intonatie (eigenlijk non-verbaal) daarvan maakt verschil; een hmm dat qua toonhoogte omlaag gaat, klinkt kritisch; een hmm dat qua toonhoogte omhoog gaat, klinkt over het algemeen aanmoedigend en uitnodigend.

Het woordje 'ja' is als kleine aanmoediging soms riskant, omdat het ook kan uitdrukken dat de arts het met de patiënt eens is en het goed vindt wat deze zegt.

2. Aansluiten

Dit is een techniek waarmee de arts dicht bij de patiënt blijft. Deze techniek is met name van belang als het om emotionele onderwerpen gaat; het is een indirecte en 'natuurlijke' vorm van aandacht geven. Het gaat hier primair om de inhoud van het gesprek. Dus: als de patiënt ergens over vertelt en hetgeen verteld wordt is meer dan alleen een antwoord op de vraag, dan is niet-aansluiten op betrekkingsniveau een vorm van negeren.

3. Concretiseren

Door te concretiseren wordt de patiënt geholpen om het eigen verhaal zo precies en duidelijk mogelijk te vertellen. Dit is ook als mesovaardigheid te typeren omdat het vaak uit enkele microvaardigheden bestaat. Bijvoorbeeld, een parafrase of een gevoelsreflectie gevolgd door een open vraag: 'Je zei dat je niet meer voor jezelf instaat als de baby maar blijft huilen. Wat bedoel je daarmee?'

Meestal is het nodig om te concretiseren als de patiënt in te vage of algemene bewoordingen vertelt. Dat kan ook aan het onderwerp liggen; sommige onderwerpen in het consult zijn verbonden met gevoelens van schaamte, waardoor de patiënt ze moeilijker precies formuleert. Voorbeelden: rookgedrag, drinkgedrag, seksueel gedrag. Afhankelijk van de klacht zal de arts ook bij dergelijke lastige onderwerpen moeten concretiseren en zich niet laten beperken door de gêne of gevoeligheid van de patiënt.

Bij interculturele verschillen tussen arts en patiënt is het concretiseren van deze onderwerpen extra lastig.

4. Feedback geven

We kennen feedback primair als vaardigheid in het onderwijs, maar ook in de consulten kan het relevant zijn. Soms is het zinvol dat de arts de patiënt feedback geeft (en soms kan de arts ook om feedback van de patiënt vragen). Dat kan bijvoorbeeld op de manier van communiceren (omdat de patiënt bijvoorbeeld te weinig vertelt, of juist te veel). Het kan ook gebeuren op de manier waarop de patiënt instructies opvolgt betreffende zelfzorg.

5. Gevoel reflecteren

Een gevoelsreflectie is letterlijk het weergeven of spiegelen van het gevoel van de patiënt.

Een adequate gevoelsreflectie geeft de emotie van de patiënt zowel qua aard als qua intensiteit goed weer en op betrekkingsniveau betekent dat warmte en begrip, wat voor de patiënt een stimulans kan zijn om verder te vertellen. Vaak is het verstandig om dit op een vragende of tentatieve toon te doen: 'Als ik u goed begrijp…', zodat de patiënt kan corrigeren en aanvullen.

Niet bij alle kwesties in de spreekkamer zijn gevoelens aan de orde. Niet alle patiënten geven hun gevoel meteen prijs. Niet alle patiënten zijn zich ook altijd bewust van hun gevoel. Bij gevoelsreflecties is (mentale) empathie wezenlijk; zie meer hierover in 14.2. Een adequate gevoelsreflectie legitimeert de emoties van de patiënt; het gaat om acceptatie en aandacht. Daardoor kan de patiënt worden gestimuleerd om die gevoelens te uiten en zich er meer bewust van te worden.

6. Markeren

Markeren is een gesprekstechniek waarbij een moment expliciete aandacht krijgt. Er wordt benoemd wat er gebeurt of wat er gaat gebeuren. Markeren is vooral van belang bij de overgangen in het consult tussen de verschillende fasen. De arts kondigt die overgang aan, markeert die, zodat de patiënt daarin mee kan gaan. Als blijkt dat het 'te vroeg' is of te abrupt, dan moet er even over doorgepraat worden. Dat kan bijvoorbeeld blijken uit het feit dat de patiënt nog in het vorige onderwerp blijft hangen of nog te weinig alert is op hetgeen na het markeren aan bod is gekomen.

7. Parafraseren

Een parafrase is het in eigen woorden weergeven van de kern van wat de patiënt heeft gezegd. Afhankelijk van de stelligheid van de patiënt geeft de arts de parafrase op een stellige of vragende toon. Het gaat om het juist weergeven van de inhoud (en niet om het weerspiegelen van het gevoel).

Een parafrase heeft in het gesprek een aantal functies:
- Stimuleren: de arts stimuleert de patiënt om verder te praten door te laten merken dat hij luistert en het verhaal begrijpt.
- Preciseren: door te parafraseren kan de arts preciezer weergeven wat de patiënt heeft verteld, zodat deze een helderder beeld krijgt van wat er aan de hand is.
- Selecteren/structureren: door te parafraseren kan de arts afzonderlijke onderwerpen uit het gesprek selecteren, waarop hij door wil gaan.
- Controleren: door te parafraseren kan nagegaan worden of goed is begrepen wat de patiënt heeft gezegd; de toon is dan vragend.

Bij een adequate parafrase merkt de patiënt dat de arts goed luistert, hem begrijpt en hem stimuleert om de eigen situatie nog beter te begrijpen. Echter: een inadequate parafrase werkt negatief door in het gesprek. De patiënt kan daar dan op doorgaan (en dan de verkeerde richting inslaan) of erop reageren (en dat geeft onrust in het gesprek).

8. Samenvatten

Door samen te vatten wordt structuur aangebracht in hetgeen de patiënt heeft gezegd. Hoofdpunten worden geordend en kort en bondig in eigen woorden weergegeven.

Een samenvatting geeft de arts ook een mogelijkheid te controleren of hij de patiënt goed heeft begrepen.

Een samenvatting van de hoofdpunten is geïndiceerd op momenten tijdens het consult waarop overzicht gewenst is, zoals:

- direct na de klachtpresentatie en alleen als daarin meerdere klachten, problemen of zorgen genoemd worden;
- ter afsluiting van een gespreksthema om de overgang naar een volgend thema te maken;
- aan het eind van een gesprek;
- aan het begin van een vervolggesprek;
- op momenten waarop veel informatie gegeven wordt;
- wanneer het gesprek warrig is of als de arts de draad kwijt is geraakt.

Een samenvatting heeft altijd een aankondiging nodig, zodat de patiënt weet dat de arts langere tijd aan het woord zal zijn.

Voorbeelden van een aankondiging zijn: 'Samengevat...', 'Als ik het allemaal op een rijtje zet...' of 'In het kort gezegd...'.

Ook is de toon waarop de samenvatting wordt gebracht van belang. Wanneer de arts vragend eindigt, maakt hij duidelijk dat hij indien nodig aanvulling wenst te krijgen; bij een lange samenvatting is het verstandig dat de arts nagaat of hij volledig en juist heeft samengevat ('Heb ik het zo goed gezegd?', 'Klopt dat?').

9. Stiltes hanteren

Er zijn zeker momenten in een consultgesprek dat stiltes functioneel zijn en als gesprekstechniek gehanteerd kunnen worden. Een stilte kan bijvoorbeeld nuttig zijn om de patiënt na te laten denken. Soms heeft ook de (beginnend) arts even denktijd nodig.

Niet alle stiltes hoeven meteen met praten gevuld te worden.

10. Vragen stellen

De arts stelt vooral vragen op *inhoudsniveau* en wel om informatie over en van de patiënt te verkrijgen. Daarnaast stelt de arts vragen op *betrekkingsniveau* en wel om betrokkenheid en interesse te tonen (voor dit onderscheid verwijzen we naar 14.4). Dit verschil zal in het consult niet altijd duidelijk kunnen zijn.

We onderscheiden open vragen en gesloten vragen (met daarbinnen: ja/nee-vragen en feit-vragen).

Voorbeelden van open vragen:
'Hoe gaat het met uw zoon?'
'Hoe zou u de pijn omschrijven?'
'Wat is er gebeurd?'
Voorbeelden van gesloten vragen:
Ja/nee-vragen: 'Is de relatie met uw zoon goed?' 'Zit de pijn links?'
Vragen om feiten: 'Hoe oud is uw zoon?'

Open vragen Een open vraag geeft de patiënt de ruimte om op zijn eigen manier te reageren. Zo'n vraag begint vaak met hoe, wat, waar, waarom, wanneer etc. Met open vragen kan zowel geïnformeerd worden naar nieuwe informatie als doorgevraagd worden op een onderwerp dat al eerder is aangeroerd.

Een open vraag is op uitnodigende toon gesteld (intonatie); de vraag gaat dan qua toonhoogte omhoog. Gaat de toon omlaag, dan krijgt het gemakkelijk een 'verhoor'kleur.

Een open vraag *kan* beginnen met 'waarom'. Een voorbeeld is: 'Waarom heeft u nooit iets rustiger aan gedaan?' Deze vragen kunnen adequaat zijn; patiënten hebben soms redenen om iets te doen en hebben een eigen theorie uitgedacht over het ontstaan van problemen en/of klachten en die zijn voor de arts van belang.

Maar deze vragen kunnen (betrekkingsniveau) bij de patiënt ook de indruk wekken dat hij ter verantwoording wordt geroepen of dat de vragensteller zijn gedrag afkeurt. Hiervoor geldt opnieuw dat dit vaak een kwestie van intonatie is.

Gesloten vragen De gesloten vraag is geschikt voor het verkrijgen van gerichte informatie. In de anamnese of bij het lichamelijk onderzoek stelt de arts dikwijls dit type vragen om zijn hypothesen te toetsen. De arts gaat dan bijvoorbeeld de dimensies van de hoofdklacht langs en kan met behulp van gesloten vragen specifieke informatie krijgen. Deze vragen komen voort uit het medische referentiekader van de arts, die daardoor de informatie krijgt die nodig is om een juiste diagnose te kunnen stellen.

Met gesloten vragen houdt de arts controle over het gesprek, maar daar staat tegenover dat die de patiënt beperken in zijn uitingen. Na het stellen van gesloten vragen, dient er dus weer een open vraag te komen, bijvoorbeeld: 'Zijn er zaken die we nu nog onvoldoende aan bod hebben laten komen?'

14.1.3 MESOGESPREKSVAARDIGHEDEN

1. Accommoderen

Dit is een techniek waarmee de arts zich aanpast aan de wijze van communiceren van de patiënt. Dat gebeurt zowel verbaal (woordgebruik, terminologie) als non-verbaal (lichaamshouding). De bekendste en vaak zeer effectieve non-verbale manier is het spiegelen van de lichaamshouding van de gesprekspartner; men kan net als de patiënt de armen kruisen of de benen over elkaar slaan.

Verbaal gaat het om woordgebruik, toonhoogte en intonatie. De patiënt die zacht praat, kan wat gemakkelijker gaan praten als de arts bijvoorbeeld zijn toonhoogte aanpast. Dit geldt natuurlijk niet als de patiënt gaat schreeuwen...

Elke arts moet oor en oog hebben voor de wijze waarop de patiënt communiceert en zich daar vervolgens in het eigen communiceren zodanig aan aanpassen (of accommoderen) dat het voor de patiënt gemakkelijk is om in gesprek te blijven en een gevoel van gezamenlijkheid te ontwikkelen.

- **Accommoderen** is als vaardigheid niet specifiek voor de consultfase, maar dient wel zo vroeg mogelijk in het consult te beginnen.
- Meest relevante microvaardigheden: *aansluiten, gevoel reflecteren* en *parafraseren*.

2. Actief luisteren

Hieronder verstaan we een manier van luisteren inclusief het geven van responsen: de arts stelt verhelderende vragen (open of gesloten), geeft gevoelsreflecties, parafraseert eventueel en dergelijke. Zo wordt belangstelling en betrokkenheid gedemonstreerd wat vertrouwen schept en een belangrijke voorwaarde is voor de verdere gang van zaken.

> - **Actief luisteren** is als vaardigheid niet specifiek voor een consultfase, maar is vooral in de eerste fasen (II en III) van belang; ook omdat het condities schept voor het vervolg.
> - De meest relevante microvaardigheden: *aansluiten, gevoel reflecteren, vragen stellen, parafraseren*.

3. Uitvragen

Ieder is in staat om een vraag te stellen, maar *uitvragen* is een lastigere kunde. Het gaat om een combinatie van een aantal microgespreksvaardigheden uit 14.1.2: *open* en *gesloten vragen, samenvatten, parafraseren* en *concretiseren*. Het doel is om alle informatie te verkrijgen die medisch-inhoudelijk (bijvoorbeeld voor het stellen van de diagnose) noodzakelijk is.

> - **Uitvragen** is met name in de consultfasen III en IV aan de orde.
> - *Alle* microvaardigheden zijn relevant: *aansluiten* en *stiltes hanteren* relatief het minste, maar uitvragen is zeker meer dan *vragen stellen*.

3. Uitleg geven, voorlichten

Er zijn ook situaties waarin de arts verder moet gaan dan alleen informeren en meedelen. Er moet meer tijd voor genomen worden; er moet misschien meer over het menselijk lichaam en de werking daarvan worden uitgelegd voordat de patiënt mee wil werken. De arts moet daar dan de tijd voor nemen en gebruikmaken van beschikbare folders, schema's of websites.

> - **Uitleg geven en voorlichten** zijn met name in de consultfasen IV, V en VI aan de orde.
> - Meest relevante microvaardigheden: *aansluiten, samenvatten* en *vragen stellen*.

4. Meedelen, inlichten, vertellen

De arts geeft informatie, uitleg, voorlichting en daarbij wordt de patiënt geacht te luisteren. Dat betekent dat de arts eerst moet zorgen dat de patiënt *kan* luisteren en begrijpen. De arts moet zich dus, op basis van empathie, accommoderen aan de mogelijkheden van de patiënt opdat deze maximaal begrijpt wat er gaande is.

Het zal hierbij vaak gaan over een diagnose of over een behandeltraject (eventueel een operatie). Het gaat bijvoorbeeld om kennis die de patiënt moet helpen om iets over de eigen kwaal of handicap te begrijpen. Nadat het is begrepen, kan het worden verwerkt; het gaat hierbij om een 'mentale spijsvertering'. De arts moet daarom altijd nagaan of het ook echt allemaal begrepen is en of de informatie wordt aanvaard en 'verteerd'. De arts moet daarbij oog en oor hebben voor zowel de cognitieve kanten (het 'snappen') als de emotionele kanten (het 'opnemen') van de informatie.

Hieronder valt ook het 'slechtnieuwsgesprek' en daarbij geldt dat het echte begrijpen pas aan de orde is als de eerste verwerking heeft plaatsgevonden. Als mensen erg emotioneel zijn, is informatie bijna niet te verwerken.

In dit kader noemen we ook het begrip *compliance*. Dit woord is moeilijk vertaalbaar, maar is het beste te omschrijven als 'meegaandheid na instemming'. Het is dus iets wat de arts bij de patiënt moet proberen te *bereiken* en het is duidelijk dat dit in de meeste situaties beter via een dialoog en overleg gebeurt dan via een monoloog. Compliance is essentieel voor een goede medische zorg en wordt gedurende het consult opgebouwd.

- **Meedelen, inlichten, en vertellen** zijn met name in de consultfasen V en VI aan de orde.
- Meest relevante microvaardigheden: *gevoel reflecteren, samenvatten* en *stiltes hanteren*.

5. Adviseren en motiveren

Bij advies gaat het om suggesties voor ander gedrag, om adviezen over leefregels, medicatie of oefeningen. Zeker bij advisering is de basis van het contact dialogisch; de arts geeft advies vanuit de eigen deskundigheid, maar de patiënt zelf neemt de beslissing. Daarvoor is onder andere van belang of de adviezen 'haalbaar' zijn en passen in de situatie en het leefpatroon van de patiënt. Dit vraagt van de arts adequaat doorvragen en empathie.

Motiveren is enerzijds zorgen dat duidelijk is wat geadviseerd wordt en anderzijds ook duidelijk maken wat het belang daarvan voor de patiënt is. Als patiënten adviezen niet opvolgen, dan dient de arts uit te zoeken of het eventueel onduidelijk was of dat er een motivatiekwestie speelt. Dat kan lastig zijn.

- **Adviseren en motiveren** komen met name in consultfase VI aan de orde.
- Meest relevante microvaardigheden: *aandacht geven, aansluiten, feedback geven, gevoel reflecteren, samenvatten* en *stiltes hanteren*.

6. Begeleiden, coachen

Soms is het nodig dat arts en patiënt over een langere periode contact houden, bijvoorbeeld bij een invaliderende ziekte of in iemands terminale fase. Dan kan het werk van de arts bestaan uit begeleiden en coachen. Vaak zullen daar andere disciplines voor zijn en in veel gevallen zal de arts hiervoor dan ook verwijzen. Zie hierover ook 14.3 over communicatie en narratieven; bij deze vaardigheid is dat van groot belang.

- **Begeleiden of coachen** is eveneens met name in consultfase VI aan de orde.
- *Alle* microvaardigheden zijn hierbij relevant.

7. Instrueren

Bij instructie gaat het om het 'voorschrijven' van (ander) gedrag aan de patiënt: medicatie, oefeningen etc. Dit gaat dus verder dan advies; de patiënt die de instructie niet opvolgt, berokkent zichzelf (en mogelijk ook anderen) schade. Het gaat dan bijvoorbeeld om manieren van inname van medicijnen of specifieke oefeningen. Nadat is uitgelegd waarom, wanneer en hoe de patiënt de adviezen moet uitvoeren, kan eventueel een demonstratie volgen, waarna de patiënt zelf de handeling kan oefenen en de arts hierop feedback geeft.

Voor patiënten zijn voor steeds meer handelingen goede patiëntenfolders en internetsites beschikbaar; de arts dient deze te kennen. Ook patiëntenverenigingen kunnen in dit verband van belang zijn.

- **Instrueren** is met name in consultfase VI aan de orde.
- Meest relevante microvaardigheden: *aansluiten, feedback geven* en *samenvatten*.

8. Overleggen

Overleggen is voor veel deskundigen, zoals artsen, een vaak lastige gespreksvaardigheid. Het is bij uitstek dialogisch; beide partijen hebben hun aandeel en gezamenlijk wordt gezocht naar een goede en aanvaardbare uitkomst. In dit kader noemen we ook het begrip *informed consent*. Letterlijk gaat het om 'geïnformeerde instemming' ofwel 'toestemming op basis van informatie'. De patiënt stemt in met een verwijzing of een behandeling, want hij weet waar het om gaat en wat er op het spel staat. Ook is hij gehoord en heeft mee kunnen denken. Wettelijk (Wet Geneeskundige Behandelovereenkomst; WGBO) is de arts *verplicht* om voor behandelingen, ingrepen en onderzoekingen *toestemming* van de patiënt te krijgen en die toestemming kan de arts alleen krijgen als met de patiënt voldoende is overlegd.

- **Overleggen** is met name in consultfase VI aan de orde.
- Alle microvaardigheden zijn hierbij relevant; alleen *feedback geven* en *samenvatten* zullen relatief minder vaak aan de orde zijn.

14.2 Empathie in de consultvoering

14.2.1 WAAROM?

De meeste patiënten komen primair op het spreekuur met vragen als: 'Wat is er met mij aan de hand?' en: 'Wat is er aan te doen?' Veel patiënten vragen misschien niet expliciet, maar wel impliciet om iets meer, omdat veel patiënten op het spreekuur komen met een probleem dat ook de dramatische aspecten van het leven kan raken. Dan vragen zij impliciet ook aan de arts: 'Zie en hoor mij. Luister echt naar mij. Neem mijn zorg en angst serieus. Respecteer mij. Laat mij in mijn waarde.'

En dat kan nog verder gaan: 'Zorg voor mij. Draag mijn lasten mee. Laat me hierin niet alleen.' Er zijn jammer genoeg veel patiënten die in hun dagelijks leven eenzaam zijn of zelden serieus genomen worden en die eraan gewend zijn dat hun klachten niet belangrijk zijn voor anderen. Zulke patiënten zoeken niet alleen een kundige arts, maar eigenlijk ook iemand die zorg aan hen verleent. De empathische arts hoort dit en is in staat daar ook adequaat op te reageren.

14.2.2 COMMUNICATIE, CONSULT EN EMPATHIE

In elk consult gaat het om empathie. Elke patiënt vraagt dat van de arts. Alleen met empathie is de 'match' tussen de vraag van de patiënt en het aanbod van de arts te realiseren. Of, als zo'n match onmogelijk is (omdat het bijvoorbeeld vanuit de patiënt onrealistisch is), dat adequaat te bespreken.

In alle beroepen waarin mensen voor mensen zorgen (en in alle andere menselijke relaties) is empathie van wezenlijk belang. Zonder empathie is 'echt' contact eigenlijk onmogelijk.

14.2.3 EMPATHIE ALS ARTSENPLICHT IN DE CONSULTVOERING

Wat is empathie? Simpelweg is het 'inlevingsfantasie'. Het is het vermogen tot invoelen en inleven, om zich voor te stellen hoe iets voor een specifieke ander is, tot in andermans schoenen te gaan staan of zich in een ander te kunnen verplaatsen. Voor de arts: hoe is het *voor juist deze persoon* om ziek te zijn geworden? Of om niet meer beter te kunnen worden? Om met deze klachten bij mij als arts te moeten komen? Om geen bevredigende verklaring voor deze klachten te kunnen krijgen?

Daar gaat het om bij empathie. Empathie is dus altijd *individualiserend*.

Empathie gaat voor de meeste mensen vaak bijna vanzelf, maar er zijn graden van empathie en het is niet overdreven om te stellen dat empathie inspanning en concentratie vergt. Het is iets anders dan sympathie of antipathie. Het is het tegenovergestelde van apathie, van onverschilligheid. In de psychotherapeutische literatuur over empathie is te lezen dat het gaat om 'vermijden van afsluiten voor de ander' en dat laat zich vertalen als 'vermijden van apathie'. Het gaat om 'betrokkenheid', het tegendeel van onverschilligheid.

14.2.4 EMPATHIE ALS WERK

Empathie is een te ontwikkelen vaardigheid. Sommige mensen zijn er 'van nature' beter in dan anderen, men kan zich erin trainen en dat zal de arts zeker behoren te doen.

Empathie is een 'dubbele' vaardigheid. We maken daarom onderscheid tussen *mentale* empathie en *verbale* empathie: mentale empathie is het zich goed voor te stellen hoe iets voor een ander is en verbale empathie is dat onder woorden te kunnen brengen. Er is natuurlijk geen of in ieder geval onvoldoende verbale empathie mogelijk zonder mentale empathie. Maar andersom geldt dat niet: mensen kunnen mentaal veel empathischer zijn dan verbaal blijkt. Soms is het zo dat de gemoedstoestand van de patiënt door de arts op basis van mentale empathie wordt 'begrepen', maar dat de arts ook aanvoelt (weer mentale empathie) dat hij nu verbaal juist niet empathisch moet zijn. Bijvoorbeeld omdat dat in deze fase van het contact te confronterend zou zijn.

De arts zal beide vormen van empathie moeten ontwikkelen. De goede arts is mentaal altijd empathisch, hij weet wanneer hij verbaal empathisch moet zijn en kan dat dan ook zijn.

14.2.5 HET ONTWIKKELEN VAN MENTALE EMPATHIE

Voor mentale empathie hebben sommige mensen meer aanleg dan andere. Veel leert men in het eigen gezin. Maar die mentale empathie kan veel verder ontwikkeld worden, bijvoorbeeld door romans te lezen, films te zien en zich op die manier te verdiepen in mensen die heel anders leven.

Men 'leert' door zich buiten de eigen sociale kring te begeven en goed te luisteren naar andere, 'vreemde' mensen (zols patiënten) en zich in hun situatie te verplaatsen. Voor de aanstaande arts zijn er veel mogelijkheden; zeker op het internet zijn heel veel ziektegeschiedenissen en patiëntverhalen te vinden en door die goed te lezen kan mentale empathie worden ontwikkeld.

14.2.6 HET ONTWIKKELEN VAN VERBALE EMPATHIE

In de literatuur worden verschillende niveaus van verbale empathie onderscheiden, van minimaal tot maximaal. Het geven van een gevoelsreflectie (microgespreksvaardigheid; zie 14.1) is het tonen van verbale empathie. De emotie van de patiënt wordt 'gezien of gehoord' door de arts en de arts is in staat om die emotie te benoemen en voor de patiënt herkenbaar onder woorden te brengen.

Soms wil de patiënt met een bepaalde beleving (zorg, angst, schuld) nog even 'onzichtbaar' zijn en blijven en dat vraagt van de arts een ontwikkelde mentale empathie om te onderkennen wanneer verbale empathie (niet) opportuun is.

Maar meestal is verbale empathie op zijn plaats en hoort het bij competent artsengedrag om gevoelens van en voor de patiënt te verwoorden. Soms zegt de patiënt iets heel indirects en dan kan hem een helpende hand worden toegestoken door het heel direct te maken.

> *De patiënt heeft bijvoorbeeld een laboratoriumonderzoek lopen naar iets nog onduidelijks met zijn gewrichten of zijn longen. De uitslagen daarvan zijn nog niet binnen maar de patiënt zegt vervolgens ook iets over zijn kinderen.*
>
> *Het kan in zo'n geval adequaat zijn om te begrijpen dat hier een zorg over de toekomst wordt geuit waar de arts dan even op door kan gaan. Dat hoeft dan natuurlijk niet op een directe manier: 'Maakt u zich zorgen over uw kinderen als u iets ernstigs zou hebben?', maar kan ook indirect: 'Dit zijn wel situaties waarin mensen zich allerlei vragen stellen over de toekomst. En u hebt nog jonge kinderen, nietwaar?'*

Hiervoor zullen artsen hun intuïtie moeten ontwikkelen.

14.2.7 SITUATIES WAARIN EMPATHIE VITAAL IS

We benadrukken het nog eens: mentale empathie is voor de arts *altijd* belangrijk. De arts dient *altijd* de moeite te nemen om zich in de positie van de patiënt of zijn familie te verplaatsen.

Dat kan in de diagnostiek al van belang zijn, maar is het zeker in de zorg of behandeling. Feit is dat de kwaliteit van het contact met de arts een belangrijke 'klinische factor' ('genezend') is en die kwaliteit is afhankelijk van het empathisch vermogen van de arts.

Er zijn in de artsenpraktijk ook situaties waarin gebrek aan empathie zonder meer als professioneel medisch falen kan worden aangemerkt. Dat geldt met name voor medische situaties met een existentieel karakter. Dat is aan de orde bij ernstige ziektes die levensbedreigend zijn.

> *Er is veel bekend over de psychologische processen bij mensen die hun levensperspectief plotseling grondig gewijzigd zien. Het gaat dan om een rouwproces. Uit de psychologie is bekend dat een rouwproces vaak volgens een aantal fasen verloopt. Het is goed dat de arts daar weet van heeft en daardoor de eigen empathie vergroot, omdat hij een rol zal spelen in de begeleiding van de patiënt. Patiënten moeten in deze fase hun arts kunnen zien als een vertrouwenspersoon, met wie de patiënt ook over de zorgen van de eigen familie et cetera kan praten.*

Dat is eveneens aan de orde bij ziektes die tot invaliditeit leiden of op een andere manier van ingrijpende betekenis zijn voor het dagelijks leven en het levensperspectief van de patiënt.

> *Ook hierbij geldt dat bij veel mensen een rouwproces op gang komt als het eigen levensverhaal opeens zo'n grote wending krijgt. De arts zal de rol van 'genezer' los moeten kunnen laten en duidelijk moeten maken dat de patiënt niet minder belangrijk is als er niets te genezen valt; iets waar patiënten wel bang voor kunnen zijn. Of de arts moet duidelijk durven en kunnen maken dat hij niets meer te bieden heeft.*

Ten slotte is gebrek aan empathie als medisch falen aan te merken in medische situaties met een sterk sociaal karakter; waarbij personen in de omgeving van de patiënt betrokken raken.

> *Bij veel medische situaties zijn anderen nauw betrokken. Bijvoorbeeld de ouders bij een ziek kind of bij een zwangere minderjarige dochter en kinderen bij een dementerende ouder of de partner van een ernstig zieke patiënt. Mogelijk zal de arts daar ook een rol bij moeten spelen in de onderlinge communicatie. Zo zal hij mogelijk woordvoerder van de patiënt moeten zijn, begrip voor de dochter moeten kweken bij de ouders of de wensen van de partner moeten kunnen verwoorden. Empathie is dan bij diverse partijen aan de orde en niet alleen bij de patiënt zelf.*

In deze situaties zijn de consequenties van de ziekte of stoornis groot. Door die ziekte of stoornis kan de patiënt in een emotioneel geïsoleerde situatie terechtkomen. Dan moet juist de arts laten blijken te begrijpen wat dit voor de patiënt betekent.

14.3 Communicatie en narratieve benadering

Een ziekte of een ongeval met medische consequenties kan heel ingrijpend zijn. Het kan een diepe indruk maken en daarmee een 'life-event' zijn of worden; voor de patiënt zelf en voor diens naasten.

Dan wordt een ziekte of ongeval, zeker voor de patiënt zelf, iets waarover gepraat en verteld moet worden. Aan wie het maar horen wil, maar zeker ook aan de arts. De patiënt wil het 'verhaal' over de ziekte in zijn eigen leven kwijt en in modern jargon houdt dat in dat de medische kwestie onderwerp wordt van een 'narratief'.

Hiermee komen we op een recente benadering binnen de geneeskunde die voor consultvoering van direct belang is: de 'narratieve' benadering. In deze benadering staan verhalen centraal; 'narrare' staat voor verhalen. In deze benadering wordt onderkend dat de klacht of de kwaal van de patiënt deel uitmaakt van zijn 'leven'. Een leven dat bij de jonge en zeker bij de volwassen en helemaal bij de oude patiënt al jaren duurt en waarin die klacht of kwaal een plaats krijgt of moet krijgen. Mensen hebben immers allemaal hun levensverhaal en binnen dat verhaal moeten ingrijpende gebeurtenissen (life-events) een plaats krijgen. Een ziekte kan een leven overhoop halen: vaak worden perspectieven onderbroken, kunnen dromen niet meer verwezenlijkt worden en moeten plannen worden herzien.

Een ernstige ziekte krijgt als life-event een plaats in iemands biografie. Soms heel radicaal: 'Tot dag X was ik gezond en sindsdien ben ik ziek.' Soms heel gradueel: 'Ik was altijd redelijk gezond, maar de laatste jaren gaat het steeds een beetje slechter.'

Het simpele feit dat mensen hun eigen levensverhaal hebben, heeft in de medische zorg aandacht gekregen. Het is gebleken dat de kwaliteit van de medische zorg voor de patiënt sterk afhankelijk is van de mate waarin dat levensverhaal rondom de ziekte verteld en gehoord kan worden.

Ook wordt onderkend dat, naast de patiënt, ook de arts altijd een 'verhaal' vertelt over ziekte en genezing. Dat verhaal verhoudt zich qua 'plot' tot dat van de patiënt: bevestigend of ontkennend.

Er is intussen ook onderzoek gedaan naar de 'scripts' of 'plots' van de levensverhalen. Daarover is in literatuur en op internet veel te vinden en dit zijn daarmee belangrijke bronnen voor de mentale empathie van de arts. Het is voor de arts van belang om het verhaal van de patiënt te vergelijken met het verhaal wat de arts zelf zou vertellen als hem dit zou overkomen (zeker als er niet een 'happy ending' aan de orde is).

Aandacht voor de narratieve aspecten van gezondheid en ziekte betekent niet dat de arts tijdens elk consult uitvoerig naar een autobiografie moet vragen. Het gebrek aan tijd is bekend. Maar deze aspecten, zoals weergegeven in het kader, mogen niet genegeerd worden.

> **Narratieve aspecten die van belang zijn voor de arts**
>
> - De arts leert luisteren naar de structuur, de 'plot', in het verhaal van de patiënt.
> - De arts is opmerkzaam ten aanzien van de behoefte van de patiënt om te vertellen, te verhalen.
> - De arts realiseert zich dat ook hij een verhaal vertelt en dat zijn verhaal als deskundige altijd een plek moet krijgen in dat levensverhaal; een plek die niet bij voorbaat 'klopt'. Dat geldt onder andere als het verhaal van de arts anders afloopt dan de patiënt verwachtte of hoopte.
> - De arts realiseert zich bij problemen in de behandeling of zorg voor de patiënt dat het narratieve daarin van belang kan zijn en dat hij daarnaar kan zoeken en vragen.
> - De arts realiseert zich dat veel mensen die 'steeds hetzelfde verhaal vertellen' dat doen omdat ze graag zouden meemaken dat er eens een keer echt geluisterd wordt.

Hermeneutiek

De narratieve invalshoek raakt aan een complete vakwetenschap: de hermeneutiek, de leer en de kunst van de tekstinterpretatie. In de artsenpraktijk is hermeneutiek op tal van momenten aan de orde, zeker ook in de patiëntenzorg. De patiënt vertelt een verhaal, over zichzelf, de klachten, het leven. De arts moet dat verhaal 'verstaan', kunnen begrijpen, interpreteren en dat betekent dus een hermeneutische opdracht.

14.4 Communicatietheorie; de hoofdlijnen voor de consultvoering

14.4.1 WAT IS COMMUNICATIE?

Het voorgaande was grotendeels concreet: wat moet de arts kunnen doen en laten op het communicatief-interactieve spoor in het consult? Maar de arts moet ook in staat zijn om communicatieve en interactieve processen te *analyseren*, zeker om achteraf te kunnen begrijpen waarom gesprekken soms toch zo fout lopen. Of om vooraf te kunnen bedenken wat de valkuilen kunnen zijn. Daarvoor is een abstractere en meer theoretische benadering van de communicatie nodig.

Abstract geformuleerd: *communicatie is het proces van het zenden en/of ontvangen van berichten, van informatie*. Communicatie omvat zenden en/of ontvangen. Dus ook als het *alleen* om het zenden of *alleen* om het ontvangen van informatie gaat, gaat het over *communicatie*.

Meestal (en helemaal in een consult) gaat het om *interactie*, om mensen die *met elkaar* communiceren en die dus informatie uitwisselen. Dan zenden *en* ontvangen beide deelnemers binnen deze interactie dus informatie aan elkaar.

In de communicatietheorie onderscheiden we *monologische* vormen van communicatie van *dialogische*.
- In monologische vormen is communicatie vooral het *overbrengen* ofwel *zenden* van boodschappen ('De boodschap komt niet over'; de pr-kant, voorlichting etc. hetgeen centraal staat in de vele communicatieopleidingen).
- In dialogische vormen is communiceren vooral de interactie en het proces *tussen* mensen ('Zij hebben een communicatieprobleem'; gespreksvoering, contact). Deze benadering staat centraal in alle zorg- en hulpverleningsberoepen en dus ook in de opleiding geneeskunde.

> **Toegepast op het consult**
> - Een consult is altijd interactief; zowel arts als patiënt zenden en ontvangen gedurende het gehele consult informatie.
> - In een consult zullen zowel monologische (de arts of de patiënt vertelt of deelt mee, de ander luistert) als dialogische (arts en patiënt overleggen, stemmen af, proberen elkaar beter te begrijpen) momenten of subfasen te vinden zijn, maar de basis van het consult is een dialogische.

Het centrale axioma van de communicatietheorie luidt: 'Alle gedrag is communicatie'.

Als mensen bij elkaar zijn, communiceren ze. Ook als ze niets zeggen, zenden en ontvangen ze berichten, informatie. Het is niet mogelijk *niet* te communiceren, geen gedrag te vertonen dat voor een ander een boodschapkarakter heeft; er wordt altijd *iets* overgedragen. Mensen communiceren *altijd* als ze in elkaars gezelschap zijn. Ze zenden en ontvangen voortdurend informatie over zichzelf en elkaar.

Als twee mensen elkaar vaker en/of langer spreken (en dus vaker of langer interageren en communiceren), dan ontstaat er gaandeweg een *relatie* en dat is te omschrijven als een patroon of een structuur in de interacties. Er ontstaat een onderling verwachtingspatroon en mensen worden voor elkaar in zekere zin voorspelbaar in de manieren van reageren op berichten. *Geen relatie zonder communicatie, dus*. Want er is geen relatie zonder interactie en er is geen interactie zonder communicatie.

Het axioma 'alle gedrag is communicatie' wordt nog duidelijker door te beseffen dat gedrag enerzijds staat voor wat iemand *doet*, maar ook voor wat iemand *laat*. Als alle gedrag communicatie is, dan is dus alles wat men *doet* een mogelijk bericht aan de ander, maar dan is dus ook alles wat men *nalaat* een mogelijk bericht voor een ontvanger. De betekenis hiervan zal in met name 14.4.3 duidelijker worden gemaakt.

Er worden dus continu berichten gezonden en ontvangen en die worden continu door ontvanger en zender geïnterpreteerd; dat is onvermijdelijk. Maar dit is ook een bron van misverstanden en conflicten, omdat het heel vaak niet duidelijk is wie nu eigenlijk op wie reageert: 'Jij zei dat en daarom zei ik dit', 'Ja, maar jij had al gezegd dat...' Dat heet in de theorie het 'interpunctieprobleem' en dat is fundamenteel *onoplosbaar*. Beiden hebben hun eigen waarheid over de werkelijkheid van de interactie en er is geen 'objectiviteit' te vinden daarover.

14.4.2 WAT COMMUNICEREN WE? INHOUDS- EN BETREKKINGSASPECT

Volgens de communicatietheorie zenden en ontvangen we altijd twee berichten tegelijk. Of liever: elk bericht heeft twee aspecten, een inhoudsaspect en een betrekkingsaspect. Omdat de inhoud meestal 'boven tafel' komt en de betrekking vaak 'onder de tafel' blijft, wordt ook wel over inhouds- en betrekkingsniveau gesproken.

We zenden wat we te melden hebben (inhoud) en we zenden hoe we onszelf ten opzichte van de ander positioneren (betrekking). We ontvangen een inhoud en we ontvangen een positie, een betrekking. Dat doen mensen altijd, of ze het willen of niet.

De arts vertelt in het consult: 'U heeft het aan uw hart' en dat is dan de gezonden inhoud. Maar tegelijk *zendt* de arts: 'Ik ben hier deskundig in en u moet mij geloven' en dat is dan betrekking.

Het belang hiervan is duidelijk: als een arts iets zendt, is dat bij precies dezelfde inhoud of tekst voor de ontvanger toch heel anders dan als de buurvrouw dat zendt. Het verschil in boodschap zit hem dan niet in de inhoud, maar is een verschil op betrekkingsniveau.

Het betrekkingsaspect is in alle communicaties aanwezig en het betrekkingsniveau is datgene waarop het patroon ontstaat in relaties.

Het is steeds van groot belang om in te zien dat de gezonden inhoud en de gezonden betrekking niet gelijk hoeven te zijn aan de ontvangen inhoud en de ontvangen betrekking.

Niemand kan namelijk als zender bepalen hoe het bericht ontvangen wordt. Daarmee zijn heel veel communicatie- en relatieproblemen te verklaren. Het is met name dit betrekkingsaspect in de communicatie dat een bron is van misverstanden en conflicten ('Ik vroeg je alleen iets'. 'Niet waar, je gaf me een opdracht en dat pik ik niet van jou!').

Uit onderzoek is duidelijk gebleken dat op betrekkingsniveau in communicatieprocessen veel meer mis kan gaan en ook misgaat dan op het inhoudsniveau.

Ten aanzien van het betrekkingsniveau in relaties (maar dat geldt ook voor 'losse' communicaties) zijn, voor een nadere analyse van problemen en oplossingen, minstens twee dimensies te onderscheiden.

De ene dimensie is die van de 'mate van warmte' in de relatie van mens tot mens. We noemen dat de dimensie van temperatuur in de relatie. Dus de mate van betrokkenheid, liefde, zorg, aandacht. Of van onverschilligheid, haat, afkeer, kou. Als we relaties typeren, dan is daarin altijd een temperatuursaspect aanwezig.

De andere dimensie is die van onderlinge positie, van (on)gelijkheid in de relatie. We noemen dat de dimensie van schikking: onderschikking, nevenschikking of bovenschikking. 'Wie is de baas?' Dat is de ene of de andere persoon of geen van beiden en in het laatste geval zijn ze gelijk of nevengeschikt. Als we relaties typeren, dan is daarin altijd een schikkingsaspect aanwezig.

Zodra we proberen onder woorden te brengen hoe we ons tot iemand verhouden of hoe iemand zich tot ons verhoudt (gezinsleden, kennissen, geliefden, medestudenten, docenten, buren, tantes, de vaste kassajuffrouw, wie dan ook) en dus zodra we dat betrekkingsaspect in de communicatie proberen te verwoorden, dan gebruiken we woorden die hetzij een temperatuurs-, hetzij een schikkingsaspect, hetzij beide tegelijk aanduiden.

Die twee dimensies zijn niet tot elkaar te herleiden. In menselijke relaties zijn talloze variaties mogelijk. Als we het over 'bejegening' hebben, dan hebben we het altijd over betrekking, over temperatuur en schikking.

Het mag duidelijk worden dat misverstanden of conflicten in relaties en communicatie (meestal op betrekkingsniveau) zijn te analyseren in termen van misverstanden en meningsverschillen over temperatuur en/of over schikking. Iemand vindt dat de ander niet genoeg zorg uitstraalt of te veel de baas wil spelen of juist te onderdanig of juist te aanhankelijk is.

De zender kan, zoals eerder vermeld, immers nooit bepalen hoe een bericht door de ontvanger wordt opgevangen. Dat geldt nog veel meer voor het betrekkingsaspect dan voor het inhoudsaspect.

> **Toegepast op het consult**
>
> - In een consult wordt voortdurend 'inhoud' gezonden en ontvangen: gegevens, feiten, data, alles wat aan medische inhoud aan de orde komt en nog veel meer. En er worden 'betrekkingen' gezonden en ontvangen.
> - Wat die betrekking betreft: de arts geeft bijvoorbeeld instructies. Of de patiënt probeert de arts een opdracht te geven ('U moet nu eindelijk eens ...'). De arts toont interesse, betrokkenheid et cetera. Dit is allemaal te vertalen in termen van schikking en temperatuur.

Een voorbeeld van hoe ingewikkeld het kan zijn: **vragen stellen** in het consult.

Een vraag is op betrekkingsniveau vaak tamelijk complex. Het is meestal glashelder dat de arts vragen 'mag' stellen die een niet-arts niet 'hoort' te stellen. Dat is onder andere zo glashelder omdat (en dat is voor de patiënt een gegeven) de arts het antwoord op de vragen nodig heeft voor het klinisch redeneren: voor diagnose en behandeling.

Dat is een aspect van zijn **bovenschikking** als deskundige. Als er sprake zou zijn van nevenschikking, dan zou de arts ook iets over zichzelf moeten vertellen als de patiënt iets heeft verteld (wederkerigheid). Dat is bijvoorbeeld in een vriendschap of een ander soort relatie wel aan de orde.

Dat moet de arts soms toelichten, zeker als hij vragen stelt over zaken waarvan de patiënt zich niet kan voorstellen dat het voor de klacht relevant is. Dan kunnen die vragen namelijk als impertinent worden ervaren, of als nieuwsgierig. En dat is een andere **betrekking** omdat het een andere **temperatuur** heeft.

De arts moet (empathie; zie 14.2) aanvoelen wat de patiënt op betrekkingsniveau wil, vraagt en verlangt. Maar die wens van de patiënt is natuurlijk niet het enige wat telt. De arts heeft beroepshalve een 'legitieme bandbreedte' in zowel de temperatuur als de schikking. De normen die gelden voor de wijze waarop de arts met patiënten omgaat, gaan over communicatie en zijn dus te vertalen in termen van temperatuur en schikking.

Qua temperatuur is het duidelijk: de arts heeft zorg en aandacht voor de patiënt en dus een professionele 'warmte'. Onverschilligheid of kou in het contact is iets waar patiënten snel over zullen klagen. Gebrek aan interesse, belangstelling, compassie, begaan zijn met: het zijn allemaal temperatuurskwesties.

Qua schikking is het eveneens duidelijk: de arts dient de patiënt principieel als gelijke en dus als nevengeschikte te bejegenen. De arts is niet de baas. Maar de arts is ook geen knechtje of uitvoerder.

De tijd dat de arts vanwege zijn deskundigheid en 'autoriteit' vanzelfsprekend 'boven' de patiënt stond en dus ook over het leven van de patiënt kon beslissen, is voorbij. In de uitdrukking 'medicijnen voorschrijven' is dat nog terug te vinden: de patiënt kreeg een 'voorschrift' ofwel opdracht, bevel. Dat kan eigenlijk niet meer. Hoewel: de arts dient aan te voelen (empathie) wanneer de patiënt in de eigen onzekerheid houvast zoekt in de autoriteit en de deskundigheid van de arts. Die deskundigheid maakt de relatie natuurlijk nooit tot een volledig symmetrische of gelijkwaardige (nevenschikking in plaats van onder- of bovenschikking). Maar de arts kan die deskundigheid ten dienste stellen van de patiënt en de patiënt respecteren in diens eigen autonomie.

Ruzies tussen artsen en patiënten hebben meestal met schikkingskwesties te maken: de arts wil volgens de patiënt te veel de baas zijn of de patiënt bejegent de arts te veel als een soort 'gezondheidsbezorger'.

14.4.3 Hoe communiceren we? Verbaal, non-verbaal en tactiel

Volgens de communicatietheorie zenden en ontvangen we berichten via twee soorten 'media':
- *verbaal* (met woorden; spreken, schrijven, mailen, sms'en);
- *non-verbaal* (met gebaren, stembuigingen, uitdrukkingen, tekens, maar ook met kleding, uiterlijk etc.).

Verbale communicatie is natuurlijk direct herkenbaar. De meeste inhoud wordt verbaal gecommuniceerd. Veel betrekking wordt non-verbaal gecommuniceerd.

Verbale communicatie en semantiek

Als het om verbale communicatie gaat, dan raken we het brede vakgebied van de semantiek, ofwel de leer en de kunst van de woordinterpretatie of van het onderzoek naar de betekenis van woorden en termen. Het is dus vooral een ontvangkunst. Het betreft de relatie tussen enerzijds het woord, de term en anderzijds het concept, het begrip, het 'ding'. In de consultvoering is semantiek op tal van momenten aan de orde.

De patiënt praat en gebruikt dus woorden en de arts moet daar de betekenis van weten of ontdekken. Als de patiënt vertelt over 'zo'n last van de buik', wat bedoelt hij dan precies met 'last'? En met 'buik'? De arts vraagt door en vraagt uit en ontdekt dan meestal wel wat er bedoeld wordt. Hij kan verrast worden door het verschil in semantiek tussen zichzelf en de patiënt...

Ook de arts praat en gebruikt woorden, maar hij moet er niet van uitgaan dat de patiënt die altijd goed begrijpt.

Medische vaktermen zijn voor veel patiënten lastig of onbegrijpelijk of hebben een andere betekenis en lading dan in 'de volksmond'. Maar ook gewone woorden kunnen een lading krijgen die de arts niet verwacht en ook daar houdt de semantiek zich mee bezig: de arts noemt bijvoorbeeld 'gezwel' en de patiënt hoort 'kanker'.

Maar ook fundamentele medische discussies hebben vaak een complex semantisch karakter. Bijvoorbeeld: Wat is 'ziek'? Waar verwijst die term (zoal) naar? Zie ook hoofdstuk 12.1.

Non-verbale (inclusief tactiele) communicatie en semiotiek

Semiotiek is 'tekenleer', de wetenschap die zich verdiept in de 'werking' van tekens en de totstandkoming van hun be*teken*is, hetgeen een heel breed terrein omvat. Een gebaar is een teken en 'verwijst' dus naar een relatie. Een bepaald merk kleding is een teken en 'verwijst' dus naar een mentaliteit of een overtuiging. Ons leven is vol van tekens en betekenissen en dat is aanleiding geweest tot het ontstaan van een aparte discipline: de semiotiek. Semiotiek is als wetenschap verbonden met psychologie, filosofie en taalkunde.

In die talloze non-verbale berichten in menselijke interacties zijn zowel de temperatuur als de schikking vaak lastig te interpreteren. Wat betekent (bedoelt de zender met) een bepaald gebaar?

Tot de non-verbale communicatie (het *zend*gedrag van boodschappen) rekenen we ook zaken als uiterlijke presentatie (kleding, haardracht, sieraden). Het dragen van een witte jas is een bericht. Ook een witte jas heeft een inhouds- en een betrekkingsaspect. Ook dit is het terrein van de semiotiek.

Voor de arts geldt dat ook de inrichting van de wacht- en spreekkamer tot non-verbale communicatie gerekend moet worden; tot zendgedrag. Immers: de patiënt neemt waar en ontvangt dit.

Binnen de non-verbale communicatievormen is verder de *tactiele* communicatie nog apart te onderscheiden: het is de (voor de arts toch wel belangrijke) communicatie (dus het zenden en ontvangen van informatie) via aanraking, zoals bij het lichamelijk onderzoek en bij fysieke behandelwijzen. Aanraken = gedrag = communiceren. Wat betekent bijvoorbeeld die arm om een schouder? Dat kan een liefdevolle en dus warme uiting van zorg zijn, maar het kan ook als een gebaar van overheersende betutteling worden beleefd (*ontvangen*).

Juist als het om dit onderscheid tussen verbale en non-verbale (en tactiele) communicatie gaat, is het axioma 'alle gedrag is communicatie' van belang.

Wat verbale communicatie betreft: wat iemand zegt is een bericht, maar ook wat iemand verzwijgt of nalaat te zeggen. Zo zijn er ook 'sprekende stiltes'. In gesprekken (en zeker ook in consulten) kan bijvoorbeeld het feit dat er *geen* gevoelsreflectie door de arts wordt gegeven op betrekkingsniveau een scherp signaal zijn: 'Hij hoort mij niet; hij luistert niet echt naar mij.'

Dat geldt niet minder voor de non-verbale communicatie. Daarom is het goed nog eens terug te komen op het belang van oogcontact. De arts die op kritische momenten in het consult nalaat om de patiënt aan te kijken, geeft daarmee ook een bericht af en dat is op betrekkingsniveau vaak zeer duidelijk voor de patiënt: 'Hij ziet mij niet.'

Er is voor arts en patiënt dus geen ontsnappen aan: voortdurend communiceren zij tijdens het consult; voortdurend zenden en ontvangen zij verbale en non-verbale berichten, informatie, over allerlei inhouden en ook over de betrekking. Dat doen zij in alles wat zij zeggen en doen, maar ook in alles wat zij niet zeggen en nalaten.

> **Toegepast op het consult**
>
> - De arts en de patiënt communiceren natuurlijk vooral verbaal; ze spreken met elkaar en er zijn eventueel ook brieven of rapporten.
> - Daarnaast communiceren ze vanaf de start ook non-verbaal: houding, gezichtsuitdrukkingen, gebaren; alles is informatie en dus communicatie.

Voor de ontvangst van berichten is de (dis)congruentie tussen verbale en non-verbale berichten van groot belang. Misverstanden tussen mensen hebben niet zelden te maken met dit soort discongruenties. ('Ja, je zei dat je wel mee wilde, maar je keek niet echt blij, dus ik dacht dat je niet meewilde...')

14.4.4 WIE COMMUNICEREN?

Dat lijkt simpel: arts en patiënt. Maar zo simpel is het eigenlijk nooit. Tijdens het consult zijn het zelden of nooit alleen deze twee personen die met elkaar communiceren.

Beide personen spelen immers een heel specifieke maatschappelijke rol (die van arts en die van patiënt) en beiden weten dat 'achter' dit individu een aantal groepen, instituties en maatschappelijke ordeningen 'meespreken'. Deze individuele arts is immers altijd 'een van die dokters', 'iemand van het ziekenhuis' of 'een student' als het een coassistent betreft. Een patiënt heeft daar beelden, verwachtingen en belevingen bij en reageert daar ook op; dus niet alleen op hetgeen deze individuele arts zegt en doet.

> *Het kan bijvoorbeeld gebeuren dat een patiënt heel boos wordt op een arts. Dat kan het gevolg zijn van iets dat deze arts zelf heeft gedaan, maar het kan ook heel goed het gevolg zijn van wat andere artsen, het ziekenhuis of 'de maatschappij' hebben gedaan; deze arts is daar dan min of meer toevallig de representant van.*

De individuele patiënt is immers altijd ook iemand van een beroepsgroep, klasse of milieu en ook de arts heeft daar beelden bij. Dat is het terrein van de vooroordelen en de arts zal daar alert op moeten zijn. Maar veel patiënten spreken ook mede namens hun familie, hun naasten, die hen hebben bezworen om: 'Nu toch maar vooral niet...' of 'Eindelijk eens...'. Zo spreken in het consult soms hele gemeenschappen met elkaar. Ook dat is een bron van communicatieve complicaties.

14.4.5 ZENDGEDRAG EN RETORIEK

Retoriek is vanouds de leer en de kunst van het overtuigen, van het overbrengen van boodschappen op de door de zender beoogde wijze. Het is te omschrijven als de zendkunst bij uitstek en dat geldt voor zowel verbale als non-verbale berichten. Als de arts informatie wil overbrengen en wil dat die informatie ook zo wordt ontvangen als hij het bedoeld heeft, dan is retoriek aan de orde. Retoriek is een kunst en een kunde; het is een te ontwikkelen vaardigheid.

In de consultvoering zijn er tal van momenten waarop de retorische vaardigheden van de arts van belang zijn. Zoals bij het overtuigen van de patiënt van de zin van een behandeling of van een verandering in leefwijze, het schrijven van een verwijsbrief, het uitleggen aan familie waarom een ingreep wel of niet plaats moest vinden. Dit zijn allemaal vormen van retoriek, allemaal vormen van zendkunst, allemaal manieren om informatie zo over te brengen dat de ontvanger die ook ontvangt zoals die door de zender bedoeld is en er zo min mogelijk misverstanden ontstaan.

14.4.6 METACOMMUNICATIE

Metacommunicatie is communicatie *over* een bericht en dan met name over het betrekkingsaspect. Eenvoudig gesteld is het praten *over* hoe men heeft gepraat, bijvoorbeeld.

Metacommunicatie is een vaak zeer werkzaam middel om misverstanden in de communicatie op te sporen en op te ruimen. 'Toen je dat zei, dacht ik dat je dit bedoelde, maar aan je reactie te merken bedoelde je dat toch niet? Hoe zit dat?'

De arts kan merken dat de patiënt in het gesprek ergens niet goed op reageert of ergens veel heftiger op reageert dan hij verwachtte. Dat is mogelijk een goed moment om over de voorgaande communicaties te communiceren.

De 'natuurlijke' en onvermijdelijke beperking van metacommunicatie is dat het altijd communicatie blijft en gemakkelijk een herhaling van het voorgaande wordt. Het is heel lastig, zo niet onmogelijk, om een betrekkingsniveau in de communicatie te 'neutraliseren' en te 'objectiveren'.

Op basis van het voorgaande is nu het 'hermeneutisch grondrecht' te formuleren. Dit houdt in dat de zender van de boodschap bepalen mag welke betekenis de zender eraan wilde geven. In zorgrelaties is dit belangrijk: de patiënt bepaalt wat de patiënt bedoelde. De arts kan wel iets anders hebben begrepen, maar dan is hij ook degene die zich moet schikken.

14.4.7 EEN KLEINE EXCURSIE IN DE SEMIOTIEK

In de consultvoering is semiotiek op minstens vier manieren aan de orde en daarover is in de medische wereld veel gepubliceerd.

Semiotiek in de diagnostiek
Hierbij gaat het om de betekenis/interpretatie van symptomen als tekenen van een ziekte.

Deze beoefening van de semiotiek is zo oud als de medische professie en is nog steeds actueel: de patiënt of de arts merkt iets en vraagt zich af wat dat betekent, wat dat zegt of waar dat naar verwijst. Op het medisch-inhoudelijke spoor in het consult gaat het bij het klinisch-diagnostisch redeneren onder andere om semiotiek. Een belangrijk deel van de artsenstudie is erop gericht om de arts vaardig te maken in de semiotiek van het symptoom; zie ook 13.2.

Semiotiek in de presentatie van de patiënt naar de arts
Hierover ging het al in 14.4.3 over non-verbale communicatie en in 14.4.4: veel gedragingen en veel van wat aan de patiënt is te zien en te merken, heeft een 'teken'karakter, verwijst naar iets anders, staat niet op zichzelf. De arts doet er goed aan maatschappelijk rond te blijven kijken om sommige 'trends' te kunnen plaatsen en dat betekent dat hij: moet kunnen interpreteren, kunnen 'lezen' en verstaan. Dat kan voor het consult van belang zijn en helemaal als het om patiënten uit een andere dan de eigen cultuur gaat.

Semiotiek voor de patiënt: de arts en diens tekens
Ook dit kwam aan de orde in 14.4.3 en 14.4.4. De medische beroepen hebben vanouds een scala aan 'tekens': de esculaap, de witte jas, de stethoscoop, de reflexhamer, de tas et cetera. Ook al zijn ze lang niet altijd relevant voor de feitelijke beroepsuitoefening, ze worden 'getoond' en ze staan voor zaken als deskundigheid en professionaliteit. Het zijn naast gereedschappen ook insignes, symbolen. Niet alleen voor patiënten, maar ook voor de artsen zelf. Ook in dit kader zijn kleding en uiterlijke presentatie van belang; de meeste artsen kleden en presenteren zich tegenwoordig waarschijnlijk minder 'des dokters' dan vroeger, maar dat is niet zonder gevolgen.

Semiotiek van de ziekte voor de patiënt
Een ziekte kan een 'life-event' zijn en is dus een gebeurtenis die de patiënt en/of naasten existentieel raakt, zeker als die levensbedreigend is en leidt tot een 'knik' in de levensverwachtingen. Dan kan de ziekte of het ongeval meer worden dan alleen dat. Veel patiënten en/of hun naasten zullen dan naar het waarom vragen. Waarom moet ons dit overkomen? Waarom krijg ik dit? Wat is de bedoeling hiervan? Wat moet ik ermee? Wat betekent deze ziekte eigenlijk? Soms wordt de ziekte dan een teken van iets groters, iets anders. Van een schuld, bijvoorbeeld.

Ook dit is een aspect waar de arts oor voor moet ontwikkelen. Zie hierover ook 14.3 over communicatie en narratieven.

Competentie in de consultvoering

15

In dit hoofdstuk komt de thematiek van dit boek nog eens aan de orde, maar nu via het begrip competentie: hoe kan de arts zo goed mogelijk consulten leren voeren? Hoe kan de arts competent, of liever: zo competent mogelijk worden in het voeren van consulten?

Dit hoofdstuk is, meer dan de andere hoofdstukken, ook geschreven voor opleiders, docenten, trainers en anderen die tot taak hebben bij te dragen aan de competentieontwikkeling van de arts in de consultvoering.

Complexiteit in de consultvoering

Allereerst een beschouwing over een factor die impliciet al voortdurend aan de orde is geweest, maar nu expliciete aandacht krijgt: complexiteit in de consultvoering. Iedere arts weet dat er heel verschillende consulten zijn en dat een van de verschillen benoemd kan worden als 'complexiteit'. Daarover gaat paragraaf 15.1.

Vervolgens komt het beoordelen van competentie aan de orde in 15.2, waarbij het gaat het om de 'gewogen competentie'. Dat is de feitelijke competentie van een specifieke arts in relatie tot de norm die geldt voor de fase van zijn opleiding en ervaring. Dat maakt immers verschil; aan beginnende studenten worden andere eisen gesteld dan aan beginnende specialisten en aan hen weer andere dan aan ervaren artsen.

Die 'gewogen competentie' is natuurlijk in alle opleidingen aan de orde waarbij het wegen of beoordelen een primaire verantwoordelijkheid van opleiders en docenten is. Maar in beroepsopleidingen tot een beroep dat een professionele zelfstandigheid beoogt (en dat geldt zeker voor artsen), is het belangrijk dat de aanstaande arts al leert om ook zichzelf te beoordelen. Daar zal in de beroepspraktijk veel vanaf hangen. Daarover gaat het in 15.3. Daarbij wordt ook een aantal middelen geboden om systematisch naar de eigen competentie in de consultvoering te kijken en die dus te 'wegen'.

Veel hiervan is nog verder te ontwikkelen en dat is aan de opleiders en de artsen zelf.

15.1 Competentie en complexiteit

Iemands competentie is altijd een soort gemiddelde: een reeks feitelijke consulten ('performance') heeft een gemiddeld kwaliteitsniveau en daaruit blijkt iemands globale competentie. Die competentie staat echter niet op zichzelf, maar moet worden gezien in relatie tot een factor als de complexiteit van de consultsituatie.

Van de arts moet kunnen worden verwacht dat de competentie in de loop der jaren, afhankelijk van opleiding en ervaring, toeneemt. Dat betekent ook dat hij een 'hogere' complexiteit moet aankunnen, met andere woorden: dat hij (voldoende) competent moet *blijven* als de consulten ingewikkelder worden.

Een arts zit bij elk consult tegenover een andere persoon terwijl menselijke relaties en interacties nooit volledig voorspelbaar en beheersbaar zijn. Ook kunnen tal van andere factoren per consult variëren.

Die *gewogen competentie van de arts* wordt dus ook in relatie tot de *complexiteit van het consult* beschouwd; complexere consulten vragen immers om grotere competentie dan eenvoudige consulten.

In het kader van dit hoofdstuk worden vijf terreinen onderscheiden waarop een consult complex kan zijn, ofwel: vijf typen complexiteit.

Per vorm wordt daarbij een continuüm van complexiteitsniveaus gehanteerd, van 1 (simpel, eenvoudig) tot 5 (bijna onmogelijk complex). Deze becijfering is zeer arbitrair, maar het is aannemelijk dat iedereen hier intuïtief een voldoende heldere voorstelling van heeft. Een dergelijk puntensysteem kan met name in onderwijs- en opleidingssituaties van belang zijn. Zo kan bij oefensituaties en in rollenspelen met zowel de *mate* als de *vorm* van complexiteit worden gevarieerd.

Het is bekend dat mensen het meeste leren van situaties die 'iets te moeilijk' zijn en daardoor uitdagend. Dat betekent dat de competentie het best wordt ontwikkeld in situaties die een puntje complexer zijn dan waarin de student al redelijk competent is. Is de complexiteit (relatief) te hoog, dan is er niets te leren en schrikt dat af. Is die (relatief) te laag, dan verveelt het.

N.B. Door uit te gaan van vijf niveaus kan bijvoorbeeld zowel binnen de basisopleiding als de specialistenopleiding nog differentiatie plaatsvinden. De eindtermen van de artsenopleiding kunnen dan bijvoorbeeld voor alle vijf op complexiteit 3 worden gezet, zodat de AIOS op dat niveau in de specialistenopleidingen moet kunnen beginnen. Om vervolgens door te groeien naar de competentie op complexiteitsniveau 5.

De complexiteit van een consult kan dus op vijf terreinen of in vijf typen variëren van 1 tot en met 5. Zo beschouwd zijn er dus zeer eenvoudige consulten (5 keer complexiteit 1) en zeer complexe consulten (5 keer complexiteit 5), zoals weergegeven in het overzicht.

> **Vijf typen complexiteit van een consult**
>
> *1. Medisch-inhoudelijke complexiteit*
> Aan de ene kant zijn er simpele en eenvoudige en aan de andere kant ingewikkelde en meervoudige ziektebeelden, diagnoses, behandelvormen et cetera. Het is vanzelfsprekend dat een beginnende coassistent minder weet dan een ervaren coassistent (zoals een basisarts minder weet dan een specialist). Het is logisch dat een beginner dus ook minder consulten heeft gevoerd waarin hij al een correcte diagnose en behandelplan heeft kunnen maken en hij zal dus ook minder competent in de consultvoering zijn dan een ervaren persoon.
> Met name in de fasen III, IV, V en VI is dit op het medisch-inhoudelijke spoor van belang.

2. Contactuele complexiteit

Naast consulten met gewone, intelligente en redelijke patiënten zijn er consulten met slecht sprekende of anderstalige, beperkte, onredelijke, agressieve of zeer emotioneel reagerende patiënten; eventueel met hun gezinsleden erbij. Die verschillen zijn sterk van invloed op de mogelijkheden tot contact, communicatie en interactie. Ook dat is een kwestie van complexiteit. Het is duidelijk dat co-assistenten door ervaring minder onzeker worden in het consult en vindingrijker worden in hun contact, hun reacties et cetera. Ze kunnen contactueel complexere situaties aan en worden dus competenter in de consultvoering.

In alle fasen is dit op het communicatief-interactieve spoor van belang. Er zijn talloze 'moeilijke consulten' bekend (zie hoofdstuk 10) en dat zijn allemaal vormen van hogere contactuele complexiteit. Daar zijn speciale boeken over geschreven.

3. Situatieve complexiteit

Enerzijds zijn er consulten in een goedingerichte rustige spreekkamer die een uur mogen duren, maar die worden zeldzamer. Anderzijds zijn er consulten die in de hectiek van een spoedpoli moeten worden afgenomen, met een hele reeks ongeduldige wachtenden en voortdurend lawaai. Of consulten met heel beperkte middelen enzovoorts. Die variaties in situatieve complexiteit zijn in elke praktijk bekend en vormen een factor bij de competentie: hoe competenter de arts is, hoe beter hij ook consulten kan voeren in complexe situaties.

Deze vorm van complexiteit is niet tot een van beide sporen te reduceren, maar is mogelijk wel op beide sporen van betekenis.

4. Impactcomplexiteit

Aan de ene kant zijn er gelukkig veel consulten waarbij de (gezondheids)risico's beperkt zijn als het consult niet goed of zelfs fout gaat. Maar aan de andere kant zijn er ook consulten waarbij die risico's heel hoog zijn, primair voor de patiënt (leven of dood), maar ook voor de arts. Deze vorm staat bekend als impactcomplexiteit; in de ene consultsituatie staat meer op het spel dan in de andere en dus heeft een gebrekkige competentie in de ene situatie soms grotere (en ernstigere) mogelijke gevolgen dan in de andere.

Ook deze vorm van complexiteit is niet tot een van beide sporen te reduceren, maar kan wel op beide sporen van betekenis zijn.

5. Professionele complexiteit

En dan zijn er gelukkig veel consulten waarin de arts zonder moeite zijn werk kan doen omdat er een heldere vraag is waarop al dan niet een helder antwoord kan worden gegeven. Maar daar staan ook consulten tegenover die hoge eisen stellen aan de professionele opstelling van de arts. Zo kunnen er beroepsethische kwesties gaan spelen. Of de integriteit van de arts kan in het geding komen.

Deze varianten staan bekend als professionele complexiteit.

Hiervoor geldt hetzelfde als voor 3 en 4: deze vorm van complexiteit is niet tot een van beide sporen te reduceren, maar kan wel op beide sporen van betekenis zijn.

Het zal duidelijk zijn dat die typen van complexiteit los van elkaar kunnen worden gezien, maar dat ze in de praktijk altijd in combinaties voorkomen: elk consult heeft op alle vijf typen een niveau van complexiteit tussen 1 en 5. Het is wellicht ook duidelijk dat het complexiteitsniveau in het ene type implicaties kan hebben voor het complexiteitsniveau in het andere.

Hoe competenter de arts, hoe groter de kans op een als voldoende te beoordelen competentie bij hogere gradaties van complexiteit en hoe groter de kans op een als goed te beoordelen competentie bij lagere gradaties van complexiteit.

15.2 Competentienormen en gewogen competentie

De term 'competentie' wordt enerzijds gebruikt om iets te *beschrijven* ('De competentie van de arts bestaat uit...') en anderzijds om iets te *normeren*. Dan gaat het om een competentie*niveau* ('De competentie van deze arts is uitstekend!').

In het kader van opleidingen en professionele ontwikkeling gaat het vooral om die normatieve betekenis van de term: welk competentieniveau moet worden bereikt? En wanneer in de opleiding moet welk niveau zijn bereikt?

Om dat competentieniveau te beoordelen worden drie simpele oordelen gehanteerd: onvoldoende, voldoende of goed.

De vraag is ook: wanneer moet een niveau worden bereikt en dus voldoende zijn?

Een dergelijk oordeel is immers alleen adequaat als het gerelateerd is aan opleiding en ervaring. Wat vroeg in een opleiding of professionaliseringstraject nog voldoende is, kan op een later tijdstip onvoldoende zijn, omdat men intussen 'beter' moet kunnen.

In opleidingen geldt dan ook dat er altijd een norm gesteld wordt die gekoppeld is aan een fase van die opleiding, zodat voor een eerstejaarsstudent dus andere normen gelden dan voor een coassistent of basisarts.

De eindtermen van een artsenopleiding zijn dus de normen die gelden voor de competentie van de arts aan het einde van zijn opleiding. Dan moet iemand ten opzichte van die normen minstens *voldoende* competent zijn.

Of iemands competentie voldoende, onvoldoende of goed is, is dus afhankelijk van diens *feitelijke* competentie in relatie tot de competentie die bij zijn opleiding en ervaring hoort; dit is de *normcompetentie*. Een oordeel over de competentie van een specifieke arts (al dan niet in opleiding) is dus de uitkomst van de verhouding tussen een *feitelijke* competentie en een *normcompetentie* passend bij opleiding en ervaring.

Een dergelijk oordeel wordt een 'gewogen competentie' genoemd.

De drie mogelijke oordelen over iemands competentie zijn geformuleerd in het overzicht en vervolgens zijn daar de termen uit 15.1 op toegepast.

De drie mogelijke oordelen over competentie

- Als iemands competentie gelijk is aan de normcompetentie, dan is de gewogen competentie voldoende.
- Als de competentie lager is dan de normcompetentie, dan is het onvoldoende.
- Als iemands competentie hoger is dan gezien opleiding en ervaring zou moeten zijn, dan is de gewogen competentie van het niveau goed.

Competentie in relatie tot complexiteit
- Als iemands competentie gelijk is aan de normcompetentie en diegene kan dus de complexiteit aan die bij het opleidings- en ervaringsniveau hoort, dan is de gewogen competentie voldoende.
- Als de competentie lager is dan de normcompetentie en iemand kan een niveau van complexiteit nog niet aan, dan is het onvoldoende.
- Als de competentie hoger is (als iemand dus competenter is dan hij gezien zijn opleiding en ervaring zou moeten zijn), dan is de gewogen competentie van het niveau goed.

De competentie in de consultvoering is verder in te delen en te ordenen. Consultvoering is immers, dat is in het voorgaande duidelijk gebleken, te typeren als een combinatie van deelcompetenties. In termen van de voor de medische opleidingen geldende CanMeds-rollen (of competenties) is de competentie in de consultvoering primair het resultaat van een combinatie van de competenties 'medisch handelen' en 'communicatie' (waarbij natuurlijk ook alle andere competenties van belang zijn). De beide sporen in het consult zijn dus allebei ook als competentie*gebieden* te beschouwen.

Per spoor of per competentiegebied is er verder nog een reeks vaardigheden te onderscheiden: bijvoorbeeld diagnosticeren, lichamelijk onderzoek doen, uitvragen of slecht nieuws brengen.

Voor alle vaardigheden geldt dat er zowel tijdens de opleiding als in de praktijk een competentienorm bestaat, ook al is deze vaak nog (te) impliciet. Die norm is altijd gekoppeld aan het complexiteitsniveau van de vijf typen.

In de opleiding geneeskunde worden studenten onder andere geschoold in de consultvoering en in alle vaardigheden die daarbij horen. De student wordt geacht zich in die vaardigheden te ontwikkelen naar de geldende competentienorm en dus ook in de consultvaardigheid die daartoe behoort. Voor elke fase in de opleiding (dus voor een bachelorjaar, semester, masterjaar of voor een coassistentschap) gelden (in toetsen geëxpliciteerde) competentienormen voor al die vaardigheden. Daarbij is altijd een complexiteitsniveau in de vijf typen aan de orde.

De opleiding is voor een student onder andere (of met name) een traject van competentie*ontwikkeling*. Dat traject kan worden afgerond als het competentieniveau voor (onder andere) consultvoering voldoende is in relatie tot de competentienorm die geldt voor de opleiding en ervaring van wat vroeger het artsendiploma was.

In de vervolgopleidingen tot de medische specialismen krijgt de consultvoering als competentie opnieuw aandacht. Daarvoor geldt een andere normcompetentie dan voor de artsenopleiding. In termen van de twee sporen van een consult: in de meeste medische specialismen komt zeer specifieke medische kennis (diagnostiek en behandeling) aan de orde en dus kan en moet in zo'n opleiding op het medisch-inhoudelijke spoor in de consulten nog veel worden bijgeleerd.

Maar ook op het communicatief-interactieve spoor in de consultvoering kan en zal in die vervolgopleidingen de competentie worden verdiept en verbreed. In veel specialismen komen immers heel specifieke contactsituaties voor en die vragen om specifieke vaardigheden.

15.3 Gewogen competentie en COP

De arts is tijdens zijn opleiding en daarna in hoge mate zelf verantwoordelijk voor de bewaking en de bevordering van de eigen competentie in de consultvoering.

Opleiders, docenten en supervisors (en medestudenten of AIOS) beoordelen het competentieniveau van de arts, student of AIOS tijdens de opleidingen. Ze 'wegen' dat niveau en nemen daarmee ook een aandeel in de verantwoordelijkheid voor iemands competentie. Dat geldt natuurlijk voor alle vaardigheden die daartoe behoren.

Na die opleidingen is de arts vooral van zijn zelfbeoordelingsvermogen afhankelijk en ook dat moet worden geleerd en ontwikkeld. Dit heeft alles met reflectie te maken. Hij moet zich met een zekere regelmaat (en dat mag als een professionele plicht worden beschouwd) serieus afvragen of zijn competentieniveau nog voldoende is (of zelfs goed kan worden) in verhouding tot zijn opleidings- en ervaringsniveau.

Zelfbeoordeling wordt ook wel 'auto-assessment' genoemd.

Met het oog op die zelfbeoordeling is het concept van een (consult)competentieontwikkelpunt (COP) ontwikkeld. Dat is een aspect van de eigen consultcompetentie (of een vaardigheid, een competentiegebied) dat verder ontwikkeld moet of kan worden in relatie tot de fase van opleiding en ervaring.

In dit verband is het ook van belang dat die ervaring niet beperkt blijft tot de consultvoering. Iedere arts heeft als hij aan de opleiding begint al een aantal jaren (levens)ervaring achter zich en in die jaren heeft hij al een reeks communicatievaardigheden verworven. Geen student is volledig incompetent als het om de consultvoering gaat. De startniveaus van studenten zijn heel verschillend, afhankelijk van tal van biografische factoren.

Maar elke student mag ervan uitgaan dat hij voor een aantal gespreksvaardigheden geen COP meer hoeft te formuleren; zeker niet in relatie tot de competentienormen voor de bacheloropleiding. Veel studenten blijken communicatief 'begaafd' en dat betekent dat er vroeg in de opleidingen al gedifferentieerd naar COP's kan worden gekeken.

De arts, opleider of docent komt in elk geval tot de omschrijving van een COP als hij op basis van de praktijkervaringen constateert dat hij ten aanzien van een bepaald aspect nog onvoldoende competent is.

Maar een COP kan ook worden omschreven als de arts merkt dat de competentie weliswaar voldoende is, maar nog niet goed. Dat geldt dan altijd in relatie tot het eigen opleidings- en ervaringsniveau.

15.4 (Zelf)beoordeling

Om de consultcompetentie te kunnen beoordelen (en dat geldt ook voor de zelfbeoordeling door de arts) worden in het navolgende drie beoordelingssystematieken gepresenteerd.

15.4.1 (Zelf)beoordeling en consultcompetentie 1

De in dit boek gepresenteerde indeling in fasen in het consult en in subfasen op de beide sporen maakt het voor de (aanstaande) arts mogelijk om in de reflectie op de eigen consultvoering na te gaan waar de eigen sterke en zwakke punten in de consultvoering zitten om op basis daarvan COP's te formuleren. Niet elke fase vraagt dezelfde vaardigheden en deelcompetenties en tijdens de opleiding kunnen evaluatie van en feedback op de consultvoeringscompetentie specifiek voor (sub)fasen en de beide sporen worden gegeven.

Elke student en arts die ten aanzien van de consultvoering een auto-assessment wil maken, kan dat doen door zichzelf per fase te (laten) beoordelen. In het kader staan de mogelijke COP's ofwel 'zwakke plekken' in de consultvoering per consultfase beschreven.

Elke (aanstaande) arts kan op basis hiervan een 'leerplan' maken ter vergroting van de eigen competentie en dat geldt voor elke fase van opleiding of praktijk. Hij kan dit overzicht nog bruikbaarder maken door bij iedere fase ook de typen van complexiteit te betrekken.

Consultfasen met mogelijke competentieontwikkelpunten (COP's)

Fase I
CI: opening, begroeting, contact leggen, condities scheppen (aandacht geven etc.)
- open en vriendelijk contact leggen
- naar de reden van komst vragen
- een gezamenlijke agenda maken
- aandacht en zorg uitstralen

MI: eerste hypotheses
- naast het contact leggen ook al 'observeren'
- het geobserveerde in stilte in medische termen interpreteren

Fase II
CI: exploratie, hulpvraag en klacht (patiënt centraal)
- de klacht volledig uitvragen (ALECOBO)
- de IDIS-aspecten uitvragen en overzien
- de 'illness'-aspecten horen en uitvragen (klachtbeleving)
- empathie hebben en tonen
- open vragen (blijven) stellen en doorvragen
- de overgang naar fase III markeren

MI: anamnese afnemen en differentiële diagnose (DD)
- verkregen gegevens interpreteren in diagnostische kaders
- een adequaat tractus-spoor vinden
- weten waarnaar doorgevraagd moet worden

Fase III
CI: algemene en speciële anamnese (arts centraal)
- gesloten vragen stellen en zo nodig doorvragen
- samenvatten en parafraseren
- toelaten dat de patiënt soms meer aandacht nodig heeft en een verhaal kwijt wil; 'schakelen'
- 'afkappen', bij de 'lijn' blijven en de patiënt daar ook aan houden
- lastige thema's aankaarten, lastige tractus uitvragen

MI: nagaan DD en opstellen werkdiagnose 1
- klinisch-diagnostisch redeneren
- attent blijven op alternatieven; tunnelvisie voorkomen
- tractusdifferentiatie
- IDIS-aspecten

Fase IV
CI: lichamelijk onderzoek (als interactie)
- uitleg, motivatie en instructie
- aanraking op specifieke lichaamsgebieden
- contact (soms oogcontact) houden tijdens lichamelijk onderzoek

MI: lichamelijk onderzoek (als interventie)
- weten wat te doen ('knowing what')
- uitvoeren ('knowing how')

Fase V
CI: bevindingen meedelen en diagnostisch beleid bespreken
- fase V introduceren
- uitleggen
- meedelen
- slecht nieuws brengen en helpen verwerken

MI: DD opstellen; tot werkdiagnose komen
- bevindingen interpreteren
- vervolgredeneringen; uitsluiten en open houden
- aanvullend onderzoek
- uitdenken wat gedaan moet worden

Fase VI
CI: bevindingen meedelen en behandelplan bespreken
- uitleggen
- slecht nieuws brengen en helpen verwerken
- 'compliance' realiseren
- het 'informed consent' respecteren

MI: behandelplan opstellen, behandeling instellen en uitvoeren
- klinisch-therapeutisch redeneren; stappen in 6Step
- bedenken van de juiste behandelvormen en medicatie
- voldoende aandacht hebben voor alle IDIS-aspecten
- uitvoeren ('knowing how')

Fase VII
CI: contact afronden
- samenvatten en instemming verwerven
- vervolgafspraken maken
- afscheidsritueel

MI: rapporteren, verwijzen, modelstatus maken
- gegevens ordenen; keuzes beargumenteren

15.4.2 (ZELF)BEOORDELING EN CONSULTCOMPETENTIE 2

In hoofdstuk 14 is het voeren van consult als geheel al als een macrovaardigheid benoemd. Binnen het consult als geheel zijn er, naast die fasen, enkele specifieke vaardigheden op beide sporen. Zowel communicatief-interactief als medisch-inhoudelijk is een verdere indeling te maken tussen meso- en microvaardigheden.

Diagnostisch-klinisch redeneren is op het medisch-inhoudelijke spoor een mesovaardigheid, die niet tot een enkele fase beperkt is. 'Ausculteren' is op het medisch-inhoudelijke spoor als een microvaardigheid te benoemen.

Zoals in hoofdstuk 14.1 is beschreven, zijn op het communicatief-interactieve spoor een aantal mesovaardigheden te onderscheiden en binnen die mesovaardigheden gaat het vaak om een aantal microvaardigheden. Die microvaardigheden zijn dan de kleinste 'eenheden' in de consultvoering.

Een tweede mogelijke vorm van auto-assessment is dan ook een competentiebeoordeling per meso- of microvaardigheid. Het gaat dan om 'eenheden' (vaardigheden) die ook vaak apart geoefend en getraind kunnen worden. Daarvoor bestaan trainingen in medische gespreksvaardigheden of klinische vaardigheden die tijdens de coschappen plaatsvinden. Veel nascholing voor artsen is ook gericht op de competentie in meso- of microvaardigheden die niet consultfasespecifiek zijn.

15.4.3 (ZELF)BEOORDELING EN CONSULTCOMPETENTIE 3: SEGUE

Een derde instrument is de lijst van SEGUE. Dit is een beoordelingsinstrument dat in opleidingen in de VS veel wordt gehanteerd en waar veel onderzoek naar is gedaan. Het is vertaald en op een enkel punt aangepast zodat het als beoordelingsinstrument benut kan worden. Let wel: het gaat met name om de competentie op het communicatief-interactieve spoor.

SEGUE is een acroniem voor: Set the stage, Elicit information, Give information, Understand the patient's perspective en End the encounter.

Voor elk van de 5 (eigenlijk 6) onderdelen geldt dat ieder sub-item als onvoldoende, voldoende of goed kan worden beoordeeld (als het item aan de orde is in het consult). Laat de arts iets na dat wel had moeten worden gedaan, dan is dat zeker als onvoldoende te beoordelen.

SEGUE framework

I. Schep voorwaarden
- Groet de patiënt op gepaste wijze
- Zorg dat reden van contact duidelijk is
- Maak agenda consult (bijvoorbeeld: 'Nog iets anders?', kwesties, volgorde)
- Maak persoonlijk contact tijdens consult (en ga dus verder dan strikt medische kwesties)
- Waarborg de privacy van de patiënt (door bijvoorbeeld de deur te sluiten)

II. Verwerf informatie
- Verhelder de visie van de patiënt op het gezondheidsprobleem en/of het verloop
- Vraag fysieke en fysiologische factoren uit
- Vraag psychosociale en emotionele factoren uit (vraag bijvoorbeeld naar leefsituatie, familierelaties, stress)
- Vraag naar eerdere behandelingen (zelfzorg, laatste doktersbezoek, andere medische zorg)
- Vraag uit hoe gezondheidsproblemen het leven beïnvloeden (vraag naar kwaliteit van leven)

- Vraag naar leefwijze, preventieve strategieën (bijvoorbeeld: gezondheidsrisico's)
- Vermijd sturende vragen
- Geef de patiënt gelegenheid om te praten (bijvoorbeeld: geen interrupties)
- Luister en geef patiënt onverdeelde aandacht (bijvoorbeeld: kijk patiënt aan, verbale en non-verbale bevestigingen)
- Controleer en verhelder informatie (bijvoorbeeld: samenvatting, doorvragen)

III. Geef informatie
- Geef uitleg voor onderzoekingen (lichamelijk onderzoek, testen)
- Geef patiënt uitleg over eigen lichaam en situatie (bijvoorbeeld: geef uitleg bij onderzoeksresultaten, uitleg over anatomie, diagnose)
- Moedig patiënt aan om vragen te stellen, ga na of de patiënt het begrepen heeft
- Pas je aan het niveau van de patiënt aan (bijvoorbeeld: vermijd jargon, leg termen uit)

IV. Toon begrip voor standpunt van de patiënt
- Erken inspanningen, vooruitgang en opgaven van of voor patiënt
- Erken wachttijd
- Toon zorg, begrip, aandacht
- Handhaaf een respectvolle toon

V. Beëindig het contact
- Vraag of er nog iets is wat patiënt wil bespreken
- Ga de volgende stappen met patiënt na

VI. Als in het consult behandelen aan de orde is
- Bespreek werkdiagnose(s) en evalueer de eventueel bestaande behandeling
- Overleg met patiënt in bepalen van doel en keuze van de behandeling
- Bespreek patiëntspecifieke factoren, hulpvraag en verwachtingen van de patiënt en kom tot een duidelijk beargumenteerd behandelvoorstel
- Geef uitleg over te verwachten effecten en neveneffecten
- Geef instructies ten aanzien van de behandeling en bespreek het beleid van eventueel bestaande behandeling overige diagnose(s)
- Maak duidelijke afspraken in de afronding van het gesprek
- Ga na of alles goed is overgekomen door de patiënt relevante informatie te laten herhalen

15.5 Ten slotte: consultcompetentie, het geheel en de delen

In de voorgaande subparagrafen is de competentie in de consultvoering opgesplitst naar sporen en fasen en specifieke vaardigheden daarbinnen. Maar zoals iedereen weet is het geheel soms meer dan de som der delen en dus valt de competentie in de consultvoering niet samen met de opsomming van meso- en microvaardigheden.

Dat geheel laat zich echter moeilijker omschrijven dan alle afzonderlijke delen. Bij dat geheel gaat het om iets wat we meestal aanduiden met 'intuïtie', 'klinische blik' of 'besef'. Dat laat zich maar zeer gedeeltelijk ontwikkelen door cursussen of trainingen van deelvaardigheden, maar vooral door ervaring in de consultvoering. Dat 'besef' kan echter ook worden ontwikkeld door open te staan voor 'indirecte ervaring' ofwel al datgene wat een arts kan doen om zijn besef van de ziekte-ervaring en van de 'zieke-ervaring' te vergroten. Daarbij gaat het onder andere over empathie (zie paragraaf 14.2, waar dit ook al aan de orde is geweest).

Het tot een organisch, levend geheel maken van de competentie in de consultvoering is minstens zozeer hiervan afhankelijk als van de training in alle onderdelen ervan.

Bijlagen

Modelstatus[1]

Patiënt: M / V

Leeftijd:

Anamnese

Hulpvraag /
reden van verwijzing

Hoofdklacht[2]

Speciële anamnese[3]

Eerste probleemlijst; eerste
differentiële diagnose[4]

Algemene anamnese

Medische voorgeschiedenis   Somatisch

                             Psychisch

Medicatie / zelfmedicatie

Allergieën

Voeding / dieet

Intoxicaties   roken   alcohol   drugs

Biografische gegevens

Familieanamnese

Gezondheidszorgsysteem[5]

Tractusanamnese

Algemeen

Tractus circulatorius

Tractus respiratorius

Tractus digestivus

Tractus urogenitalis

Tractus locomotorius

Tractus cerebrospinalis

Endocriene organen

Huid en slijmvliezen

Hematologisch

Actuele context[6]

Somatisch

Psychisch[7]

Sociaal[8]

Zorg[9]

Zie tabel

Tabel	**ADL**	**zelfstandig**	**niet zelfstandig**
	Wassen		
	Kleden		
	Eten		
	Toiletbezoek		
	Mobiel in huis		
	Boodschappen doen		
	Huishoudelijk werk verrichten		
	Medicijnen beheren		
	Geld beheren		
	Telefoneren		
	Openbaar vervoer / auto		

Tweede probleemlijst;
tweede differentiële
diagnose; indicaties LO[10]

Lichamelijk onderzoek

Algemeen[11]

Bloeddruk   Links   Rechts

- liggend
- staand

Pols

CVD

Temp. (°C)

Huid

Hoofd / hals

Thorax

Mammae

Cor

Pulmones

Wervelkolom nierloges

Abdomen

Genitalia externa

Rectaal / vaginaal toucher[12]

Lymfklierstations

Extremiteiten / gewrichten

Neurologisch onderzoek

Overige /
bijzonderheden

Beenvaten

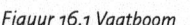

Figuur 16.1 Vaatboom

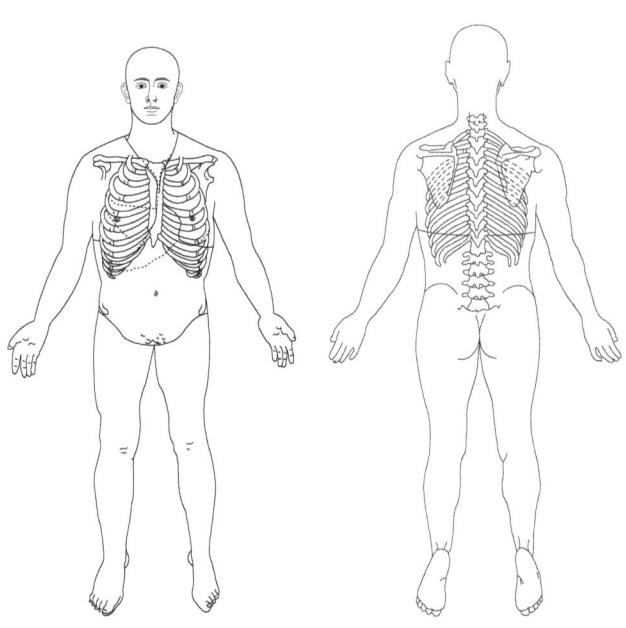

Actuele probleemlijst[13]

1.

2.

3.

Differentiële diagnose

-
-
-
-
-
-
-
-
-
-
-

Vastgestelde comorbiditeit[14]

actief   inactief

Werkdiagnose[15]

Prognose bij deze werkdiagnose (op korte en lange termijn)[16]

Somatisch
(& nevenklachten)

Psychisch

Sociaal

Zorgsysteem
(& compliance)

Samenvatting klacht en bevindingen[17]

Beleid: diagnostisch plan[18]

Diagnostisch beleid   Doel:

Diagnostische overwegingen

Keuze laboratorium, beeldvormend onderzoek, overig (+ motivering):

Consult nodig?

Beleid 6Step Behandelplan

1

Probleem van de patiënt

Zie werkdiagnose en context:

Evaluatie bestaande behandeling (effectiviteit, veiligheid, therapietrouw):

2

Doel van behandeling

(Symptomatisch, curatief, palliatief en/of preventief)

3 Relevante behandelings- mogelijkheden	Niet-medicamenteus:	
	Medicamenteus, zowel nieuwe als bestaande behandeling (prioriteren op effectiviteit, veiligheid, toepasbaarheid, kosten):	
4 Patiëntspecifieke keuze	Kies uit bovenstaande:	
	Beargumenteer keuze (bijv. ernst klachten, patiëntspecifieke gegevens, wensen etc.):	
5 Uitvoering in/bij te stellen behandeling	Concretiseer keuze in 4 - niet-medicamenteus:	
	- medicamenteus (sterkte, toedieningsvorm, dosering):	
	Beleid bestaande behandeling overige diagnose(n):	
	Patiëntinformatie (werking, bijwerkingen, instructie, waarschuwingen):	
6 Follow-up	Te controleren (effectiviteit, veiligheid, therapietrouw):	
	Afspraken:	

Uitschrijven recept

naam arts
adres
tel.

	datum
	R/ [generieke naam (specificatie*), sterkte]
	[toedieningsvorm] da [totale hoeveelheid]
	S [dosering]
	[instructies]
	[waarschuwingen]
	paraaf/handtekening
	Hr./mevr./kind: naam + geb. datum
	Adres

Evaluatie bestaande behandeling comorbiditeit, (medicamenteus / niet medicamenteus)

Nevendiagnose	Bijbehorende behandeling	Beleid t.a.v. bestaande behandeling
1.		
2.		
3.		

Evaluatie contact[19]

Verloop

Compliance

Noten bij de modelstatus

1. Bij gebruik in het onderwijs staan hier gegevens van de student; de patiëntgegevens zijn in onderwijssituaties uiteraard geanonimiseerd.

2. Hoofdklacht noteren op alle dimensies, conform ALECOBO.

3. Hier komen antwoorden op de vragen die betrekking hebben op de hoofdklacht; deze zijn het resultaat van het eerste klinisch redeneren van de arts.

4. De eerste probleemlijst van mogelijke diagnoses in volgorde van waarschijnlijkheid.

5. Het gaat hier met name om eerdere ervaringen met de gezondheidszorg; deze ervaringen kunnen de klacht en het contact 'kleuren'.

6. Actuele psychische toestand: angst, spanning, depressie, waarnemingsstoornissen, onrust (delier?), cognitieve stoornissen, verslaving.

7. Actuele sociale situatie ten aanzien van woonvorm (instabiel?) en netwerk (iemand om op terug te vallen?)

8. Actuele zorgcontacten; weerstand tegen behandeling en/of onderzoek?

9. Het voorgaande was gericht op de klacht en de gegevens die daarvoor van belang waren; hier gaat het om de actuele context conform de IDIS-systematiek; zie hoofdstuk 12. Bij Somatisch gaat het dus niet om de huidige klacht maar om onder andere comorbiditeit.

10. In deze lijst moeten alle bevindingen van de anamnese zijn verdisconteerd; het resultaat van klinisch redeneren. Ook wordt genoteerd welke indicaties er zijn voor welk lichamelijk onderzoek.

11. Bij Algemeen gaat het om een aantal indrukken: niet ziek / ziek / chronisch ziek; lichaamsbouw; oriëntatie en cognitie.

12. Bij buikklachten altijd geïndiceerd.

13. Beschrijf per item in de probleemlijst een differentiële diagnose.

14. Dit diagnostisch plan wordt gemaakt ter bevestiging of uitsluiting van diagnostische opties. De werkdiagnose kan afhankelijk van de resultaten van het aanvullend onderzoek worden bevestigd dan wel verworpen of gewijzigd.

15. Onder actief wordt verstaan: van betekenis voor de verdere behandeling. Onder niet-actief: wel aanwezig, maar voor huidige probleem niet relevant.

16. Het gaat hier om een reeks prognoses, conform de IDIS-systematiek, van het huidige probleem en actieve comorbiditeit tegen de achtergrond van de voorgeschiedenis.

17. Selecteer uit de genoemde differentiële diagnosen de werkdiagnose(n).

18. Hier staat een samenvatting van de meest relevante gegevens over de klacht binnen de actuele en de geprognosticeerde contexten.

19. Het gaat hier nadrukkelijk niet om gegevens over de patiënt, maar om de wijze waarop de arts het contact heeft ervaren.

Literatuur

Bickley LS. Bates' guide to physical examination and history taking. 7th edition. Philadelphia: Lippincott Williams & Wilkins, 2008.
Farmacotherapeutisch Kompas+. Houten: Bohn Stafleu van Loghum, 2007.
Fletcher RH, Fletcher SW, Wagner EH. Clinical epidemiology – the essentials. Philadelphia: Lippincott Williams & Wilkins, 2005.
Grundmeijer HGLM, Reenders K, Rutten GEHM. Het geneeskundig proces. Van klacht naar therapie.
 2e herziene druk. Maarssen: Elsevier/Bunge, 2004.
Richardson WS, Haynes B, Glasziou P. Evidence-based medicine. How to practice and teach. 3de editie. London: Elsevier Health
 Sciences, 2005.
Schouten JAM. Anamnese en advies, richtlijnen voor de informatie-uitwisseling tussen arts en patiënt.
 3de herziene druk. Houten: Bohn Stafleu van Loghum, 2004.
Silverman J, Kurtz S, Draper J. Vaardig communiceren in de gezondheidszorg, een evidence-based benadering. 2de druk. Den Haag:
 Lemma, 2006.
Sitsen JMA, et al. Farmacologie. Maarssen: Elsevier Gezondheidszorg, 2008.
Wouda J, Wiel H van der, Vliet K van. Medische communicatie, gespreksvaardigheden voor de arts.
 2de druk, 4de oplage. Utrecht: De Tijdstroom, 2000.

Index

6Step behandelplan 74, 153

aandacht geven 19, 26, 30, 97, **156**, 157, 162, 183
aanmoediging 26
-, kleine 29, **156**
aansluiten 26, 30, 156, **157**, 160, 161 e.v.
aanvraagformulier 85
aanvullend onderzoek 63
accommoderen 25, 26, 30, 95, 156, **160**
achterafkans 136
actief luisteren 156, **161**
ADL 51, 65, 76
advies 73, 99
adviseren 156, **162**
adviseren en motiveren 156, 162
afronding 83
ALECOBO **31**, 131, 183, 203
algemene medische situatie 45
allergie 42, 77
alternatieve zorgverleners 46
anamnese
 -, algemene 5, 18, 19, 20, 29, 35, 38, **39**, 85, 122, 191
 -, hetero- 30
 -, speciële 37
 -, tractus 20, 38, 47, 48
 -, uitgebreide 35, 37, 39, 43, 45, 49, 51
a posteriori-kans 136, 138, 139, 143, 148
a priori-kans 136, 138, 139, 143, 148
auscultatie 55
auto-assessment 182, 183, 185
autosomaal dominant 45
autosomaal recessief 45

Bayesiaanse statistiek 131
begeleiden, coachen 156, 162
behandelen 76, 77, 186
behandeling 73
 -, behandelbeleid: zie 6Step
 -, bestaande 73, 77, 186, 200, 201
behandelingsdoel
 -, curatief 74, 76
 -, palliatief 74, 76
 -, preventief 74, 76
 -, symptomatisch 76

behandelingsmogelijkheden 22
 -, effectieve 76
behandelingsplan 76
behandelplan 153
behandelrelatie 110, 113
beleidsvoorstel 54
betrekkingsaspect **169**
betrekkingsniveau 36, 104, 158, 159, **169**, 171
bevinding 63, 139, 141
 -, negatieve 134
 -, positieve 134
bijkomende klachten 98
bijwerkingen 77, 78, 79, 108
bijzondere situaties 60
biografische gegevens 44
boosheid 97
bovenschikking 170, 171

CanMeds-rollen 181
coachen 156, 162
communicatie
 -, non-verbale 21, 70, 160, 173
 -, verbale 156, 157
communicatie, definitie 168
 -, dialogische 168
 -, monologische 168
 -, non-verbale 25, **172**
 -, tactiele **173**
 -, verbale **172**
communicatief-interactief spoor 15, 184
communicatietheorie 155
comorbiditeit 77, 201
competentie 18, **177**
 -, gewogen 178, 180, 181
competentieniveau 180
competentienormen 180
competentieontwikkelpunt (COP) 181, 182, 183
complexiteit 177
 -, contactuele 179
 -, impact- 179
 -, medisch-inhoudelijke 178
 -, professionele 179
 -, situatieve 93, 179
 -, typen 178
compliance 162, 184, 198
concretiseren 26, 30, 156, 157
condities scheppen 69, 183
congruentie
 -, (dis-) 173
consult 10, 15

consultcompetentie 182, 184, 185
consultsituaties
 -, aanwezigheid van anderen 93
 -, andere culturen 95
 -, bijzondere 93
 -, geheimhouding 94
 -, gevoelige onderwerpen 95
 -, privacy 93
 -, taalprobleem 96
contact leggen 25, 27
contactuele 93
context
 -, actuele 50, 51
 -, medische 86
 -, relevante 64
 -, sociale 86
controleconsult 89
COP zie competentieontwikkelpunt

denkpauze **16**, 31, 33, 51, 61, 63, 66, 84, 91, 131
diagnose 149
 -, algoritmegestuurde strategie 151
 -, differentiële 64, 87, 114
 -, etiologische 150
 -, hypothetico-deductieve strategie 151
 -, ongerichte strategie 151
 -, pathofysiologische 150
 -, pathologisch-anatomische 150
 -, patroonherkenning 151
 -, sequentiële hypothese toetsende methode 151
 -, symptoom- 150
 -, syndroom- 150
 -, uitsluiten 151
 -, werk- 15
 -, ziekte- 150
diagnose ex juvantibus 149
diagnose per exclusionem 149
diagnostisch denken 129
diagnostische strategie 131, 151
 -, parallelle 152
 -, seriële 152
diagnostische testen 105
diagnostische waarde 129, 133, 135
diagnostische winst 135
disease 29, **119**, 120, 125
doelmatigheid 153
doorverwijzing 83, 104, 129

dossier 84
dossiervorming 23, 84, 103

e-consult 106, 107
-, regels 108
e-contact 106
-, afspraken over 107
effectiviteit 74
eindrapportage 86
elektronisch patiëntendossier 103
emoties
-, externe 97
-, interne 97
emoties nagaan 70
empathie 70, 163, 171
-, mentale **164**, 165
-, verbale **164**, 165

familieanamnese 44
feedback geven 156, 157
fout-negatief 60, 135
fout-positief 60, 135
functiemetingen 54
functieonderzoek 55, 63
functionele beperkingen (zie ook ADL) 51

geheimhouding 112
gemeenschappelijk medisch consult 112
gespreksvaardigheden 155
gevoel reflecteren 30, 156, 162
gevoelsreflectie 29, 70, 158
gezondheidstoestand 126
gezondheidszorgsysteem 45
groepsconsulten 112

hermeneutiek 168
hoofdklacht 27, 98
-, aard 31
-, beïnvloeding 32
-, beleving 32
-, chronologie 31
-, ernst 31
-, lokalisatie 31
-, ontstaan 32
-, opvatting 32
-, verkenning van 29
hoofdprobleem 45
hulponderzoek 83, 86
hulpvraag 25, 29, 77, 86, 129

ICD 125
ICF 125
IDIS: zie Integraal Diagnostisch Interventie Schema
i-consult 109
illness 29, **119**, 120, 125
informatie geven 70

informed consent 163, 184
inhoudsaspect 169
inhoudsniveau 104, 159, 170
instrueren 156, **163**
Integraal Diagnostisch Interventie Schema (IDIS) 121
interactie 99
intercollegiaal consult 110
internet 99, 104
-, -spreekuur 105
interpunctieprobleem 169

jonge patiënten 100

klacht 10, 18
-, dimensies van 29

LHH 154
lichamelijk onderzoek 53, 54, 57, 60, 114
-, algemeen 54
-, allochtonen 61
-, kinderen 60
-, ouderen 60
-, specieel 54
-, zieke patiënten 60
life-events 167
likelihood ratio 140, 141
LR+ 146

mantelzorg 46
markeren 26, 30, 70, 95, 156, **158**
medicatie 41
-, -gebruik 42
-, -instructies 78
medisch-inhoudelijk spoor 15
meedelen, inlichten, informeren 18, 67, 156, 161, 184
meningsverschil 109
meso(gespreks)vaardigheden 156
metacommunicatie 174
micro(gespreks)vaardigheid 165
mondigheid 104
motiveren 162

narratieve benadering 167
negatief voorspellende waarde, zie negative predictive value (npv)
negative predictive value (npv) 136, 139, 146
nevenprobleem 64
nevenschikking 171
NNH (number needed to harm) 153
NNT (number needed to treat) 153
nomogram 143

omgevingsfactoren 126
ondersteunen 70

onderzoek
-, diagnostische waarde 148
-, diagnostische winst 148
-, relevantie van de testuitslag 149
-, reproduceerbaarheid 148
-, toepasbaarheid 149
onderzoeksbevindingen
-, interpretatie van 60
onderzoeksverslag 85
overdrachtsdocument 85
overervingspatroon 45
overgevoeligheid 77
overleggen 156, 163

palpatie 55
parafraseren 30, 156, **158**
participatie 126
patient's expected event rate (PEER) 153
patroonherkenning 37
percussie 55
performance 177
pijnonderzoek 55
positief voorspellende waarde 139, 146
positive predictive value (ppv) 136
posterior odds 140, 141, 142
prior odds 140, 141, 142
privacy 53, 69, 93, 112, 185

rapportagebrief 87
relatie 51
-, schikking 170
-, temperatuur 170, 171
relatie opbouwen 16
retoriek 174
risicoreductie
-, absolute 153
-, relatieve 153

samenvatten 30, 156, **159**
schikking 171
screening 120, 139
second opinion 26, 104, 110
SEGUE 185
semantiek 172
semiotiek 172
sensitiviteit 133, 135, 146, 148
sickness 29, **119**, 120, 125
-, -gedrag 121
slecht nieuws
-, groot 69
-, klein 69
slechtnieuwsgesprek 68, 162
SOEP 124
specificiteit **134**, 135, 146, 148
SPIKES-protocol 69
status 84

-, probleemlijst *64*
-, samenvatting *63*
statusvoering *85*
stille patiënt *100*
stiltes hanteren *156, 159*
strategie
 -, parallelle *152*
 -, seriële *152*
structuur bieden *16*

telefonisch spreekuur *90, 107*
terecht negatief *135*
terecht positief *135*
therapie
 -, doelmatig *77*
 -, doeltreffend *76*
 -, niet-medicamenteus *78*
 -, zinvol *77*
therapietrouw *32, 46, 74, 77*
toepasbaarheid *74*
tolk *96*
tractus *37, 47*
 -, circulatorius *48*
 -, digestivus *48*
 -, genitalis/sexualis man *49*

-, genitalis/sexualis vrouw *49*
-, locomotorius *49*
-, respiratorius *48*
-, urinarius *49*
tussentijdse rapportage *85*

uitleg *63, 99*
uitleg geven, voorlichten **156**, *161*
uitnodiging verwerven *70*
uitvragen *30, 156,* **161**

validiteit *148*
verslaglegging *83*
vertrouwen *104*
vervolgconsult *89*
vervolggesprek *99*
verwijsbrief *85, 86, 129*
verwijzer *110, 111, 129*
voorafkans *136*
voorgeschiedenis
 -, medische *39, 40*
 -, psychische *40*
voorlichten *161*
voorspellende waarde *136*
vraagstelling *110*

vragen
 -, gesloten *35,* **160**
 -, open *26, 29, 35,* **160**
vragen stellen *26, 30, 156,* **159**
vrijetijdsbesteding *44*

weerstand tegen behandeling *51, 123*
werkdiagnose *21, 22, 51, 63, 64, 74, 149*
WGBO *163*
woede *97*

zelfbeoordeling *182*
zelfmedicatie *41*
zelfredzaamheid *124*
zendgedrag *174*
ziekte
 -, aantonen *146*
 -, uitsluiten *146*
ziektegedrag *10, 29, 120*
ziektesymptoommatrix *152*

GPSR Compliance

The European Union's (EU) General Product Safety Regulation (GPSR) is a set of rules that requires consumer products to be safe and our obligations to ensure this.

If you have any concerns about our products, you can contact us on

ProductSafety@springernature.com

In case Publisher is established outside the EU, the EU authorized representative is:

Springer Nature Customer Service Center GmbH
Europaplatz 3
69115 Heidelberg, Germany

www.ingramcontent.com/pod-product-compliance
Ingram Content Group UK Ltd.
Pitfield, Milton Keynes, MK11 3LW, UK
UKHW051238180426

11947UKWH00013B/833